PSYCHIATRIC DIFFERENTIAL DIAGNOSIS
A STUDY OF 51 CASES

鑑別と併存診断のケーススタディ

精神科「フライング診断」を乗り越える

精神科医・東京愛成会たかつきクリニック

仙波純一

JUN'ICHI SEMBA

株式
会社 新興医学出版社

Psychiatric Differential Diagnosis :

A Study of 51 Cases

Jun'ichi Semba, M.D., Ph.D.

©First edition, 2024 published by

SHINKOH IGAKU SHUPPAN CO., LTD., TOKYO.

Printed & bound in Japan

はじめに

　精神科を専攻して2，3年経てば，そろそろ1人で外来を担当させられることになるであろう。これから野戦病院でどんどん経験を積んでいこうという段階である。さすがにそのころには，典型的であれば統合失調症やうつ病，あるいはパニック症などの診断に困ることはないかもしれない。しかし，外来やリエゾンで往診した患者を前にして，症状が複雑で定型的でない，診断を下すには情報が足りないなど，困惑することも少なくない。あるいは前医から引き継いだ患者の診断名にしっくりこないこともよく経験する。経過をしばらく見ているうちにだんだんと正確な診断に近づくこともあれば，ますます診断が混乱してくることもある。

　こんな時に鑑別診断の本を読むと，フローチャートのような図（ディシジョン・ツリーというらしい）が出てきて，順番に判断していけという。精神医学の習いたてならともかく，こんな単純なものは実際の診療場面ではとても役に立たない。複数の症状のある患者では，直線的な診断の進め方はできない。そもそもこのような本はなにかお説教くさく読んでいてもおもしろくない。ひとりの患者の診察にたっぷりと時間をかけることができ，さらに血液検査や脳画像検査がその場ですぐにオーダーできるような臨床場面であるのならば可能かもしれないが。また，すべての症状を系統的に聞いていくという構造化面接を行えば症状の見落としは少なくなるかもしれないが，研究場面以外で行うことは現実的ではない。このようなアプローチはそのうちAIにお任せすることになるであろう。

　本書は精神科医になりたての医師を対象とした鑑別診断のための症例集である。興味深く読んでもらえるように，またわが国の精神科診療の現場に合うように意図して作成した。一部は自分の失敗体験の事例から，他は引き継いだ患者の診断に失礼ながら疑問を持った事例などをもとに作成している。ただしこれらは筆者が経験した複数の患者を合成したり細部を大幅に変更したりしているので，実際の症例ではない。したがって，診断に必要な情報は詳しいが，それ以外の情報は少ない。人工の症例なのでところどころ不自然なところがあるかもしれない。しかし，内科や救急科における初診患者のよくある鑑別診断のように，すべての情報を提示した上で診断を進めていき，最後に決定的な検査所見で診断が確定するという推理小説のような体裁にはなっていない。読者は本書の症例を読み続けることによって筆者がどのよう

に診断し（あるときは誤診し）ていったかをなぞっていってもらいたい。症状の聞き取り方が足りない，客観的な情報をすぐに集めるべきであった，検査をすぐ行うべきであったなどという著者へのツッコミはむしろ歓迎したいところである。

　また一見よくある症例のように見えて，経過や諸検査を経て最終的にごくまれな病名や病態にいたるというような，引っかけ問題も避けた。本書の中にはまれな診断名のつくものもあるが，これは知らなければいけないという意味ではなく，そういう病気のあることを知っていると臨床の面白みが深まることを期待したものである。

　症例は外来や総合病院の救急で遭遇するものが多くなっている。これは筆者の経験の偏りということもあるが，精神科病棟の入院では診断は複数の医師やメディカルスタッフの参加するカンファレンスで検討されることになるであろう。またそのときは診断よりも治療が優先されることになるはずである。このような理由で本書での扱いは少なくなっている。

　診断は最終的にはDSM-5やICD-10に基づいている。ただしいちいち症状のどれが診断基準のどこに相当するかまでは書いていない。特殊な症例ではいわゆる「従来診断」も付記している。一部には診断途中で確定しきれていないものもある。また併存症については臨床的に重要と思われるものを主として記載し，議論が複雑にならないようにした。そのため正確にはさらに併存症を付け加えてもよい症例もある。なお，併存症の概念は混乱しがちなので，項を変えて詳しく記述している。

　ほとんどの精神疾患には診断特異的な症状や徴候はない（内科疾患のようにゴールドスタンダードとなるような検査所見や特異的な身体所見はない）ので，筆者の最終診断が必ず正解であるとも言い切れない。そもそも精神科の診断体系は固い基礎の上に作られたものではない。精神科が対象とする人の心の病がそんなに簡単に分類できるはずもない。病気を診断していくという作業とともに，人の心を理解して治療を進めていくという姿勢は精神科治療そのものだからである。

　診断の手順や記載の仕方（主訴，現病歴，生活歴，家族歴，既往症，現症などの体裁）や診断の際に重要な面接法やマナーなどについても言及していない。これらについては他書を参照されたい。いやむしろ経験ある先輩の診察風景を見学することによって身につけてもらいたい。また，診断名をどのように患者に伝えるかについても言及していない。これは「病名告知」自体がすぐれて治療にかかわる問題だからである。

　治療に関しては多くは簡単に目標を提示することにとどめた。正しい診断

5

が行われさえすれば正しく治療され最終的に病気が治るというのが医学の原則である。しかし，現実の治療は個々の症例によって大きく異なっており，架空症例という限界があるので具体的な治療法までは記載していない。

　なお本書では鑑別診断の始まりとして，紹介されてきた患者や引き継いだ患者の診断に疑問を持つという体裁で始まるものもある。しかしこれは必ずしも前医の診断が間違っていたというわけではない。たしかに「後医は名医」というように，後になるほど情報が増えていって正しい診断がしやすくなるのは事実である。前医の時とは患者をめぐる状況がまったく異なっていたり，あるいは患者が重要な症状を話していなかったりすることもある。自分自身も前医と同じようなことをしてしまっているという自戒を忘れないようにしたい。

2024 年 10 月

仙波　純一

本書における薬名，用法・用量，治療法などに関する記載は，著者および出版社にて正確であるよう最善の努力をしておりますが，医学の進歩や情報の更新により記載内容が必ずしも完全でない場合もございます。その点十分にご理解いただき本書を利用する際にはご注意くださいますようお願い申し上げます。

利益相反

2022年から2024年のあいだ，明治製菓ファルマ株式会社，住友ファーマ株式会社，田辺三菱製薬株式会社，吉富薬品株式会社から講演料を得ている。

目　次

はじめに ……………………………………………………………………… 4

本書をお読みいただくにあたって ……………………………………… 11

各項目のスタンプについて ………………………………………………… 16

テーマ1　抑うつ症との鑑別が必要な症例

1. うつ病が先行した双極症 …………………………………………… 18
2. うつ病に隠れていた社交不安症 ………………………………… 24
3. うつ病と見誤った甲状腺機能低下症 ………………………… 29
4. 高齢者のうつ病とされた低活動性せん妄 …………………… 34
5. うつ病が前駆したパーキンソン病 …………………………… 39
6. 高齢者のうつ病が先行したアルツハイマー型認知症 ……… 45
7. アパシーが前駆したアルツハイマー型認知症 ……………… 50
8. 季節性感情障害◆ ………………………………………………… 56

テーマ2　統合失調症との鑑別が必要な症例

9. 統合失調症のカタトニアと見誤った
   抗 NMDA 受容体脳炎 ………………………………………… 60
10. 統合失調症とみられていた心的外傷後ストレス症（PTSD）
    …………………………………………………………………… 66
11. 統合失調症と診断されていた解離症 ………………………… 71
12. 単純型統合失調症とみなされていた自閉スペクトラム症
    …………………………………………………………………… 76
13. 皮膚寄生虫妄想を示した躁病＊ ……………………………… 81
14. 昏迷状態を示した祈祷性精神病◆ …………………………… 87
15. 敏感関係妄想◆ ………………………………………………… 91
16. 隠されていた folie à duex（共有性精神病性障害）＊ ……… 94

8

テーマ3　不安症・強迫症・解離症・衝動制御症との鑑別が必要な症例

- 17. パニック症とみられていた社交不安症 ……………………… 98
- 18. パニック症とみられていた解離症 ……………………………… 102
- 19. 不安症と見誤った前頭部髄膜腫 ………………………………… 107
- 20. 強迫症から統合失調症への発展 ………………………………… 111
- 21. 高齢者の身体症状症が前駆したレビー小体型認知症 …… 117
- 22. 心因性発熱とみられていた意図的な症状作成 …………… 123
- 23. ためこみ症◆ ……………………………………………………………… 129
- 24. 間欠爆発症◆ ……………………………………………………………… 135
- 25. 全生活史健忘◆ …………………………………………………………… 139

テーマ4　摂食と睡眠・覚醒の障害との鑑別が必要な症例

- 26. 摂食症の背後にある自閉スペクトラム症 ………………… 144
- 27. 摂食症とされていたオルトレキシア＊ ……………………… 149
- 28. うつ病が疑われた概日リズム睡眠・覚醒障害 …………… 154
- 29. 非定型うつ病とされていた特発性過眠症 ………………… 160
- 30. 睡眠関連摂食障害（SRED）と摂食症 ……………………… 167
- 31. レム睡眠行動障害とみられていた
       てんかん発作後もうろう状態 ……………………………………… 172

テーマ5　パーソナリティ症との鑑別が必要な症例

- 32. ボーダーラインパーソナリティ症と見誤った双極症 …… 177
- 33. 適応反応性の背後にある回避性パーソナリティ症 ……… 184
- 34. 自己中心的な言動で周囲を困らせる認知症患者 ………… 189

◆の項目：めずらしい診断名のつく症例報告〈

＊の項目：知っていると自慢できる病名〈

JCOPY 88002-936

テーマ6　神経発達症との鑑別が必要な症例

これはマスト! 35. うつ病になって受診した自閉スペクトラム症 ················· 195

レアだけど重要! 36. 繰り返す気分変動から双極症と見誤った ADHD ··········· 201

しっかり見分ける! 37. 過剰に落ち着かないのを ADHD と見誤った不安症 ········· 207

レアだけど重要! 38. ADHD とされているが
ボーダーラインパーソナリティ症？ ······························ 212

レアだけど重要! 39. 被害関係妄想を呈した成人 ADHD ··························· 218

テーマ7　脳器質疾患による精神症状との鑑別が必要な症例

レアだけど重要! 40. 「ヒステリー発作」とみられていた前頭葉てんかん ········· 222

遭遇率80% 41. 救急受診患者の発作はてんかん発作か変換症か ············· 226

レアだけど重要! 42. シャルル・ボネ症候群からレビー小体型認知症への移行 ··· 231

レアだけど重要! 43. 成人になって診断された結節性硬化症の精神症状♦ ········· 237

しっかり見分ける! 44. 意識障害の診断から高齢者のカタトニアへ♦ ··············· 242

知ってると自慢に! 45. アルコール使用症から生じたマルキアファーバ・
ビミャーミ病＊ ··· 247

テーマ8　薬物の副作用と精神疾患の鑑別が必要な症例

しっかり見分ける! 46. 下半身の落ち着きのなさはレストレスレッグス症候群，
それともアカシジア？ ···································· 251

しっかり見分ける! 47. じっとしていられないのは統合失調症の精神症状，
それとも遅発性ジスキネジア？ ··························· 257

しっかり見分ける! 48. 向精神薬によるメージュ症候群♦ ·························· 263

しっかり見分ける! 49. うつ病の悪化あるいは抗うつ薬による賦活症候群？ ········· 267

レアだけど重要! 50. せん妄と見誤られた薬剤性の過眠 ························· 272

レアだけど重要! 51. てんかん患者にみられた体感異常症♦ ······················ 278

用語索引 ··· 282

本書をお読みいただくにあたって

1 従来診断から操作的診断へ—筆者の立場—

　精神科診断における著者の立ち位置を説明しておこう。操作的診断の始まりである米国の DSM-Ⅲ の翻訳は 1983 年に出版されているので，1977 年に大学を卒業した筆者は，従来診断の世界で初期の研修をし，精神科医として一本立ちする直前に DSM-Ⅲ の大波を受けたという世代である。DSM-Ⅲ などの操作的診断で育った精神科医を「DSM 世代」と呼ぶのだそうであるが，それにならえば旧世代の影響をわずかに残した DSM 世代といってよいかもしれない。

　DSM-Ⅲ の導入以前はどうだったかと言われると，まず診断という行為は神聖な儀式のように行われていた。主治医は診断のもとになった深遠な精神病理学的な根拠をカンファレンスで提示するのである。しかしそもそも指導医ごとに精神疾患に対する考え方の学派や次元が異なるので，退院時のカンファレンスではそれをめぐって高踏的な議論がなされたものである。

　そんなときにある病院に「診断の神様」といわれるベテランの精神科医がいるとのことで，われわれひよっこの精神科医も誘われてカンファレンスに参加したことがある。患者と短い診察をした後，「これは○○だね」とご託宣を下されるのである。しかしその根拠は難しい精神病理学の理論を知らないわれわれにはまったく理解できなかった。どうも少ない情報から経験と直感を使ってピンポイントで診断できるのが名医ということなのかもしれなかった。

　そうこうしているうちに，入局してから数年目に DSM-Ⅲ が導入されてきた。当初は症状を数え上げるような素朴な手順をとっていたことがわれながら恥ずかしい。しかしみなが同じ診断に到達するという信頼性の点では確かに優れていた。当時は従来診断と DSM-Ⅲ の診断名を併記するということが大学病院などでは行われはじめ，さらに 1993 年に ICD-10 の翻訳が出てからは ICD 病名まで追加された（その数年前から筆者の研修した大学では実地試行がすでに行われていたので筆者もこの診断体系にはすぐに慣れることができた）。DSM-Ⅲ の翻訳者の一人であった東京大学の H 先生は，「私の大学では退院時の診断名は 4 つあるんです。従来診断の病名，DSM による病名，ICD による病名」といってちょっと間を置き，「それと保険病名」とにやりとされたことを覚えている。

11

2 精神科における診断の意義

　診断をつけることが何をもたらすのであろうか。まず，診断をつけることによって今後の経過が予想でき治療の方向性が定まる。診断名は他の医師との間だけでなく，精神科医療にかかわる多職種とのあいだで共通言語として働く。さまざまな福祉関係の書類や行政とのやりとりでも病名の記載が求められる。患者へ適切に診断名を伝えることは，患者自身の病気に対する理解を深めるだけでなく，治療意欲も強める。もちろん，病名を伝えることが単なるレッテル張りとなり，スティグマを作るだけとなる危険性にも注意しなければならない。

　診断して病名をつけることにはたいして意味がないという精神科医もいる。治療は症状に応じてそれぞれ行えばよいとするのである。究極の対症療法であり，薬物療法では多剤併用大量療法への道がすでに舗装されている。うつ病であってもパニック症であってもどちらも薬物療法では SSRI なのだから厳密な区別は必要ないということになる。統合失調症，うつ病，神経症すべてに適応症を持っているスルピリドという古い薬がある。過去には「診断がつけられなければとりあえずスルピリド」という医師も少なくなかったことが思い出される。いまなら SSRI やクエチアピンということになるのであろうか。

3 精神科で鑑別診断が重要な理由

　鑑別診断は医学のどの分野でも重要であるが，とくに精神科における意義を考えてみた。まず，診断が決まれば，それに関する膨大な先人の医学情報が利用できるということがある。診療ガイドラインや臨床試験は，一定の基準に則った上で診断された患者のデータに基づいて作成されている。他の医師との共通言語を持つにも，何らかの基準に基づいた診断名である必要がある。個人あるいはその人の属する学派の「教義」に基づく診断は正式なものとしては避けるべきであろう（ただし患者の理解をさらに深く理解するための診断名を否定するわけではない。本書でもいくつかの歴史的な病名のつく症例を紹介している）。第2に，先にも述べたとおり，たとえ治療法が同じであったとしても，患者の病態への理解がずっと進むことである。社交不安症でもうつ病でも使う薬は SSRI で同じなので鑑別はいらないというのはいかにも乱暴である。第3に患者への疾病教育が進むということがある。最近注目されている治療における共同意思決定（Shared decision–making）の前提として，疾患の説明の際には，患者の理解や病状に合わせるとしても，適切な病名の提示は重要であろう。もちろん侵襲的な「診断のご託宣」になっ

てはならない。その時に提供すべき情報は，診断名だけでなく，症状や，誘因（原因），治療法，経過，治療中の生活の過ごし方なども必要になることはいうまでもない。

4 鑑別診断の腕を上げる

　鑑別診断のスキルを上げるための注意点をいくつかあげてみよう。まず，いわゆる定型例をよく知っておくことである。逆説的ではあるが，定型例はむしろまれである。定型的な症例に遭遇したときには症状をよくまとめておくこと。定型例の知識がなければ非定型の診断はできない。第2に，症例検討会（カンファレンス）などで自分の症例を提示して，他の医師の意見や視点を大事にすること。思わぬ見落としは自分ではなかなか気づかない。あるいは周囲からの意見によって自分の診察や診断の癖が自覚できるかもしれない。第3に治療がうまくいかないときには，薬物療法の変更に走るより先に診断を再考すること。そのときには症状の再評価の他に，本人以外に家族などからの情報が必要になることが多い。家族から聞く家での生活ぶりと診察室での本人の発言や様子とが大きく異なって驚かされることもまれではない。また家族が患者本人の病状をどう捉えているかは診断だけでなく治療上も重要である。第4に診療の途中で何か引っかかることがあれば，まずはその点について記録を残しておき，後の時間のあるときに再考する余裕を持つことである。カルテを読み直しても何の情報も書かれていなければ，経過をトレースすることができない。第5に症状の見落としを防ぐためにも適宜症状評価尺度を使うことをお勧めする。自記式の症状評価表は患者の思い込みが入り込みすぎる欠点はあるが，その場で施行でき，それを眺めることで症状項目の見落としが少なくなる。PHQ-9（抑うつや不安），QIDS-J（抑うつ），LSAS（社交不安症），IES-R（PTSD）などはその場で施行しやすく，後者2つは保険請求できる。ただし，症状評価尺度の点数だけから診断してはならない。そこの医療機関を受診する患者の事前確率をよく考えること。事前の確率が高ければ診断は的中しやすいが，事前確率が低ければどんなに評価尺度の感度・特異度が高くても，外れることのほうが多くなる。認知機能検査（長谷川式簡易知能評価スケールやMMSEなど）は必ず自分で施行して，回答の様子なども観察しておく。

5 併存症（comorbidity）についての考え方

　DSMによる診断をわかりにくくさせるものとして，併存症の概念がある。

この概念は DSM-Ⅲ から導入され，DSM-Ⅳ でその使用が拡大された。しかし，当初からわが国ではこの概念に慣れず，広く使われなかったという経過がある。もっとも海外の文献を見てもこの併存症の概念についての深い議論には乏しく，どうも現在の臨床場面ではすでに「そうあるもの」として使われているようである。

　併存症とは「2つの病態があったとき，症状そのものがお互いに強く関連していなければ，両者を病名として併記する」という考え方である。一方，日本語で合併症と呼ばれる病態は，両者に因果関係が想定されるのが普通である（例えば，複雑骨折による合併症として感染症が起こるなど）。ちなみに DSM-5 にならうと，「うつ病には全般不安症の併存が多い」といういい方をする。全般不安症によってうつ病が生じているのか，たまたま2つが同時に生じやすいものなのか，あるいは診断基準作成上の人工産物なのかは問われない。

　わが国では心因性疾患の上位に内因性疾患があるという病態のヒエラルキーがあり，ヒエラルキーが上のものを診断名とする習慣があった。したがって，内因性疾患であるうつ病が心因性疾患であるパニック症（旧不安神経症）と一緒に診断されるということはなかった。うつ病が優先されたのである。その場合はあえて記載するとすれば「パニック発作（むかしは不安発作といった）を伴ううつ病」となっていたであろう。

　一方，併存症概念を導入したことによって，DSM では鑑別診断と併存症の概念が混乱しがちになっている。DSM のテキストを見ると，最初に診断基準，次に病気自体の説明が続き，最後に鑑別診断と併存症の項目が置かれている。鑑別診断の項目はおおむね詳しく記載されているが，併存症の項目は併存しやすい疾患がいくつか示されているだけである。複数の病態が診断基準に則ってそれぞれ診断できていれば併存症になるので詳しい説明は不要なのである。ここでは両者の病因論的な関係については深く議論されていない。

　因果関係を無視して治療を進められるかという疑問はさておき，主訴となる病態だけに注目するのではなく，病態を広く捉えて評価するという意味では併存症を記載する意味はあるかもしれない。しかし，どちらが先行するかあるいは同時に出現しているかなどの判断は，治療の優先順位をつける上で重要である。やはり両者の関連は治療上無視できず，たんに併記するだけでは臨床的な意義は失われてしまうであろう。

6　おわりに

　北海道大学の故・山下格先生は「診断とは，疾患について，疾患を持つ個

体について，さらに個体を包む環境について，必要なあらゆることを知りつくそうとする，終わりのない努力を意味する」といっておられる。病名を確定することはその努力のうちの1つであり，最終目的ではないのである。本書を読まれて診断の腕前が上がることを筆者も期待したいが，その診断名を用いてどう治療に結びつけるかはわれわれ精神科医の研鑽努力に委ねられている。

謝辞

　本書中のてんかんの症例については，医療法人静和会浅井病院の原広一郎先生のご助言を受けました。ここに感謝いたします。

📖Reference

精神科診断にかかわる系統的な議論

- ジェイムズ・モリソン著，高橋祥友監訳：モリソン先生の精神科診断講座—Diagnosis Made Easier—. 医学書院，東京，2016

面接法についての教科書

- 日本精神神経学会精神療法委員会編：臨床医のための精神科面接の基本. 新興医学出版社，東京，2015
- 宮岡　等：ココロを診る技術—精神科面接と初診時対応の基本—. 医学書院，東京，2014
- ダニエル・カーラット著，張　賢徳，池田　健，近藤伸介訳：精神科面接マニュアル，第3版. メディカルサイエンスインターナショナル，東京，2013

併存症の概念についての英文の総説

- Wittchen HU：Critical issues in the evaluation of comorbidity of psychiatric disorders. Br J Psychiatry **168**：9-16, 1996
- Kendell R, Jablensky A：Distinguishing between the validity and utility of psychiatric diagnoses. Am J Psychiatry **160**：4-12, 2003
- First MB：Mutually exclusive versus co-occurring diagnostic categories：the challenge of diagnostic comorbidity. Psychopathology **38**：206-210, 2005
- Maj M："Psychiatric comorbidity"：an artefact of current diagnostic systems? Br J Psychiatry **186**：182-184, 2005
- Caspi A, Moffitt TE：All for one and one for all：mental disorders in one dimension. Am J Psychiatry **175**：831-844, 2018
- Nordgaard J, Nielsen KM, Rasmussen AR, et al.：Psychiatric comorbidity：a concept in need of a theory. Psychol Med **53**：5902-5908, 2023

併存症についてのわが国の総説

- 岡島美朗：精神科併存症の臨床的意義. 臨床精神薬理 **23**：851-858，2020
- 宮岡　等：Comorbidity の診断は臨床上どのような意味があるのだろうか. 精神科治療学 **35**：153-155，2020

● ● ● 各項目のスタンプについて ● ● ●

　鑑別の難易度を提示したほうがよいと考えて，以下のようなスタンプを各項目に付している．読み進めていく上での参考としてほしい．

  → よく遭遇する例
（慌てて診断したときなどに陥る例）

  → 時々見られる例
（一定の知識と注意を持っていれば間違えるはずのない例）

 → まれに見られる例
（1回の診察ではまず鑑別できず経過をよく見ていく必要のある例）

 → ごくまれな例
（精神科医として働いても一生に2，3回くらいしか遭遇しない例）

　最後の「ごくまれな例」については遭遇しない可能性も大いにあるものの，このような特殊な症例のあることを知っていると経験の浅い医師に対して自分の知識を自慢できるかもしれず，知っておいてまったく損のない例を選択したつもりである．

1. うつ病が先行した双極症
―単極性と双極性のうつ病を初診時に鑑別できるか―

KEY WORDS　単極性うつ病，双極性うつ病，うつ病，双極症

症例の提示

　初診時50歳代半ばの主婦。大学卒業後，小学校教員を50歳までした後，退職。すでに結婚して成人した子どもが2人いる。もともと活発で社交的，多趣味である。現在は会社員の夫との2人暮らしで，小さな会社のパート事務員として勤務している。

　1年前からこれというきっかけなく，不眠や食欲減退のため体重が数キロ減った。表情も暗くなり，いつも考え事をしているようで普段の活発さがなくなってきた。家族に対して「母親や妻としての役割をきちんと果たしていない」と漏らすようになった。また，「夫が仕事で失敗して負債を背負い，家族が貧困に陥って一家離散してしまう」と何度もつぶやくようになってきた。その様子を心配した家族に付き添われA精神科クリニックを初診した。

診断のポイント

- うつ病の症状だけから単極型と双極型を鑑別することは困難
- 家族歴や軽躁の既往を周囲の情報から確認する
- 複数回のエピソード，若年発症，精神病症状，抗うつ薬による躁転の既往などは双極症を示唆する

1. うつ病が先行した双極症

1　症例について

1）まず何を考えたか

　明らかな抑うつ気分や精神運動抑制が続いており，比較的典型的なうつ病と考えた。本人のいう心配事は家族によるとまったく根拠がないという。これを本人に確認すると，「私の考えすぎかもしれないが，もしそうなったら大変じゃないですか」といい，妄想というほどの確信はないようであった。このことから現時点では，中等症うつ病エピソードと診断し，抗うつ薬による治療を開始した。会社は休職とした。

2）さらに診療を進めてわかったこと

　抗うつ薬によく反応し，1ヵ月も経つと食欲や睡眠は改善し，活動性も徐々に回復しているようであった。しかし受診後半年ごろになると，「足元が冷える，足の指の付け根が痛む，味覚が鈍くなった，耳が詰まった感じがする」などのさまざまな身体愁訴を訴えて，いろいろな病院を受診するようになった。後に聞くとこのころから抗うつ薬を中断してしまっていたらしい。受診後9ヵ月ごろに息子が転職したと聞くと，「家族が離散してしまう。夫の定年退職で経済的に困窮してしまう。治らない病気になってしまっている」などと繰り返し訴えはじめたために家族も疲弊してしまった。この時点で症状が増悪し，貧困・心気妄想をともなう重症うつ病に進行したと判断した。渋る本人を家族が説得し，B精神科病院に任意入院となった。

　入院後は抗うつ薬に少量の抗精神病薬を追加した。経過は順調で妄想や抑うつ症状も入院約2ヵ月で回復した。しかし回復期には調子が高くなり，同室の患者を無理に誘って散歩にでかけたり，カラオケをしたがったり，他人にあれこれ指図したがるなどの行動が増え，しばしば他の入院患者とトラブルを起こしていた。家族に入院中の様子を聞くと，もともと明るく活動的でお節介な性格であるが，現在は明らかにいつもより調子が高めであるという。軽躁状態にあるものと考えられた。

　入院中に家族からより詳しい情報が得られた。

■　教員をしていた20年あまり，体調が優れないといい1ヵ月くらい休んで寝込んでしまうというエピソードが2回あった。自宅での休養だけですみ，病院を受診したことはなく，すぐに回復したので夫もあまり心配していなかった。最終的に学校を退職したのも，抑うつ的になり仕事ができなくなったためであった。しかし，いざ退職するとすぐに元に戻っただけでなく，いつもより元気になりすぎているように見える時期が半年くらい続

いた。また，息子の出産後にも元気がなくなり，一時周囲から産後うつ病を疑われたことがあった。

2 症例の説明

うつ病と診断して治療を続けていく途中で躁症状が出現し，双極症と診断が変更されることは診療場面でしばしば見られる事態である。したがって，本症例は特に珍しいものとはいえないであろう。後知恵でいえば，このうつ病は双極性うつ病であったことになる。わが国の研究によれば双極症の患者が初診したときの診断は65％がうつ病や抑うつ状態で，双極症と確定診断されるまでには，平均で4年かかるという[1]。うつ病の症状の特徴から，双極性うつ病と（単極性）うつ病を鑑別できればよいが，多くの研究からはそれだけでは鑑別は困難とされている。従来は，①初発の年齢が早い，②うつ病エピソードの数が多い，③精神運動症状が多い，④精神病症状が多いなどが双極性うつ病を示唆する点であるといわれている。一方 Mitchell ら[2]は確率論的に診断するのがよいとして，表1のような鑑別点をあげている。

表1 以前に明らかな躁病エピソードがない大うつ病性障害の患者における，双極Ⅰ型うつ病診断の「確率論的」アプローチ案

次の特徴が5つ以上存在するときには，双極Ⅰ型うつ病の診断可能性がより高くなることを考慮すべき	次の特徴が4つ以上存在するときには，単極型うつ病の診断可能性がより高くなることを考慮すべき
症状および精神症状の徴候	
過眠，あるいは/また昼寝の増加	入眠困難/睡眠減少
過食，あるいは/また体重増加	食欲低下，あるいは/また体重減少
鉛様の麻痺などの他の「非定型の」抑うつ症状	
精神運動抑制	正常，あるいは活動水準の亢進
精神病性の特徴，あるいは/また病的な罪悪感	身体的な訴え
気分/躁症状の易変性	
疾患の経過	
最初のうつ病の早い発症（＜25歳）	最初のうつ病の遅い発症（＞25歳）
過去の頻回なうつ病エピソード（≧5回）	現在のエピソードの長い持続（＞6ヵ月）
家族歴	
双極症の家族歴あり	双極症の家族歴なし

（Mitchell PB, et al.：Bipolar Disord 10：144-152, 2008[2]より引用）

1. うつ病が先行した双極症

表2　JET-LMBP によって抽出された双極症の予測因子

抗うつ薬による躁病/軽躁病への転換
混合性うつ病
過去 1 年間に 2 回以上のエピソード
大うつ病の早期発症（25 歳未満）
自殺企図の既往

(Inoue T, et al.：J Affect Disord 174：535-541,
2015[3])より引用)

表3　うつ病 (major depressive disorder) と比べて，双極症に有意に関連する 7 つの特徴

妄想
精神運動抑制
機能的能力低下（functional incapacitation）
混合症状の数の多いこと
エピソード回数の多いこと
短いエピソード期間
治療後に気分高揚を経験すること

(Leonpacher AK, et al.：Psychol Med 45：2437-2446,
2015[4])より引用)

　さらにわが国では Inoue ら[3]が表2のような鑑別点をあげている。これに Leonpacher ら[4]の研究（表3）を加えて概観すると，まずは既往歴や家族歴を十分に確認することが最も重要であることがわかる。

　本症例でも，これらの鑑別点で指摘されている特徴が見られる。すなわち，頻回のうつ病と思われるエピソードの存在，産後のうつ病の既往，精神病症状などである。ただし家族歴は情報が少なく明らかにできなかった。

3 今後の治療方針

　診断は双極症に変更され，抗うつ薬は中止されて炭酸リチウムの投与が開始された。

4 その後の治療経過と最終診断

　軽躁状態は約 2 ヵ月で終息し退院となった。過去の既往歴を含め現時点で

は典型的な躁病は示していないことから，「双極症Ⅱ型」と最終診断された。

Take Home Message

・うつ病で初発しその後躁病が出現して，双極症と診断されることはまれではない
・双極性うつ病の可能性を考えて，初診時に家族歴や過去のうつ病や躁病（軽躁病）を思わせるエピソードを聞き取っておく必要がある
・頻回のうつ病エピソード，精神性うつ病，産後うつ病の既往などは双極症の予測因子である

抗うつ薬誘発性の躁病？

本症例を薬物による軽躁病の誘発と考える人もいるかもしれない。DSM-5 によれば「（治療による）生理学的作用を超えて十分な症状群に達して，それが続く場合は，躁病（軽躁病）エピソードと診断するのがふさわしいとする証拠が存在する」となっている。本症例では抗うつ薬中止後もしばらく軽躁が継続したため，抗うつ薬の効果を超えていると判断した。いずれにしても，このような症例はいわゆる双極スペクトラム[5]に属していることは否定できない。

本項をさらに知るための文献

筆者による単極性と双極性うつ病についての総説[6]
わが国での双極症の疫学研究[3]

Reference

1) Watanabe K, Harada E, Inoue T, et al.：Perceptions and impact of bipolar disorder in Japan：results of an Internet survey. Neuropsychiatr Dis Treat **12**：2981-2987, 2016
2) Mitchell PB, Goodwin GM, Johnson GF, et al.：Diagnostic guidelines for bipolar depression：a probabilistic approach. Bipolar Disord **10**：144-152, 2008
3) Inoue T, Inagaki Y, Kimura T, et al.：Prevalence and predictors of bipolar disorders in patients with a major depressive episode：the Japanese epi-

demiological trial with latest measure of bipolar disorder（JET-LMBP）. J Affect Disord **174**：535-541, 2015
4）Leonpacher AK, Liebers D, Pirooznia M, et al.：Distinguishing bipolar from unipolar depression：the importance of clinical symptoms and illness features. Psychol Med **45**：2437-2446, 2015
5）仙波純一：双極スペクトラムを巡って─双極スペクトラム概念の問題点を考える─. 精神神経学雑誌 **113**：1200-1208, 2011
6）仙波純一：うつ病を横断面から鑑別できるか─単極性か双極性か─. 精神科治療学 **31**：351-357, 2016

2. うつ病に隠れていた社交不安症
—うつ病と社交不安症の併存はよくある—

KEY WORDS うつ病，社交不安症

症例の提示

　20歳代半ばの介護職の女性が，出勤しようとすると足がすくんで家から出られないことを主訴にA精神科クリニックを受診した。専門学校を卒業後現在の会社に就職して5年ほどになる。もともと気の小さい性格であったが，職場では優しい人が多く，同僚の丁寧な指導もあり問題なく勤務できていた。ところが今回初めて異動となって職場が変わり，同時に仕事の内容も大きく変わった。同僚と話し合って手順よく分担して仕事を進めなければならなくなった。気むずかしい同僚への対応で困惑することが増えた。しかも職場の上司はすぐに怒鳴ったりする怖い人で，新しい仕事内容も丁寧には教えてくれなかった。ちょっとした失敗でその上司に叱責された時には大泣きしてしまい，その後は仕事に行こうとしても足がすくんでしまい出勤できなくなった。会社のすすめで2ヵ月休職した。しかしその間も気持ちは回復せず，家でぼんやりしているだけの生活になってしまった。会社と相談したところ，もとの慣れた職場に戻してもよいという話になったが，復職する自信がなく，さらに食事もとれず中途覚醒が多くなってきた。憔悴した様子を心配した家族がAクリニックを受診させた。

診断のポイント

- 社交不安症にうつ病が併存することはまれではない
- 対人的なストレスからうつ病が発症しているときには，背後に社交不安症が隠れていることがある
- 診察では具体的な社交場面を提示して，そこでの不安や緊張を聞いていく

2. うつ病に隠れていた社交不安症

1 症例について

1）まず何を考えたか

明らかな抑うつ気分や興味や喜びの減退，さらに精神運動抑制，食欲不振，不眠などの症状から定型的な中等症うつ病と診断した。誘因として異動に伴う対人的なトラブルが考えられた。

2）さらに診療を進めてわかったこと

本人にはうつ病であると説明して自宅休養を続けることとし，一方で職場での問題に対処することを目標として，同僚や上司との関係性を尋ねることにした。すると次のようなことが語られた。

小さいころから内気で恥ずかしがり屋。小学校の高学年になるまで人と喋ることが少なく，中学高校とも強いあがり症でいつも対人場面ではビクビクしていた。自分は気が小さくてだめな人間だと思っていた。就職面接では緊張して，動悸，発汗，嘔気などが出現してしまい，希望の仕事には就けなかった。その後現在の介護職に就いたが，そこではあまり人とやりとりをする必要がなく，落ち着いて自分のペースで仕事ができた。自分には合った職場だと思っていたが，今回緊張感の高い職場に異動になってしまった。みんなピリピリしているので，同僚にものを聴くことができない。休憩時間に人とどう話してよいかもわからない。

さらに職場以外での日常生活を聞くと，スーパーのレジに並ぶのが怖く，混雑した店に行けないという。リーボヴィッツ社交不安尺度（Liebowitz Social Anxiety Scale：LSAS）を施行したところ，恐怖 48，回避 41（合計 89）で社交不安症が強く疑われた。この時点で，今回のうつ病のエピソード前に社交不安症が先行していたと診断した。

2 症例の説明

社交不安症の併存症は多く，うつ病だけでなく他の不安症も併存するが，最も多いのがうつ病といわれる[1]。米国での疫学研究ではうつ病が併存する割合は 34％といわれ[2]，わが国の永田らの研究でも社交不安症の 52％が生涯いずれかの時期にうつ病と診断されている[3]。うつ病との併存例では社交不安症の発症が 12 歳ごろと早く，他の不安症を併存しやすく，そのため症状は重く生活の支障も大きいという[4]。

JCOPY 88002-936

25

一般に，社交不安症は思春期ごろに発症するが，そのころは主として内気な性格の問題と考えるため，社交不安そのものを主訴として精神科外来を初診することは少ないと考えられる。本症例のように，ある時期に併発したうつ病やパニック症を主訴として受診していることが多い[5]。隠れていた社交不安症を見つけるには，診察場面で過度の緊張，視線が合わないなどの様子に気づく，具体的に対人緊張しそうな場面をあげて尋ねる（例：会社員では会議での発言や上司への報告，学生では学校や友人関係）などが必要である。LSAS は自記式の質問票で，さまざまな場面における不安や回避の強さを評価できるため，診断の補助として有用である。

　実際，社交不安に併存したうつ病は職場や学校などにおける対人的なストレス状況から生じることが多い。これらの状況が改善されると一見うつ病は改善したように見えるが，基盤に社交不安症があると容易に再発・再燃する。したがって，このときには背後にある社交不安症を見つけ出して対応することが重要である。

3　今後の治療方針

　本人には社交不安症がもともとあり，この上にうつ病が併発したと説明した。うつ病の寛解を目指して，SSRI などによる薬物療法を行いながら，少しずつ生活の活性化を図ることとした。うつ病が寛解した後は維持療法を続けながら，社交不安症に対する治療を開始することとした。そこでは治療意欲

表　朝倉による社交不安症の小精神療法

- 社交不安症は治療可能な病態である（心理教育）
- 今のままでは大変困ってしまうと思われるので，治療者と一緒に日常生活を立て直していこう（動機付け）
- しばらくは不安感をうまく手なづけようという気持ちで（不安感の扱い），まずは3ヵ月間一緒に治療を行ってみよう。効果が感じられるようであれば，少なくとも1年間は治療を続けてみよう（予想される期間を示す）
- 薬物療法は力強い味方になる（薬物に変えられるのではなく手助けに）
- まずは，日常生活の中で，できそうなことから（行動）はじめてみよう（階層化）
- できていることに目を向けよう
- 周囲の人の話をよく聴き，よく見てみよう（自分の身体反応に注意を集中しないように，自分への過剰な観察に陥らないように）
- 治療中，症状に一進一退があるため，一喜一憂しないようにしよう
- 元来，人に気をつかえることは長所でもある

（朝倉　聡ほか：臨床精神薬理 12：773-779，2009[7]）

2. うつ病に隠れていた社交不安症

を高め，適度の励ましをもった段階的曝露を行う予定である[6]。定式化された認知行動療法としてこれを行うのは実際上難しい時には，そのエッセンスを取り入れた精神療法を試みることになる。このときには朝倉の社交不安症に対する小精神療法が役に立つであろう（**表**）。

4 その後の治療経過と最終診断

　最終診断としては，「社交不安症に併存した中等症うつ病エピソード」とした。

Take Home Message

・うつ病の背後に社交不安症が隠れていることはまれではないことに注意する
・小中学生（思春期）のころからの発症が多いので，そのころのエピソードを聞く
・診察場面では実際の社交場面を想定して問診を進める

📖 本項をさらに知るための文献

社交不安症とうつ病の併存についての英文総説[8]

📖 Reference

1) Dalrymple KL, Zimmerman M：Does comorbid Social Anxiety Disorder impact the clinical presentation of principal Major Depressive Disorder? J Affect Disord **100**：241-247, 2007
2) Grant BF, Hasin DS, Blanco C, et al.：The epidemiology of social anxiety disorder in the United States：results from the National Epidemiologic Survey on Alcohol and Related Conditions. J Clin Psychiatry **66**：1351-1361, 2005
3) 永田利彦，大嶋　淳，和田　彰ほか：社会不安障害患者における大うつ病性障害の生涯診断．精神医学 **46**：381-387，2004
4) Adams GC, Balbuena L, Meng X, et al.：When social anxiety and depression go together：A population study of comorbidity and associated consequences. J Affect Disord **206**：48-54, 2016
5) 永田利彦：社交不安障害（SAD）を再考する―現代のうつ病と社交不安障害（SAD）―．臨床精神薬理 **13**：723-730，2010
6) 日本不安症学会，日本神経精神薬理学会編：社交不安症の診療ガイドライ

ン．2021［cited；Available from：https://minds.jcqhc.or.jp/docs/gl_pdf/
G0001312/4/Social_anxiety_disorder.pdf

7）朝倉　聡，尾崎紀夫，笠原　嘉ほか：SAD研究会が提唱するわが国におけ
るSAD治療フロー：コンセンサス・ステイトメント．臨床精神薬理 **12**：
773-779，2009

8）Stein MB, Fuetsch M, Muller N, et al.：Social anxiety disorder and the risk
of depression：a prospective community study of adolescents and young
adults. Arch Gen Psychiatry **58**：251-256, 2001

3. うつ病と見誤った甲状腺機能低下症
―甲状腺機能検査はルーチンに―

KEY WORDS 甲状腺機能低下症，慢性甲状腺炎（橋本病），うつ病

症例の提示

　60歳の不動産業の男性が，仕事に対する意欲低下で受診してきた。ある大企業を40歳で脱サラ退職し，町の不動産屋として開業して一人で仕事を切り回していた。しかし期待していた息子が後を継がないと宣言したこと，収入も徐々に減っていること，体力の衰えを感じるようになったことなどから，将来に期待が持てなくなってきたという。「仕事に張り合いがない。疲れやすく身体に力が入らない。仕事に集中できない。休日でも余暇を楽しめない」などと訴えた。

診断のポイント

- うつ病と身体疾患による抑うつ症状の鑑別はしばしば困難である
- よく見られる身体疾患による抑うつ症状として，甲状腺機能低下症やパーキンソン病などの初期症状に注意する
- 精神科受診時のルーチン検査として，甲状腺機能測定を入れておくことを忘れない

1 症例について

1）まず何を考えたか

　現在仕事はなんとかできており，社会生活上に大きな支障があるとまでは
いえない状態であった。軽度の抑うつ気分があり，意欲低下を前景とした軽
症のうつ病エピソードと考えた。生活の活性化を図りながら抗うつ薬の投与
を開始した。

2）さらに診療を進めてわかったこと

　しかし抗うつ薬による治療にははっきりとした効果は見られなかった。周
囲からは表情が冴えず頭髪もうすくなり，年齢よりも老けて見えるといわれ
るようになった。

　初診後1年目のころ，市の健康診断を受けたところ，LDL コレステロール
とクレアチンキナーゼの高値を指摘され，内科受診を勧められた。内科で詳
しい血液検査を行うと，甲状腺機能が顕著に低下していることが判明した。
さらなる検索により甲状腺機能低下症（橋本病）と診断された。甲状腺ホル
モン製剤が投与されると，徐々に活動的になり意欲も回復してきた。外見も
「実年齢よりも若く見える」といわれるまでになってきた。最終的には抑うつ
症状は甲状腺機能低下症による精神症状であったと診断された。

2 症例の説明

　本症例では軽症の抑うつ症状が見られ，さらに一見誘因とされるような要
因（仕事の不振や後継者問題など）があったために，うつ病エピソードと診
断してしまったものである。本人の健康診断結果からたまたま甲状腺機能低
下症が発見されたことにより，診断の誤りが訂正されることになった。

　甲状腺機能低下症では特異的な症状はなく，全体的な活気のなさや浮腫が
よく自覚されるが，精神症状としての抑うつ症状もよく知られている。最近
のメタアナリシス[1]でも両者の関係は以前いわれていたほどではないにして
も，顕在性甲状腺機能低下がある場合は臨床的なうつ病と関連するという。
甲状腺機能低下の症状は身体および神経系全体に及ぶために，食欲低下，意
欲・集中力低下，無気力・無関心などうつ病に類似した症状を示す[2,3]。また
認知機能にも影響が及び，そのドメインの中では特に記憶力の低下がもっと
も明らかである[3]。そのためこれらの症状を主訴として精神科を受診するこ
とがある。

　甲状腺機能低下症の原因は多くは慢性甲状腺炎（橋本病）である。慢性甲

3. うつ病と見誤った甲状腺機能低下症

表1　うつ病と紛らわしい身体疾患

- 神経変性疾患（例：アルツハイマー病，パーキンソン病，多発性硬化症，ハンチントン病）
- 脳血管疾患（例：脳卒中）
- その他の神経疾患（例：てんかん，脳腫瘍）
- 内分泌疾患（甲状腺機能低下症・亢進症，副腎皮質機能低下症・亢進症，副甲状腺機能低下症・亢進症，糖尿病）
- 代謝性疾患（例：ビタミン B_{12} および葉酸欠乏症）
- 全身性自己免疫疾患（エリテマトーデスなど）
- ウイルスおよびその他の感染症（HIV，肝炎など）
- 特定のがん（膵臓がん，肺がんなど）

（Bauer M, et al.：World J Biol Psychiatry 14：334-385, 2013[5]）より引用）

表2　うつ病鑑別のための外来でのルーチンの血液検査

血算
血液生化学（電解質，肝・腎機能，血糖値や HbA1c）
甲状腺機能検査

状腺炎は成人女性の 10 人に 1 人，成人男性の 40 人に 1 人に見られる頻度の多い疾患である。高齢者ではさらに多くなる。このうちの一部が抑うつ症状を示すとしても，精神科診療で出会う可能性は低くないであろう。

　甲状腺機能低下症の診断では血中の FT_4 と TSH を測定する。FT_4 低値で TSH 高値であれば顕在性，FT_4 が正常域で TSH のみ高値であれば潜在性甲状腺機能低下症である。通常顕在性の甲状腺機能低下による抑うつや認知機能低下はレボチロキシンの投与によって回復する。高齢者の約 1 割は潜在性甲状腺機能低下症といわれているために，高齢者のうつ病でも甲状腺機能検査行うとしばしば潜在性甲状腺機能低下症が発見される。しかし，潜在性甲状腺機能低下症に抑うつ症状や認知機能低下が多いかについては，研究者間で意見が一致しない[2,3]。高齢者の潜在性甲状腺機能低下症に対するレボチロキシン投与はコレステロール値の低下などをもたらすが，抑うつ症状への効果は認められないというメタアナリシスがある[4]。

　甲状腺機能低下症によるうつ病は少なくないことから，初診時にスクリーニングとして甲状腺機能を検査することが推奨されている。うつ状態を引き起こす身体疾患は**表1**のように多く指摘されている。これらの身体疾患の発生頻度は，非常に珍しいものからよく見られるものまで大きく異なる。これらすべてをスクリーニングできるかは，臨床場面ごとに限界もある。しかし

甲状腺機能検査は一般の血液検査として行うことが可能なので，鑑別診断のためにも甲状腺機能の測定はルーチンとして必要であろう．表2には一般のクリニックでルーチンの血液検査として行うとよい検査項目をあげた．もちろん，薬物の身体的な副作用があればさらなる検査が必要となるのはいうまでもない．

3 今後の治療方針

しばらく内科と併診したが，抑うつ症状は再燃せず，1年の経過観察とともに治療終了となった．

4 その後の治療経過と最終診断

最終診断は「甲状腺機能低下症による抑うつ症」となる．

Take Home Message

- 慢性甲状腺炎は頻度の多い疾患であるため，うつ病診断の際にはまず鑑別疾患として上げるべきである
- 精神科クリニックでは臨床検査をルーチンに行うにはやや困難が多い
- しかし，抗うつ薬治療に反応が乏しいときや，さまざまな身体症状が訴えられるときには，甲状腺機能検査を行うべきである

甲状腺疾患とうつ病の共通性

甲状腺ホルモンとうつ病とのあいだには共通する疾病機序が想定されている．臨床的に甲状腺機能低下症だけでなく亢進症でも抑うつ症状の頻度が高いこと，またうつ病では視床下部-下垂体-副腎軸 hypothalamic pituitary adrenal axis（HPA軸）の亢進が仮定されているが，それによる過剰なコルチゾールがTRHやTSHを抑制するとされる．

📖 **本項をさらに知るための文献**

甲状腺疾患の診断ガイドライン[6]

3. うつ病と見誤った甲状腺機能低下症

📖Reference

1) Bode H, Ivens B, Bschor T, et al.：Association of Hypothyroidism and Clinical Depression：A Systematic Review and Meta-analysis. JAMA Psychiatry **78**：1375-1383, 2021
2) Ritchie M, Yeap BB：Thyroid hormone：Influences on mood and cognition in adults. Maturitas **81**：266-275, 2015
3) Samuels MH：Psychiatric and cognitive manifestations of hypothyroidism. Curr Opin Endocrinol Diabetes Obes **21**：377-383, 2014
4) Zhao C, Wang Y, Xiao L, et al.：Effect of levothyroxine on older patients with subclinical hypothyroidism：a systematic review and meta-analysis. Front Endocrinol（Lausanne）**13**：913749, 2022
5) Bauer M, Pfennig A, Severus E, et al.：World Federation of Societies of Biological Psychiatry（WFSBP）guidelines for biological treatment of unipolar depressive disorders, part 1：update 2013 on the acute and continuation treatment of unipolar depressive disorders. World J Biol Psychiatry **14**：334-385, 2013
6) 日本甲状腺学会：甲状腺疾患診断ガイドライン 2021. 2022 ［cited；Available from：https://www.japanthyroid.jp/doctor/guideline/japanese.html

4. 高齢者のうつ病とされた低活動性せん妄

—うつ病，認知症，せん妄の鑑別—

KEY WORDS 高齢者，うつ病，認知症，せん妄，低活動性せん妄

症例の提示

　75歳のC型肝炎と高血圧でA総合病院内科に通院中であった女性が，食欲低下と心窩部痛を主訴にX日に入院となった。ここ2, 3年のあいだ，食欲不振，悪心，めまいなどを訴えるたびに2週間程度の短期入院を繰り返していた。内科主治医はC型肝炎の増悪はないことを確認したが，身体症状を訴える一方で，全体に活気がないことなどからうつ病を疑った。そのためX＋5日に精神科の往診が依頼された。
　精神科が往診した際には，ひどく疲労した状態でベッドから動けず，食欲低下，頭重感，めまい，不眠などを訴え，「このままだと寝たきりのぼけ老人になりそうだ」と嘆いていた。会話は長く続かず断片的で，質問がやや複雑になると，返事がそれてしまいがちであった。看護記録にも元気がない状態が入院から続いているとあった。

診断のポイント

- 高齢者に抑うつ症状が見られた場合，うつ病，認知症，せん妄（特に低活動性せん妄）の3者間の鑑別が必要になる
- 症状の特徴や経過などから慎重に鑑別する
- うつ病や認知症と診断するには，本人だけでなく家族からの情報も必要である

4. 高齢者のうつ病とされた低活動性せん妄

1 症例について

1）まず何を考えたか

　内科では肝機能は安定しており，内科疾患と現在の症状との関連は乏しいとされた。この時点で抑うつ気分や意欲低下，また不眠や食欲不振などが見られたため，高齢発症のうつ病を疑った。X＋10日の診察時には，表情はぼんやりとしており，語りかけに淡々と応えながらも，物覚えが悪くなったとさかんに訴えた。認知機能を長谷川式簡易知能評価スケール（HDS-R）で評価したところ，得点は15点であった。答えようとする努力に乏しく，わからなくても淡々としていたのが特徴であった。この時点で認知機能の低下から，うつ病以外に認知症の可能性も考えた。

2）さらに診療を進めてわかったこと

　X＋15日の夕方に往診したところ，ぼんやりした表情でベッドに横臥しており，話しかけても視線が合わなかった。時間や場所の質問には答えられず，見当識は著明に低下していた。急激な認知機能の低下から，この時点でせん妄と診断変更した。その日の夜10時には「すみません起こしてください，この駅で降りないと家が遠くなってしまうんです」といい，看護師が病院であると伝えても納得しないというエピソードがあった。臨床検査でナトリウムとカリウムが低値であることが判明し，利尿剤が中止となった。その後も夜間の軽度の不穏は続き，日中はぼんやりしている時とはっきりしている時の変動があった。抗精神病薬を使用するほどの不穏ではなかったため，電解質が補正されるのを待った。X＋20日ごろからは見当識も回復し，入院生活も穏やかに過ごすことができるようになってきた。

2 症例の説明

　初診時には一見するとうつ病のように見え，その後認知機能の低下が見られたことから認知症の可能性も疑われ，最終的には夕方に過活動性せん妄に陥ったことから，遡ると入院当初からせん妄であったと思われる症例である。おそらく低活動性せん妄が入院当初から持続しており，その状態をうつ病や認知症と見誤ることになったと考えられる。低活動性せん妄は，そもそもせん妄であると診断されづらく，意欲の低下や涙もろさなどの徴候が伴うと，認知症やうつ病と見なされやすい。電解質異常があり，その補正後にせん妄が消失したことを考えると，せん妄の原因は電解質異常が疑われる。

　低活動性せん妄，認知症，うつ病との鑑別点を**表**にまとめた。うつ病とせ

テーマ1　抑うつ症との鑑別が必要な症例

表　低活動性せん妄，認知症，うつ病の鑑別点

	低活動性せん妄	認知症	うつ病
発症と経過	急激に発症し，数時間～数日持続	緩徐な発症進行性の経過	数週～数ヵ月で発症浮動性に経過
症状の変動性	1日のうちで変動する（特に夜間に悪化）	変動は少ない（時に夕方から悪化）	ほぼ一日中持続（夕方から軽快することもある）
注意力	転導しやすい	低下	軽度低下することがある
記憶	障害される	障害される（特に近時記憶）	障害されない
見当識	変動性の障害	固定した障害	障害されない
幻覚	幻視が多い	まれ（レビー小体型認知症を除く）	ない
感情	不安や困惑，時に焦燥	無関心なことが多い	抑うつ，悲哀感
睡眠	障害されるが，程度はさまざま		強い睡眠障害（早朝覚醒）
脳波所見	徐波化	早期にはない	正常

ん妄の鑑別では，せん妄では急性発症で時間～日単位の経過，失見当識と注意の障害，一方うつ病では抑うつ気分，悲哀感，自責感などの存在が重要である。経過を見ればこれらの鑑別は最終的には容易であるが，短時間の診察だけでは困難なことがある。認知症やうつ病にせん妄が併存する可能性もあることから，目の前の患者の精神症状の評価にとどまらず，患者の生活の様子などを家族から聞き取っていく必要がある。本症例のように現在の症状だけから診断することは危険である。せん妄では夕方から夜間にかけて症状が明らかになることが多いので，日中と夕方の2回診察すると状態の変化に気付きやすくなる。一方でせん妄を引き起こす可能性のある身体疾患の検索は当然必要である。

4. 高齢者のうつ病とされた低活動性せん妄

3 今後の治療方針

　せん妄治療の第一選択は非薬物療法である，せん妄の危険因子として知られている脱水・便秘・低栄養・低酸素の改善，睡眠リズムの改善，睡眠の確保，感染症の治療，疼痛の軽減などの直接因子や環境因子をできるだけ速やかに改善する。これらの要因を改善しても軽快しない場合は，第2世代抗精神病薬による薬物療法を検討する。しかし現時点で低活動性せん妄に対しては，活動性せん妄と異なり，抗精神病薬が有効であるかについては十分なコンセンサスがない[1]。

　せん妄がその後の認知症発病の危険因子であることはよく知られている[2]。とくにレビー小体型認知症への発展の可能性もあり，精神科外来で継続して観察していくか，あるいは家族に認知症の初期症状などを伝えて今後を注意してもらうようにすべきであろう。

4 その後の治療経過と最終診断

　X＋22日の退院時には意識は清明となり，表情は明るく発語もなめらかとなった。本人は入院数日後からの記憶は曖昧であった。夫によれば表情や言葉などは，病前の状態に戻ったという。退院時のHDS-Rでは28点と年齢相応であった。

　最終診断はDSM-5によれば「電解質異常によるせん妄，活動水準混合型」となる。

Take Home Message

- うつ病，認知症，せん妄には類似した症状が多い
- 低活動性せん妄は，活動量の低下，会話量や会話速度の低下，無気力などを特徴としているため，認知症やうつ病と混同されやすい
- しかし，これらの併存・合併もあることを忘れないこと

　📖 **本項をさらに知るための文献**

うつ病とせん妄の鑑別について[3,4]
せん妄と認知症の鑑別について[5]

▥Reference

1) 日本総合病院精神医学会せん妄指針改訂班編：せん妄の臨床指針〔せん妄の治療指針 第 2 版〕―日本総合病院精神医学会治療指針 1―. 星和書店, 東京, 2015
2) Davis DH, Muniz-Terrera G, Keage HA, et al.：Association of Delirium With Cognitive Decline in Late Life：A Neuropathologic Study of 3 Population-Based Cohort Studies. JAMA Psychiatry **74**：244-251, 2017
3) 岡島美朗：低活動型せん妄とうつ病の鑑別. 精神科治療学 **28**：1019-1025, 2013
4) 忽滑谷和孝, 真鍋貴子, 落合結介：鑑別すべき状態像―アパシー, 無為, 低活動型せん妄など―. 精神科治療学 **27**（増刊号）：41-47, 2012
5) 森山　泰：せん妄と認知症の鑑別. 臨床精神医学 **49**（3）：381-387, 2020

5. うつ病が前駆した
パーキンソン病
―高齢発症のうつ病は神経疾患の前駆症状？―

KEY WORDS うつ病，パーキンソン病，アパシー

症例の提示

　初診時60歳の男性。子供達はすでに独立し，妻と2人で自営業を営んでいる。家業の経営悪化，交通事故による足の負傷，きょうだいの突然の病死などをきっかけとして抑うつ的となり，睡眠薬の過量服薬による自殺が企図された。その際に救急搬送された病院から，A精神科クリニックを紹介され受診した。

　初診時点で抑うつ気分，意欲低下，自殺念慮などが著しく，直ちにB精神科病院を紹介され2ヵ月間入院した。入院治療により抑うつ症状は軽快し，退院後はAクリニックでの治療が継続された。しかし退院後は無気力となりほぼ毎日ぼんやりとテレビを見てばかりいる生活となってきた。不眠は残存し食欲はやや低下していたが，悲哀感や苦悩は強く訴えられることがなかった。Aクリニックでは抗うつ薬と睡眠薬が継続されていたが，不眠以外にはほとんど効果がないまま受診が続いていた。家業は閉じられ，妻のパート給与と年金で生活していた。

　64歳のときに担当医が変更になった。この時点で，精神症状としてはうつ病の症状の残存あるいはアパシーの状態と診断した。しかし，ある時受診に同伴してきた妻から，最近話をしても呂律が回らない，手指にふるえがあるようだなどと訴えられた。

診断のポイント

- ●高齢発症のうつ病やアパシーはパーキンソン病などの神経疾患の前駆症状の可能性がある
- ●経時的な神経学的な評価だけでなく，必要に応じて脳画像などの検査を行う

1 症例について

1）まず何を考えたか

　妻の指摘から，改めて簡単な神経学的所見をとると，左手指の振戦と軽度の左上肢の固縮があるように見えた。パーキンソン症状が疑われたが，それを引き起こす可能性のある抗精神病薬などは投与されていないため，パーキンソン病あるいはレビー小体型認知症の初期を疑い，C総合病院の脳神経内科を紹介した。

2）さらに診療を進めてわかったこと

　脳神経内科からは，神経症状が軽度なことやMIBG心筋シンチグラフィーでは陰性であったことなどから，診断は確定できないとのことで，しばらくAクリニックでの経過観察を要請された。しかし症状は徐々に増悪する傾向があった。さらに1年後に脳神経内科を再受診したところ，再検したMIBG心筋シンチグラフィーおよびDAT-SPECTで陽性となり，最終的にパーキンソン病と診断された。レボドパとドパミン受容体アゴニストによる治療が開始され，抑うつ症状に対してはAクリニックでの診察継続が依頼された。

　Aクリニックでの診察では，本人はもっぱら不眠のみを訴え，意欲は乏しいものの食欲はあり，自宅での生活には大きな問題が生じていない。身体症状としては，発語不明瞭，仮面様顔貌，小声で寡黙，小刻み歩行などが見られている。現時点では認知機能の低下や意識レベルの変化などはなく，レビー小体型認知症とは診断されない。

2 症例の説明

　うつ病が前駆するとパーキンソン病の発病率はオッズ比が約2倍となることが最近のメタアナリシスから知られている[1]。うつ病だけでなく，不安症（全般不安症やパニック症）も45歳以上で発症すると，後のパーキンソン病発症のリスクを高める[2]。うつ病患者を追跡したコホート研究では，20年後でもなおパーキンソン病の発病リスクは有意に高いことがあり[3]，うつ病を前駆症状と呼ぶよりも，うつ病の既往はパーキンソン病発症の強力な危険因子と考えるべきであろう。一方で，パーキンソン病と診断される直近の2〜5年間にうつ病や不安症と診断されることが多いという研究もあり，ここではこれらの精神疾患はパーキンソン病の前駆症状といったほうがよいかもしれない[4]。最近のメタアナリシスではパーキンソン病では30.7％に抑うつ症候群（depressive disorder），14％にうつ病（major depressive disorder）が

5. うつ病が前駆したパーキンソン病

表1　パーキンソン病患者におけるうつ病に関する疫学的所見のまとめ

- パーキンソン病のうつ病は，前駆期や de novo を含むすべてのパーキンソン病の病期で高頻度にみられる。
- パーキンソン病に特異的でない危険因子（高齢，女性，うつ病の個人あるいは家族歴）は，うつ病に対するパーキンソン病に特異的な危険因子よりも3倍影響力が強い。
- パーキンソン病のうつ病では，全身の機能障害と運動機能障害が大きい。
- アパシー，不安，認知機能障害はパーキンソン病のうつ病としばしば関連している。これらの症状を鑑別するためには，評価された尺度を用いることが役に立つ。
- うつ病は認知症の前兆である可能性があり，おそらく広範な線条体外および非ドパミン作動性の病理に関連している。
- パーキンソン病初期の患者の33％ではうつ病が消失することがあるが，パーキンソン病の抑うつはしばしば持続的である。

（Postuma RB, et al.：Mov Disord 34：665-675, 2019[5]）より引用）

見られるという[6]。パーキンソン病患者におけるうつ病に関する疫学研究の結果を**表1**にまとめた。

　アパシーもまた初発パーキンソン病の20～36％に認めるとされる[7]。アパシーの危険因子としては，低い教育歴，低い身体活動性，認知機能障害，抑うつの合併，男性などがあるという[8]。実際アパシーを示すパーキンソン病患者の57.2％は同時に抑うつを伴っている[8]。

　一般にパーキンソン病の予測マーカーとして，**表2**のような症状があげられている。抑うつや不安を示す高齢者では，**表1**の他の症状の出現の有無を尋ね，パーキンソン病（あるいはレビー小体型認知症）への移行を注意しておくべきである。

3　今後の治療方針

　日本神経学会のガイドライン[9]に準拠すると，抑うつ症状に対しては，まず運動症状に対する十分な治療を行うこととされ，それでも改善しないときには抗うつ薬を試みるとされる。どの抗うつ薬がよいかについては示されていない。一方，アパシーに対しては，抑うつ症状への治療に準ずるが，ドパミンアゴニストとアセチルコリンエステラーゼ阻害薬の有効性が示されているとしている。

表2 パーキンソン病の予測マーカー

・レム睡眠行動障害
・抑うつ/不安
・便秘
・嗅覚障害

(Prange S, et al.：Drugs Aging 39：
417-439, 2022[10])より引用)

4 その後の治療経過と最終診断

67歳から70歳に至るまで，毎年MMSE（Mini-Mental State Examination）を施行しても，明らかな認知機能の低下は見られていない。しかし，歩行障害は増悪傾向にあり，脳神経内科からの抗パーキンソン薬が併用・追加処方されている。精神症状としては，自覚的には困ったことはないといい，全体に不活発で単調な生活を続けている。症状としては抑うつよりもアパシーというほうが適切であるように思われる。継続されている抗うつ薬の効果は明らかでない。

最終的な診断としては，「パーキンソン病による抑うつ症，抑うつの特徴を伴う」とする。ただし，レビー小体型認知症へ発展する可能性は十分あり，認知機能の評価だけでなく，幻覚や意識変動，レム睡眠行動障害などの特徴的な症状の出現を監視している。

Take Home Message

・高齢初発のうつ病やアパシーはその後のパーキンソン病発症の危険因子である
・定期的に観察し，パーキンソン病の前兆となる症状がないかを見ていく

5. うつ病が前駆したパーキンソン病

> ### パーキンソン病とうつ病の共通病理の可能性
>
> 高齢初発のうつ病はその後のレビー小体型認知症やアルツハイマー病などの認知症，あるいはパーキンソン病への発展のリスクとなるだけでなく，これらの疾患の精神症状としてもよく見られる。高齢者うつ病にDAT-SPECTを行うと，24％が異常値を示したという研究がある[11]。このことは，パーキンソン病に罹患したという心理的な負荷が抑うつや不安を惹起した可能性だけでなく，パーキンソン病とうつ病（少なくとも高齢者の）は共通の神経病理を持つ可能性を示唆しているのかもしれない。

📖 本項をさらに知るための文献

パーキンソン病における抑うつについての英文の総説[10]
脳神経内科の立場からのパーキンソン病におけるうつ病の総説[12]

📖 Reference

1) Bareeqa SB, Samar SS, Kamal S, et al. : Prodromal depression and subsequent risk of developing Parkinson's disease : a systematic review with meta-analysis. Neurodegener Dis Manag **12** : 155-164, 2022
2) Seritan AL, Rienas C, Duong T, et al. : Ages at Onset of Anxiety and Depressive Disorders in Parkinson's Disease. J Neuropsychiatry Clin Neurosci **31** : 346-352, 2019
3) Gustafsson H, Nordstrom A, Nordstrom P : Depression and subsequent risk of Parkinson disease : A nationwide cohort study. Neurology **84** : 2422-9, 2015
4) Schrag A, Horsfall L, Walters K, et al. : Prediagnostic presentations of Parkinson's disease in primary care : a case-control study. Lancet Neurol **14** : 57-64, 2015
5) Postuma RB, Berg D : Prodromal Parkinson's Disease : The Decade Past, the Decade to Come. Mov Disord **34** : 665-675, 2019
6) Chendo I, Silva C, Duarte GS, et al. : Frequency of Depressive Disorders in Parkinson's Disease : A Systematic Review and Meta-Analysis. J Parkinsons Dis **12** : 1409-1418, 2022
7) Pagonabarraga J, Kulisevsky J, Strafella AP, et al. : Apathy in Parkinson's disease : clinical features, neural substrates, diagnosis, and treatment. Lancet Neurol **14** : 518-31, 2015
8) den Brok MG, van Dalen JW, van Gool WA, et al. : Apathy in Parkinson's disease : A systematic review and meta-analysis. Mov Disord **30** : 759-69, 2015

9) 日本神経学会編：パーキンソン病診療ガイドライン 2018. 2018［cited；Available from：https://www.neurology-jp.org/guidelinem/parkinson_2018.html

10) Prange S, Klinger H, Laurencin C, et al.：Depression in Patients with Parkinson's Disease：Current Understanding of its Neurobiology and Implications for Treatment. Drugs Aging **39**：417-439, 2022

11) Kazmi H, Walker Z, Booij J, et al.：Late onset depression：dopaminergic deficit and clinical features of prodromal Parkinson's disease：a cross-sectional study. J Neurol Neurosurg Psychiatry **92**：158-164, 2021

12) 永山　寛：パーキンソン病の気分障害．老年精神医学雑誌 **32**：716-727, 2021

6. 高齢者のうつ病が先行した
　　アルツハイマー型認知症

―高齢発症のうつ病の既往は認知症の危険因子―

KEY WORDS 　高齢者，うつ病，認知症，アルツハイマー型認知症

症例の提示

　80歳の男性が1日中ぼんやりしているとのことで，認知症を心配した家族に連れられてA精神科クリニックを受診してきた。2年前に妻と死別して，現在は2階に娘夫婦が住み，1階に本人がひとりで住んでいる。最近までほとんど自立した生活を送っていた。娘によると，「数ヵ月前から家から出ず元気なく過ごしている。食事は作る気にならないといい，食欲もなく体重は数キロ減った」という。診察時には力のない愛想笑いを浮かべ，「気持ちが沈んで何もする気にならない，夜は寝付きが悪くなかなか眠れず，昼間ぼんやりとしてしまう」という。「生きていてもつまらない。長生きしてもしょうがない」と考えることもあるという。

　高齢者のうつ病や認知症の初期が考えられた。焦燥はみられないが，自覚的にはつらさを強く訴えている。認知機能のスクリーニングとしてその場で長谷川式簡易知能評価スケール（HDS-R）を施行した。総合点は27点で，遅延再生（3語の再生）は-2であった。施行途中でできない項目があると，考え込まずにすぐに「できません」と諦めてしまうのが特徴であった。しかし80歳としては年齢相応の認知機能と考えた。後に行った脳MRI所見でも年齢相応の軽度の脳萎縮であり，VSRADでも1.25と海馬周辺の萎縮は目立たなかった。高齢者のうつ病と考えて，中等症以上であることから，生活指導に合わせ抗うつ薬による治療を開始した。

　抗うつ薬を投与すると，1ヵ月後には意欲や食欲は徐々に回復。半年後には娘から見ても以前の元気さをとりもどしたとのことであった。うつ病は寛解したと考え，1年経過を見て治療終了とした。

　しかし治療終了後2年経過したところ（83歳），再び徐々に活動性が低下してきたと家族が連れてきた。「ぼんやりと毎日テレビばかり見ている。強く指示しないと何もしない。以前の愛想のよく活動的な性格が見られなくなった」という。

> **診断のポイント**
>
> ● うつ病と認知症の症状には類似点が多い
> ● 高齢者のうつ病は認知症の前駆症状かもしれない
> ● その場合うつ病発症後から徐々に認知機能が低下していくが，経過はさまざまである

1 症例について

　うつ病の再発を考えたが，診察場面では本人はつらさは訴えなかった。ものごとに対する意欲に乏しいが悲哀感や苦悩感はなかった。うつ病に見られる明らかな抑うつ気分に乏しく，むしろアパシーを示しており，初期の認知症が疑われた。HDS-R を再検すると今度は 22 点で，遅延再生や見当識での失点が目立った。生活の機能は娘の援助のもとでほぼ自立しているレベルであった。

　再度脳 MRI を施行すると，VSRAD では 1.60 と以前よりも海馬萎縮が進行していた。パーキンソン症状を含む粗大な神経学的所見はなく，甲状腺機能や各種ビタミン欠乏などを調べた血液検査でも異常はなかった。以上を総合的に判断して軽度認知障害（おそらくアルツハイマー病による）と診断した。

2 症例の説明

　高齢者のうつ病と認知症の関連については 3 つのパタンがある。1 つは，うつ病と認知症がそれぞれ独立して発症している場合である。臨床場面では下記に述べるように「鑑別診断」が重要になる。2 つ目には，うつ病（抑うつ症状）が認知症に前駆している場合である。高齢者うつ病は認知症（とくにアルツハイマー型認知症や血管性認知症）に移行しやすいことは疫学研究のメタアナリシスや系統的レビューからも明らかにされつつある[1~4]。中年期のうつ病の既往はその後の認知症の発症リスクになるという研究がある。また老年期のうつ病は認知症の前駆症状（つまり連続するもの）とみるべきという意見が多い。したがって，とくにうつ病が改善しても長期にわたって認知機能の低下が持続する場合には，認知症への発展に留意して治療を継続するように努める。3 つ目はすでに存在している（未診断のこともあるが）認知症の部分症状として抑うつ症状が見られる場合である。つまり認知症とうつ病（抑うつ症状）との併存である。アルツハイマー病の 20~30%に抑うつ症状が見られ，さらに血管性認知症やレビー小体型認知症ではそれより

6. 高齢者のうつ病が先行したアルツハイマー型認知症

表 うつ病とアルツハイマー型認知症の相違点

	うつ病	認知症
病状の進行	数週から数ヵ月と急速	緩徐な進行
見当識	保たれる	低下する
思考力	集中力低下	短期記憶の障害
睡眠	入眠困難，中途覚醒など	進行すると昼夜逆転
書字，会話，運動能力	保持，時に不注意	低下
物忘れ	気づきやすい 促されると思い出す	忘れていることを自覚しない
質問への答え方	すぐに「わからない」と答える	取り繕う

も発現率が高い[5]。逆にうつ病患者の26.2％に軽度認知障害が併存したというわが国の報告もある[6]。

　高齢者のうつ病と認知症の鑑別はしばしば困難であることが知られている。このことから高齢者うつ病が「仮性認知症」といわれたこともある。鑑別としては表が参考になる。認知症としてもアルツハイマー病，血管性認知症，レビー小体型認知症，前頭側頭型認知症のすべてに渡って，初期症状が抑うつやアパシーであるということがありうる。まずはうつ病として治療を開始し，頭の隅に認知症への発展を忘れず，家族からの情報を参考にしながら，定期的に認知機能や日常の行動をチェックしていくのが実際的であろう。CTやMRI検査の他に脳血流SPECTの結果も補助的に利用できる。とくにレビー小体型認知症では抑うつ症状は記憶障害よりも早期に出現しやすく[7]，その診断基準でも抑うつは支持的特徴としてあげられている[8]。

　なお，従来から高齢者のうつ病の特徴として「不定のめまいや痛み，便秘や排便困難といった身体的愁訴が目立つ」「引きこもりやすいため精神運動機能が低下する」「妄想ことに心気，貧困，罪業妄想を起こしやすい」「遷延化，難治化しやすい」などがいわれている[9]。しかし本症例ではこのような特徴はあまり目立たなかった。

3 今後の治療方針

　本人と家族にはアルツハイマー病の初期が疑われるが，現時点では軽度認知障害であると伝え，今後の症状の進行と介護の方針などを一緒に考えることにした。娘はできるだけ自宅で介護したいとの希望であった。同時に介護保険を申請したところ，要介護 1 の判定であった。

4 その後の治療経過と最終診断

　3 年後の HDS-R では 16 点となり，アルツハイマー型認知症と診断を確定した。効果と限界を説明の上，アセチルコリンエステラーゼ阻害薬の投与を開始した。患者は週 3 日のデイサービスを楽しんでいるようである。娘による介護は必要であるが，問題となるような行動・心理症状（BPSD）は出現していない。最終的な診断は「アルツハイマー病による認知症」である。本症例では 80 歳代でうつ病と診断されたとすれば，治療終了とせずに定期的に受診してもらい，認知機能などを監視していく必要があったかもしれない。

Take Home Message

・抑うつ症状を訴える高齢者では認知症の可能性を考える
・高齢者のうつ病と診断しても，今後認知症への発展のあることを忘れないこと

📖 本項をさらに知るための文献

うつ病と認知症の関連についての詳細な総説[5]
いわゆる仮性認知症についての総説[10]

📖 Reference

1) Cherbuin N, Kim S, Anstey KJ：Dementia risk estimates associated with measures of depression：a systematic review and meta-analysis. BMJ Open **5**：e008853, 2015
2) Connors MH, Quinto L, Brodaty H：Longitudinal outcomes of patients with pseudodementia：a systematic review. Psychol Med **49**：727-737, 2019
3) da Silva J, Goncalves-Pereira M, Xavier M, et al.：Affective disorders and risk of developing dementia：systematic review. Br J Psychiatry **202**：177-186, 2013

6. 高齢者のうつ病が先行したアルツハイマー型認知症

4) Diniz BS, Butters MA, Albert SM, et al. : Late-life depression and risk of vascular dementia and Alzheimer's disease : systematic review and meta-analysis of community-based cohort studies. Br J Psychiatry **202** : 329-335, 2013

5) Enache D, Winblad B, Aarsland D : Depression in dementia : epidemiology, mechanisms, and treatment. Curr Opin Psychiatry **24** : 461-472, 2011

6) Fujishiro H, Iseki E, Nakamura S, et al. : Dementia with Lewy bodies : early diagnostic challenges. Psychogeriatrics **13** : 128-138, 2013

7) Hidaka S, Ikejima C, Kodama C, et al. : Prevalence of depression and depressive symptoms among older Japanese people : comorbidity of mild cognitive impairment and depression. Int J Geriatr Psychiatry **27** : 271-279, 2012

8) 笠貫浩史, 馬場　元 : 仮性認知症. 精神科治療学 **34** : 74-76, 2019

9) 東京都健康長寿医療センター : 認知症と鑑別が必要な精神疾患（認知症初期集中支援チーム研修会資料）[cited ; Available from : https://www.ncgg.go.jp/hospital/kenshu/kenshu/documents/2021018.pdf

10) 日本神経学会監 : 認知症疾患診療ガイドライン 2017. 2017　[cited ; Available from : https://www.neurology-jp.org/guidelinem/nintisyo_2017.html

7. アパシーが前駆した
　アルツハイマー型認知症

―高齢者のアパシーはうつ病？
それとも認知症の症状？―

KEY WORDS　アパシー，抑うつ，認知症，アルツハイマー型認知症，
レビー小体型認知症，前頭側頭型認知症

症例の提示

　初診時65歳の男性。妻に連れられてA精神科クリニックを受診した。高校卒業後，技術系の地方公務員として働いており，仕事ぶりは着実であったという。60歳で定年となった後は嘱託として3年あまり仕事を継続した。妻によると，もともと活動的なタイプではなく，家でも無口でこれという趣味もなく，時々庭いじりなどをするような生活ぶりであったという。しかし，退職後は一日中何もせずソファに座っているばかりの生活となってしまった。妻は仕事がなくなったために退屈しているのだと思い，元気づけようとしてよく声をかけていたが，応えることもなく聞き流しているようであった。しかし，ますます言葉数が少なくなり，感情の表出も少なくなってきた。家の中での単純な仕事や新しい手順も妻が一つひとつ指示しないとできなくなってきた。うつ病を心配した妻が病院に行くように説得しても，曖昧な返事で行こうとしなかったため，今回は無理やり同伴して受診させたとのことであった。

　精神科の受診時は，不機嫌ではないものの質問には面倒くさそうに「とくに」とか「普通です」などと短く答えるだけであった。日中何もしないことに対しては困る様子もなく，「やることがないからしょうがない」というだけであった。つらさや不安などは訴えられず，「心配していることは別にない」という。

　簡単な神経学的な所見をとるが，筋力低下や歩行障害は見られず，振戦や筋の固縮などのパーキンソン症状も見られなかった。認知機能については長谷川式簡易知能評価スケールで22点，見当識と再生記憶での失点があった。しかし，全体として検査には乗り気でないようで，質問への回答も途中で面倒くさそうに中断してしまうことが多く，実際にはこれよりも高い得点が予想された。

7. アパシーが前駆したアルツハイマー型認知症

診断のポイント

●抑うつとアパシーには共通点も多いが，鑑別に努める
●高齢者がアパシーで初発したときには，うつ病以外に認知症を考慮して検索を進める
●アパシーは種々の認知症の前駆症状のことがある

1 症例について

1）まず何を考えたか

妻は夫の活動性や意欲の低下をうつ病の症状とみているが，精神医学的に見ると現在の主な症状は抑うつというよりもアパシーと考えられた。したがってうつ病などの高齢発症の精神疾患だけでなく，身体疾患や認知症も鑑別すべきと思われた。しかし統合失調症や不安症などの精神疾患は病歴から考えにくく，また悲哀感や苦痛のないことなどは典型的なうつ病の症状とは異なっていた。初診時の認知機能のスクリーニングでは軽度の認知機能低下がうかがわれたが，無関心なため2次的に生じている可能性も否定できなかった。いずれにしても認知機能は軽度認知障害のレベルであった。

脳MRI検査を関連の総合病院に依頼し，心理検査としてはさらに前頭葉機能検査（Frontal Assessment Battery：FAB）や軽度認知障害に対して有用なモントリオール認知評価検査（Montreal Cognitive Assessment：MoCA–J）も追加して施行することとした。

2）さらに診療を進めてわかったこと

一般的な血液検査（甲状腺機能やビタミンB_1，B_{12}などを含む）では異常がなかった。脳MRIでは前頭葉や側頭葉前部に軽度の萎縮が見られたが，有意とは断定しづらかった。VSRADでも明らかな海馬の萎縮は認められなかった。さらにFABでは14/18であり，明らかに有意な低下ともいえない点数であった。MoCA–Jでは20/30であり軽度認知障害のレベルと判断された。これらの所見から現時点では，うつ病の可能性は低く，認知症を含む脳器質疾患の可能性はあるが，疾患の特定はできないと考えた。軽度認知障害として，慎重に経過を見ていくこととした。

2 症例の説明

精神科ではアパシーと抑うつは類似した点はあるにしても，それぞれ異

テーマ1 抑うつ症との鑑別が必要な症例

表　抑うつ状態とアパシーの鑑別

	抑うつ状態	アパシー
感情・情動の障害	抑うつ気分 ・落ち込み，悲哀，不安，焦燥，絶望	無感情，感情の平板化 ・あらゆる出来事に対する情動反応の減退・喪失
興味・関心の障害	興味・喜びの喪失，（心気） ・否定的出来事・自己の変調・不調に対する関心はむしろ過剰	無関心 ・肯定的・否定的な出来事に対する関心の喪失 ・自己に対する関心も喪失
意欲・行動の障害	精神運動制止・抑制 ・行動する動機付け（motivation）は保たれる ・活動できないことへの葛藤 ・活動性の低下に苦痛を伴う	自発性の低下 ・行動する動機付け（motivation）の欠如 ・活動しないことへの葛藤はない ・活動性の低下に苦痛を伴わない

（馬場　元：Brain Nerve 70：961-970，2018[1]）

なった症状と捉えるのが普通である。アパシーでは意欲減退，引きこもり，情緒反応低下などが見られるが，うつ病と異なって，自ら意欲がでないことや行動できないことを悩むことはない。つまり，生活機能の低下を本人も理解しているが，それを問題としたり，苦痛と捉えたりすることがない。さまざまな刺激に対しても情動的な反応に乏しい（表）。

しかし図に示すように，活動性低下，活気のなさ，易疲労性や興味の喪失など両者に共通する症状もあり，鑑別が困難な場合もある。抑うつ症状が改善した後に，アパシーが顕在化することもあり，この場合は併存していたということになろう。

本症例ではうつ病よりも認知症の初期症状の可能性が強く疑われた。神経学的な所見や脳画像検査から血管性認知症は否定的であることから，アルツハイマー型認知症，レビー小体型認知症，前頭側頭型認知症などの初期が疑われるところである。実際，アルツハイマー病を含むどの認知症の軽度認知障害段階においても，アパシーの存在は認知症への進展の強い予測因子となるというメタアナリシスがある[2]。

認知症における部分的な症状としてもアパシーはよく見られる症状である。アルツハイマー病よりも前頭側頭型認知症のほうがアパシーは多く[3]，初期から目立つことがある[4]。ちなみにアパシーは前頭側頭型認知症の診断

7. アパシーが前駆したアルツハイマー型認知症

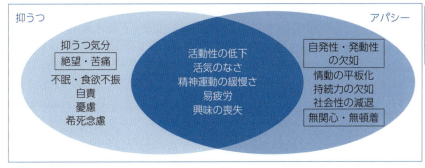

図　抑うつとアパシーとの鑑別
（藤瀬　昇ほか：精神神経学雑誌 114：276-282, 2012[5]）

基準の1つでもあり，行動障害型前頭側頭型認知症（behavioral variant frontotemporal dementia：bvFTD）では，趣味や義務への関わりの減少，自発的な運動の低下，自覚のなさ，対人的・社会的・職業的機能低下を伴う情動の平板化などがあげられている．また血管性認知症ではアパシーがよく見られることはよく知られている[6]．Ikeda ら[7]によるわが国の地域研究ではアパシーはアルツハイマー病では 42.9％であったのに対し，血管性認知症では 71.4％に出現していたという．

3　今後の治療方針

　一般に小規模な精神科クリニックであれば，詳細な複数の認知機能検査や脳画像検査（あるいは脳波検査も）を直ちに行える態勢にはない．早期に認知症の鑑別を進めたい場合には，脳血流 SPECT をはじめ，脳 FDG-PET などの高度な脳画像検査（特にアルツハイマー病やレビー小体型認知症を疑うのであれば，いわゆるバイオマーカーとして，それぞれアミロイド PET や髄液 β アミロイド測定，DAT-SPECT や MIBG 心筋シンチグラフィーなど）を行うことになるであろう．これらの検査には患者の身体的負担や経済的な負担などもあるので，患者とその家族と相談してどこまで行うべきかを話し合っていく必要がある．

　今後，脱抑制や常同行動などの行動障害，食行動異常，他人への無関心などの症状が明らかになったときは，前頭側頭型認知症への進行が強く疑われることになろう．同じように，パーキンソン症状，幻視，レム睡眠行動障害，自律神経障害などが明らかになったときには，レビー小体型認知症を疑うことになる．

アルツハイマー型認知症におけるアパシーと診断される場合には，『かかりつけ医のための BPSD に対応する向精神薬使用ガイドライン（第 2 版）』[8]にそって対応する。ここでは抑うつやアパシーに対しては，働きかけを中心とした非薬物療法を最優先とし，まずコリンエステラーゼ阻害薬を試みるとされる。さらに効果がなければ，抑うつに対しては新規抗うつ薬を試みるとされている。しかしアパシーに対しては一般に抗うつ薬の効果は否定的である[9]。文献的にはアマンタジンやドパミン受容体アゴニストなどの有効性を示す症例報告はあるが，エビデンスレベルは高くない。

4　その後の治療経過と最終診断

介護保険を利用してデイサービスを開始し，妻の介護の負担を減らすようにした。認知症の鑑別については，家族や本人と相談し段階を追って順次調べていくこととした。

最終診断はまだつけられないが，現時点ではアパシーを伴う「特定不能の病因による軽度認知障害」としておく。

Take Home Message

・アパシーと抑うつの鑑別点を知っておく
・アパシーでは抑うつのように苦悩感が少ないが，両者に共通する点も多い
・高齢者のアパシーでは認知症の前駆症状の可能性がある

診療科で異なる「アパシー」の使い方

アパシーという用語は脳神経内科と精神科ではやや異なった使い方をされているので注意が必要である。脳神経内科ではアパシーは意欲減退の意味で神経疾患患者の症状の一部として用いられている。精神科では意欲減退や感情鈍麻などを示す症状ととらえ，うつ病との鑑別が常に問題とされる。しかし，実際の臨床場面では先に述べたように両者を区別することは必ずしも容易ではない。

7. アパシーが前駆したアルツハイマー型認知症

Reference

1) 馬場　元：うつ病・抑うつ状態とアパシー．Brain Nerve 70：961-970, 2018

2) Fresnais D, Humble MB, Bejerot S, et al.：Apathy as a Predictor for Conversion From Mild Cognitive Impairment to Dementia：A Systematic Review and Meta-Analysis of Longitudinal Studies. J Geriatr Psychiatry Neurol **36**：3-17, 2023

3) Chow TW, Binns MA, Cummings JL, et al.：Apathy symptom profile and behavioral associations in frontotemporal dementia vs dementia of Alzheimer type. Arch Neurol **66**：888-893, 2009

4) Rascovsky K, Hodges JR, Knopman D, et al.：Sensitivity of revised diagnostic criteria for the behavioural variant of frontotemporal dementia. Brain **134**：2456-2477, 2011

5) 藤瀬　昇, 池田　学：うつ病と認知症との関連について．精神神経学雑誌 **114**：276-282, 2012

6) Cerejeira J, Lagarto L, Mukaetova-Ladinska EB：Behavioral and psychological symptoms of dementia. Front Neurol **3**：73, 2012

7) Ikeda M, Fukuhara R, Shigenobu K, et al.：Dementia associated mental and behavioural disturbances in elderly people in the community：findings from the first Nakayama study. J Neurol Neurosurg Psychiatry **75**：146-148, 2004

8) 認知症に対するかかりつけ医の向精神薬使用の適正化に関する調査研究班：かかりつけ医のためのBPSDに対応する向精神薬使用ガイドライン（第2版）．2015［cited；Available from：https://www.mhlw.go.jp/file/06-Seisakujouhou-12300000-Roukenkyoku/0000140619.pdf

9) Costello H, Roiser JP, Howard R：Antidepressant medications in dementia：evidence and potential mechanisms of treatment-resistance. Psychol Med **53**：654-667, 2023

めずらしい診断名のつく症例報告

8. 季節性感情障害
―冬に抑うつ的となり夏には回復する反復性うつ病―

KEY WORDS 季節性感情障害，うつ病の非定型病像，高照度光療法

症例の提示

　受診時25歳の会社員の女性。就職して2年目になる。秋ごろから仕事に対して意欲がわかず，体も重くて疲れやすく，朝起きられず出社できなくなってきた。内科を受診しても異常はなく，うつ病を疑われてA精神科クリニックを紹介された。本人は最近のストレスとして仕事がむずかしくなったことをあげたが，以前ならばふつうに処理できるほどの仕事であり，また家庭や友人との関係には特別な問題がないようであった。頭と体が重くて考えることや体を動かすことがおっくうで，休日などはだらだらと眠ってしまう。しかし食欲はあり，ケーキやパンなどの間食で体重は数kg増えてしまった。気分は特に夕方から夜にかけて落ち込みがひどくなり，家族や友人の言動にたいしてイライラしがちという。
　さらに話を聞くと，昨年も秋ごろから活動性が落ちて休みがちになったが，春ごろには自然に回復し，夏にはむしろさまざまな活動をするなど元気であったという。大学生のころから冬の間は苦手で活動性が落ちていたことがわかった。

診断のポイント

- 冬期にエピソードが出現し夏期に寛解する季節性のうつ病がある
- 過眠，過食，体重増加，炭水化物の渇望，対人関係での敏感性などの非定型病像を伴うことが多い
- たまたま季節性のパターンと見えるだけで，実際は季節とは関係のない環境因子が誘因となってエピソードが出現している可能性を除外すること

8. 季節性感情障害

表　季節性感情障害と診断する上での注意点

・うつ病を誘発している環境因子やストレッサーが，たまたま季節性のパターン
　をとっているのではないか
・その季節が過ぎれば完全寛解しているか
・少なくとも2回以上の繰り返しがみられるか

1　症例について

1）まず何を考えたか

　うつ病エピソードが季節性のパターンをとっていること，病像が過眠や過
食を伴うなど非定型であることが特徴である。また心理的な要因よりも体質
的（生物学的）な要因が強いと考えられた。以上を考えると，季節性感情障
害が疑われるところである。しかしその前にいくつかの点を確認しておく必
要があると考えた（**表**）。

2）さらに診察を進めてわかったこと

　表にそって鑑別診断を進めていった。とくに季節とは関係のない心理的・
社会的な因子がないかを確認した。季節ごとの職場での異動，トラウマに対
する記念日反応などは見逃しやすい点と思われた。最終的にこれらの点は否
定され，冬期型の季節性感情障害と診断してよいと考えた。

2　症例の説明

　季節性感情障害とは社会的あるいは心理的な誘因なく，特定の季節に限局
してうつ病を呈する周期性の気分症である[1]。DSM-5やICD-10でもうつ病
あるいは双極症の亜型として採用されている。ちなみにDSM-5では「季節
性のパターンを伴う」という特定用語を追加することになる。この特定用語
は，反復性のうつ病のうつ病エピソード，あるいは双極症I型/双極症II型の
うつ病，躁病，軽躁エピソードにも使用される（つまり，季節性感情障害は
季節性のうつ病にだけ言及されるわけではない）。しかし，実際には反復性の
うつ病が冬期にのみ生じるという例がほとんどである。

　季節性感情障害の症状としては，抑うつ気分よりは抑制症状（意欲低下，
精神運動抑制，易疲労感）が目立ち，過眠，過食，体重増加，炭水化物の渇
望などの非定型病像を伴うのが特徴である。わが国では外来受診のうつ病の
うち1～3％が季節型と診断された[2]。またわが国の有病率は一般人口の

テーマ1

抑うつ症との鑑別が必要な症例

2.1％とされている[3]。女性に多く，初発年齢は20〜30歳代が多い。臨床経過はさまざまで，診断基準としては最低2回の出現が必要であるが，季節性のパターンは患者ごとにさまざまである。

3 今後の治療方針

　冬期に抑うつ的になることから光と日照時間との関連が想定され，実際に早朝に高照度の光を当てるという光療法の有効性が示唆されている（わが国では保険適用外）[4]。通常2,500〜10,000 luxの高照度光を早朝もしくは夕方に1〜2時間照射し，初夏と同じ程度の光環境を作る。一方で，睡眠覚醒リズムを保つことも重要とされている。年間を通して規則的な起床・就寝時刻を維持し，特に平日と休日との起床時刻に差をつけないようにする。冬季の短日期では，屋外に出て太陽光を浴びることが望ましい。

　抗うつ薬の効果については，Cochraneによる系統的レビュー[5]では有効性についてまだ明確なエビデンスはないとされる。したがって抗うつ薬の使用については，患者との話しあいが必要である。

4 その後の治療経過と最終診断

　本症例でも早朝に起床してもらい，購入した高照度光療法器具を用いて光療法を開始したところ，数日後から意欲が回復し始めた。中断すると再発する傾向があるために，できるだけ長く続けてもらった。抗うつ薬（SSRI）も補助的に併用することとした。

　最終診断は「うつ病，反復エピソード，季節性のパターンを伴う」である。

Take Home Message

- まれではあるが季節性のパターンをとる反復性のうつ病がある
- 多くの場合，冬期に出現する
- 症状は過眠，過食，体重増加，炭水化物の渇望などの非定型病像を伴うことが多い。
- 治療には高照度光療法の有効性が示唆されている

8. 季節性感情障害

季節性感情障害に薬物療法は有効か？

季節性感情障害の薬物療法は光療法に比べて費用もかからず簡便であるが，最近では二重盲検試験に乏しく（症例が少ないため？）有効性についての検証が進められていない。そのため，fluoxetine，セルトラリン，bupropionなどが欧米では使用されているものの，エビデンスレベルは低いと評価されてしまっている[5,6]。

📖Reference

1) Rosenthal NE, Sack DA, Gillin JC, et al.：Seasonal affective disorder. A description of the syndrome and preliminary findings with light therapy. Arch Gen Psychiatry **41**：72-80, 1984

2) Sakamoto K, Kamo T, Nakadaira S, et al.：A nationwide survey of seasonal affective disorder at 53 outpatient university clinics in Japan. Acta Psychiatr Scand **87**：258-265, 1993

3) Okawa M, Shirakawa S, Uchiyama M, et al.：Seasonal variation of mood and behaviour in a healthy middle-aged population in Japan. Acta Psychiatr Scand **94**：211-216, 1996

4) Pjrek E, Friedrich ME, Cambioli L, et al.：The Efficacy of light therapy in the treatment of seasonal affective disorder：a meta-analysis of randomized controlled trials. Psychother Psychosom **89**：17-24, 2020

5) Nussbaumer-Streit B, Thaler K, Chapman A, et al.：Second-generation antidepressants for treatment of seasonal affective disorder. Cochrane Database Syst Rev **3**：CD008591, 2021

6) Cools O, Hebbrecht K, Coppens V, et al.：Pharmacotherapy and nutritional supplements for seasonal affective disorders：a systematic review. Expert Opin Pharmacother **19**：1221-1233, 2018

9. 統合失調症のカタトニアと見誤った抗NMDA受容体脳炎
―昏迷だけから統合失調症としないこと―

KEY WORDS　自己免疫性脳炎，抗NMDA受容体脳炎，辺縁系脳炎，カタトニア（緊張病）

症例の提示

　20歳代前半の男性工員が会社の独身寮で倒れているところを発見され，A病院に救急搬送された。開眼したままほとんど話さず，身体を硬く緊張させているほかは神経学的な異常がなかった。脳CTでも所見がないため，精神疾患を疑われてB精神科病院に転送された。バイタルサインで37.5℃の発熱以外には血液検査でも大きな異常はなく，発熱も脱水によるものであろうと説明されていた。同伴してきた職場の上司の話によると，患者は2年前から工場に勤務しており，無口で勤務態度は非常に真面目，友人はあまりおらず休日も寮の個室で過ごしていたという。最近仕事のことで悩みがあるといっていたので，上司も少し心配していたところ，今回3日連続して連絡なく職場に出てこなかった。このようなことは今までなかったので心配になり寮に訪ねていった。返事がないのでそのまま入室してみたところ，ぼんやりとした表情で，黙ったまましゃがんでいる本人を発見した。周囲には食事の食べ残しが散乱していたという。

診断のポイント

- カタトニア（緊張病）は精神疾患だけでなく身体疾患でもみられることがある
- 脳器質疾患によるカタトニアに留意
- とくに抗NMDA受容体脳炎（いわゆる辺縁系脳炎）の急性期には統合失調症として精神科を受診することが多い

9. 統合失調症のカタトニアと見誤った抗 NMDA 受容体脳炎

1 症例について

1）まず何を考えたか

　担当医は状態像としてはカタトニア（緊張病）としてよいであろうと考えた。しかし，患者の発病前後の情報は乏しかった。家族に連絡はすぐにはつかなかったため，本人にまつわる情報は上司からのものだけであった。「悩み事がある」というのであれば，何らかの心理的な問題があったかもしれない。また，パーソナリティとしては統合失調症の病前性格と矛盾しない。年齢も統合失調症の好発年齢である。搬送された A 救急病院の身体的な検査からは大きな異常が見つからないとされていた。以上の条件は統合失調症によるカタトニアとしても矛盾はないように思えた。

2）さらに診療を進めてわかったこと

　カタトニアに対してジアゼパムの静注を試みたが反応せず，発熱も継続していた。脳波検査を施行すると側頭葉に徐波がしばしば見られた。そのため，脳器質疾患の可能性はやはり否定できないと考え，連携している C 総合病院に脳 MRI の撮影を依頼した。脳 MRI では側頭葉内側部の T2/FLAIR 高信号が見つかり，髄液検査でも単核球数の増加が認められた。この時点でいわゆる辺縁系脳炎が疑われた。直ちに同病院の脳神経内科へ脳炎の疑いで緊急入院となった。

　その後の髄液検査で抗 NMDA 受容体抗体（IgG 型 NR1 抗体）が陽性であったことから，抗 NMDA 受容体脳炎の最終診断が確定したという。

2 症例の説明

　本症例では発熱，頭痛，嘔吐などの脳炎の典型的な症状に乏しく，意識障害の症状はカタトニアとして表現されていたために，当初は急性発症した統合失調症として精神科病院に転院となった。もともとおとなしい性格であったことや，最近悩み事があったらしいこと，また 3 日前から急に仕事を休んだことなどは，統合失調症の急性発症を疑いやすいところであった。しかし，一般に自己免疫性脳炎の初期症状は精神症状や行動異常のことが多く，患者の多数は最初の症状で精神科外来（救急を含む）を受診することを忘れてはならない。

　自己免疫性脳炎のうちでもっとも頻度の高いものは，抗NMDA受容体脳炎である（以前のいわゆる辺縁系脳炎）。抗 NMDA 受容体脳炎は若年者の女性に多く，ほとんどの例で精神症状を伴い，統合失調症との鑑別が重要とな

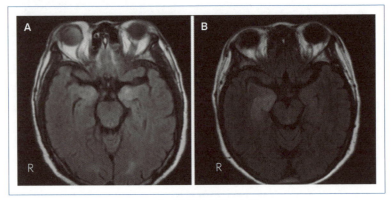

図　自己免疫性脳炎の1例
よくみられる自己免疫性脳炎のMRI所見。両側性（A）あるいは片側性（B）の側頭葉T2高信号。
(Lee SK, et al.：J Epilepsy Res 6：45-50, 2016[1])より引用）

る[2]。抗NMDA受容体脳炎は初期に適切な治療を行わなければ致死的になることもあるが，逆に適切な治療を行えば予後は良好なことが多い[2]。精神科において両者の鑑別が必要な所以である。

　自己免疫性脳炎の始まりは，感冒症状，次いで非特異的な神経症状などからなるが，この時点での診断は通常困難である。次第に激しい精神症状が発現し，その後意識障害やけいれんなどが出現して，神経疾患と気づかれるという経過が典型である。確定診断は髄液中の抗GluN1抗体の確認であるが，時間がかかるので，脳炎を示唆するMRI（**図**），髄液，脳波などの所見から総合的に判断する[3]。参考までにGrausらによる自己免疫性脳炎の診断基準案[3]を**表1**に示す。しかし，MRIの正常所見は70％，髄液のルーチン検査での正常所見は35％，EEGの正常所見は18％と，必ずしも初期には異常所見は得られないことがある[4]。

　精神症状は，いわゆる非定型精神症，統合失調感情症，短期精神症などで見られるような，不安，興奮，幻覚・妄想などの多彩な症状である。多くは急性に発症し，錯乱，妄想，幻覚，運動障害，気分の易変性などを変動性に伴う急性精神症の形をとる[4]。船山らは自験例から自己免疫性脳炎と統合失調スペクトラム症との鑑別点をあげている（**表2**）[5]。

　本症例では精神症状としては幻覚や妄想などではなくカタトニアであった。抗NMDA受容体脳炎によるカタトニアの報告は多く，32.7％にカタトニア症状が見られたとされる[6]。カタトニアの症状としては，無動・昏迷，無言，興奮，カタレプシー，常同行動，筋固縮などが多いとされる[7]。

9. 統合失調症のカタトニアと見誤った抗 NMDA 受容体脳炎

表1 自己免疫性脳炎の診断基準案

可能性のある（possible）自己免疫性脳炎
以下の 3 つの項目すべてを満たす場合に診断可能
1. 作業記憶障害（近時記憶喪失），意識変容，あるいは精神症状の亜急性の発症（＜3 ヵ月に急速な進展）
2. 下記のうち少なくとも 1 つ
　　新たな局所中枢神経所見
　　既知のてんかん性疾患で説明されないてんかん発作
　　髄液細胞数増多（白血球数＞5/mm³）
　　脳 MRI 所見が炎症を示唆する
3. 他の原因を十分除外できること

確実な（definite）自己免疫性辺縁系脳炎
以下の 4 項目すべてを満たす場合に診断可能
1. 辺縁系の関与を示唆する作業記憶障害，てんかん発作，あるいは精神症状の亜急性の発症（＜3 ヵ月に急速な進展）
2. MRI での両側の内側側頭葉にきわめて限局する T2/FLAIR 病変
3. 以下の少なくとも 1 つ
　　髄液細胞数増加（白血球数＞5/mm³）
　　両側側頭葉の関与するてんかんないし徐波活動の EEG
4. 他の原因を十分除外できること

（Graus F, et al.：Lancet Neurol 15：391-404, 2016[3]）より改変引用）

表2 自己免疫性脳炎と統合失調スペクトラム症との症状の違い

	自己免疫性脳炎	統合失調スペクトラム症
精神症状	知覚変容	シュナイダー一級症状，連合弛緩，妄想
神経症状	けいれん，不随意運動	ほとんど認めない
神経心理症状	記憶障害，言語障害	ほとんど認めない
精神疾患の既往歴	少ない	ARMS を中心として精神疾患の既往歴が多い
看護必要度（ADL 困難）	頻度が高い	頻度が低い

ARMS：At-risk mental state（精神病発症危険状態）

（船山道隆：臨床精神医学 51：1277-1283, 2022[5]）より改変引用）

3 今後の治療方針

　治療は主として脳神経内科が担当するので，ここでは簡単に記述しておく。ステロイドパルス療法，免疫グロブリン大量療法投与，血漿交換療法，あるいは第2選択の免疫療法などが行われる[8]。成人女性では半数は卵巣奇形腫を認めるので，その際は摘出術も行われる。

4 その後の治療経過と最終診断

　本症例ではステロイドパルス療法により，ほぼ後遺症なく回復した。発症前後の記憶は本人にはほとんどなかった。最終診断はDSM-5にならえば抗NMDA受容体脳炎によるカタトニアとなる。

Take Home Message

・カタトニアでは，急性の統合失調症と即断せず，脳炎を含む身体疾患をまず除外すべきである。
・自己免疫性脳炎では初期治療が適切に行われなければ死亡率が高いので，早期の診断と治療が求められる。
・精神科病院や精神科クリニックでは脳MRIや脳波などの検査を直ちに行うことは困難なので，近隣の総合病院との密な連携を保っておく

統合失調症と自己免疫性脳炎

精神科領域でむかしからいわれていた急性致死性緊張病の一部はこの脳炎であったかもしれない。自己免疫性脳炎はNMDA受容体以外にも現在多くの原因となる自己抗体が知られている。そうなると統合失調症の一部が自己免疫性脳炎であるという論理的な可能性も今後否定できないであろう。実際，統合失調症の一部にGABA$_A$受容体のα1サブユニットに対する自己抗体がみられたという研究がなされている[9]。

9. 統合失調症のカタトニアと見誤った抗 NMDA 受容体脳炎

📖 本項をさらに知るための文献

興奮状態にあるときの脳炎と精神疾患との鑑別[10]
国際的な診断アルゴリズム[3,11]

📖 Reference

1) Lee SK, Lee ST : The Laboratory Diagnosis of Autoimmune Encephalitis. J Epilepsy Res **6** : 45-50, 2016
2) Uy CE, Binks S, Irani SR : Autoimmune encephalitis : clinical spectrum and management. Pract Neurol **21** : 412-423, 2021
3) Graus F, Titulaer MJ, Balu R, et al. : A clinical approach to diagnosis of autoimmune encephalitis. Lancet Neurol **15** : 391-404, 2016
4) Gine Serven E, Boix Quintana E, Martinez Ramirez M, et al. : Cycloid psychosis as a psychiatric expression of anti-NMDAR encephalitis. A systematic review of case reports accomplished with the authors' cooperation. Brain Behav **11** : e01980, 2021
5) 船山道隆：自己免疫性脳炎．臨床精神医学 **51** : 1277-1283, 2022
6) Warren N, Siskind D, O'Gorman C : Refining the psychiatric syndrome of anti-N-methyl-d-aspartate receptor encephalitis. Acta Psychiatr Scand **138** : 401-408, 2018
7) Serra-Mestres J, Villagrasa-Blasco B, Thacker V, et al. : Catatonia in N-methyl-d-aspartate receptor antibody encephalitis : Phenomenological characteristics from a systematic review of case reports. Gen Hosp Psychiatry **64** : 9-16, 2020
8) 飯塚高浩：自己免疫性脳炎およびその類縁疾患における Up to Date．神経治療学（Web）**38** : 155-163（J-STAGE），2021
9) Shiwaku H, Nakano Y, Kato M, et al. : Detection of autoantibodies against GABA（A）Ralpha1 in patients with schizophrenia. Schizophr Res **216** : 543-546, 2020
10) 船山道隆：興奮の鑑別—脳炎，緊張型統合失調症，躁病，神経症性障害—．精神科治療学 **31** : 365-371, 2016
11) Abboud H, Probasco JC, Irani S, et al. : Autoimmune encephalitis : proposed best practice recommendations for diagnosis and acute management. J Neurol Neurosurg Psychiatry **92** : 757-768, 2021

10. 統合失調症とみられていた心的外傷後ストレス症（PTSD）
―幻覚・妄想は PTSD でもみられることがある―

KEY WORDS 心的外傷後ストレス症（PTSD），統合失調症

症例の提示

　42歳の女性。食品工場の工員として働いている。1年前に離婚し5歳の子どもと二人暮らしである。「自分のことを話しているような声が聞こえる。誰かにいつも見られている感じがする。人混みにいると男性に襲われそうで怖い」などの体験がありA精神科クリニックを受診した。幻聴や注察妄想・被害妄想などの精神病症状があると判断され，統合失調症と診断された。ただちに抗精神病薬が開始された。初診の1年後に前医が退職し，現主治医に交代した。

診断のポイント

- 幻聴や妄想などの精神病症状があるからといって，すぐに統合失調症と診断しない
- 幻聴や妄想の内容や形式をよく聞いて，統合失調症のそれと鑑別する
- 自我障害の有無は大きな鑑別点となる

10. 統合失調症とみられていた心的外傷後ストレス症（PTSD）

1 症例について

1）まず何を考えたか

　面接時には明らかな陰性症状は感じられず，また比較的高齢での統合失調症の初発はまれと考えられるので，症状を再評価することとした。抗精神病薬は比較的少量であったので，このまま継続することとした。現在の症状を再確認すると，「独り言をいっていると周りからいわれるが，自分にはその覚えがない。記憶の順番がしばしば入れ違い，人から指摘される。スーパーで見かけた人を前夫と勘違いしてパニックになった」などという症状も訴えられた。総合するとこれらの症状はPTSD（posttraumatic stress disorder）や急性ストレス症などに伴う解離症状，フラッシュバック，過覚醒などではないかと思われた。

2）さらに診療を進めてわかったこと

　徐々に症状が落ち着くとともに，いままでこわくて口に出せなかったという生活史が次のように語られた。

■前夫からは結婚した当初から身体的な暴力や暴言などを10年あまり受けていた。頭を強く殴られて救急車で搬送され，脳振盪として入院したこともある。そのときの病院では転倒事故であるといってごまかした。1年前になんとか離婚できた後もストーカーのようにつきまとわれ，人込みや電車の中ではいつも前夫から監視されているように感じて怖かった。遠方に転居してやっと落ち着いたと思っていた。しかし，今度は前夫が子どもの養育権を主張してきた。それに対する不安や焦燥，不眠などが出現してきた。裁判所で調停が開始されると，その前日には暴力を受けていたときの記憶が現実のようによみがえり怖くて仕方なかった。今でも日常生活の中で頻繁に虐待の想起や悪夢がある。（初診時に述べた）聞こえてきた声の主は前夫であったような気がする。

　この時点で統合失調症ではなくPTSDの可能性が高いと判断した。侵入症状，回避，認知と気分の陰性変化，過覚醒などPTSDの診断基準に適合するかどうかを慎重に検討し，最終的にPTSDと確定した。

2 症例の説明

　統合失調症とPTSDの症状はしばしば鑑別しづらい。例えばフラッシュ

バックは統合失調症の幻覚に，麻痺や回避などの症状は統合失調症の感情鈍麻やひきこもりなどの陰性症状に似ることがある。また過覚醒は関係妄想や念慮と混同されやすい。診察中の会話でも脈絡に反して，フラッシュバックや麻痺や回避，あるいは解離などの症状が出現すると，医師には一見奇妙な反応や行動と映り，統合失調症と誤診されることになる。PTSD の患者はトラウマ体験を訴えること自体がストレスになるので，これらの体験はすぐには医療者に訴えられないであろう。

PTSD の再体験症状と統合失調症の幻覚妄想とはしばしば混同されやすい。PTSD の再体験症状とはトラウマ体験のあと，その体験があたかも現在生じているかのように感じてしまうことである。そこに視覚的な情報を伴うとフラッシュバックと呼ばれる。そのときの患者の「幻覚妄想」がトラウマ時の体験の反復を反映しているかを慎重に判断する必要がある。再体験の内容が実際の体験の反復と解釈できるか，あるいは体験を超えた内容や形式を持っているかが鑑別点である。前者であれば PTSD の可能性が高く，統合失調症であれば，これらの症状では現実検討力が障害されていることが多い。

3 今後の治療方針

PTSD についての疾病教育をまず行うこととした。環境調整（安心できる安全な環境に整えること）も併行して行い，その後慎重にトラウマを扱うこととした。薬物療法としては SSRI となるが，精神病症状が重ければ適宜少量の抗精神病薬投与も検討すべきとあるので[1]，現在の処方はそのまま継続することとした。

4 その後の治療経過と最終診断

受診 2 年目に離婚調停は不成立で裁判となったが，信頼できる弁護士により問題が整理され，徐々に精神的にも落ち着いてきた。それとともにフラッシュバックは減少し，幻聴や妄想などの精神病症状も消失した。

最終診断としては「心的外傷後ストレス症（PTSD）」である。統合失調症と見られていた幻聴や妄想などの症状は解離によるものと考えられた。

10. 統合失調症とみられていた心的外傷後ストレス症（PTSD）

Take Home Message

・幻聴や妄想があるように見えても統合失調症とは限らない
・PTSD や急性ストレス症における解離症状として，幻覚や妄想様の体験が語られることがある
・精神症状の発現様式を聞き，発症年齢や他の症状を合わせ，総合的に診断していく必要がある

テーマ2
統合失調症との鑑別が必要な症例

PTSDあるいは統合失調症の発症要因とは？

本症例では PTSD と統合失調症の鑑別について論じたが，両者が併存する可能性ももちろんありうる。最近のメタアナリシスでは統合失調スペクトラム症と PTSD の併存は約 10％ とされている[2]。併存例は統合失調症の陽性症状がめだち，全体の症状も重症である[3]。統合失調症と幼少期のトラウマ体験との関係については，次の 3 つの考え方がある。①統合失調症に伴う体験が PTSD やトラウマの要因となる，②幼少期のトラウマ体験が統合失調症の発症を促す，③幼小期のトラウマ体験が統合失調症と PTSD の両者を引き起こす要因となる[4]。幼少期のトラウマ体験が青年期における統合失調症発症のリスクを高めることもあり，また統合失調症患者はトラウマ体験後に PTSD を発症しやすいという研究がある[5]。

📖 本項をさらに知るための文献

統合失調症と PTSD の関連についての詳しい総説[6]

📖 Reference

1) 金　吉晴：精神疾患の背景にあるトラウマに気づく　統合失調症の背後にあるトラウマに気づく．臨床精神医学 **47**：769-774，2018

2) Seong A, Cho SE, Na KS：Prevalence and Correlates of Comorbid Post-traumatic Stress Disorder in Schizophrenia-Spectrum Disorder：A Systematic Review and Meta-Analysis. Psychiatry Investig **20**：483-492, 2023

3) Seow LSE, Ong C, Mahesh MV, et al.：A systematic review on comorbid post-traumatic stress disorder in schizophrenia. Schizophr Res **176**：441-

451, 2016
4) Morrison AP, Frame L, Larkin W : Relationships between trauma and psychosis : a review and integration. Br J Clin Psychol **42** : 331-353, 2003
5) OConghaile A, DeLisi LE : Distinguishing schizophrenia from posttraumatic stress disorder with psychosis. Curr Opin Psychiatry **28** : 249-255, 2015
6) 松本和紀, 阿部光一 : 統合失調症/精神病における不安症の併存. 臨床精神薬理 **23** : 867-875, 2020

11. 統合失調症と診断されていた解離症

―幻聴があるといっても統合失調症とは限らない―

KEY WORDS 統合失調症，解離症，幻覚

症例の提示

受診時20歳の女性。高校中退後，コンビニのアルバイトなどを断続的にしている。中学生のころから学校に適応できず不登校が多く，高校生のころからは過量服薬やリストカットを繰り返している。現在通院中の精神科クリニックの主治医と合わないとのことで，母親に連れられてA精神科クリニックを受診した。

紹介状には統合失調症とあった。前医は，幻覚は難治性で抗精神病薬が効きづらいこと，またぼんやりして反応がなくなるエピソードもあるのでてんかんも疑っているという。投薬中の薬物は，抗精神病薬のほか，気分安定薬や抗うつ薬，抗不安薬や睡眠薬など多剤併用となっていた。診察時は素直な対応で，統合失調症を思わせる奇妙な態度や思考は見られなかった。自分の困っていることとして，身体的な不調や抑うつ気分を訴えた。幻聴や幻視は当初は語られなかったが，前医で統合失調症と診断されたというので，幻聴や幻視について聞くと，それらもあることがさらさらと語られた。「家庭での束縛が強いので，自立したい」といい，診察場面でそれに反対する母親と口論となってしまった。

診断のポイント

- 幻覚や妄想があるだけで統合失調症と診断しない
- 解離症の幻聴や幻視の特徴を知る
- その他の解離症状を聞く

1 症例について

1）まず何を考えたか

前医は幻覚があるために統合失調症を疑っているが，思春期のころから不適応行動があり，明らかな陰性症状なども見られない。親子関係にも問題がありそうである。そのため初診段階では統合失調症の診断は保留としておき，母親が同伴しないときに症状を詳しく聞くこととした。

2）さらに診療を進めてわかったこと

親が同伴しない別の診察時に，幻聴や幻視のことを聴いてみた。「どちらも中学生のころから出現していた。『みんなおまえのことなど嫌いだ』『死んでしまえ』という中年男性の声で，いつも自分の斜め後ろから聞こえてくる。周りに人がいないときにも聞こえてくるので，自分の勘違いかもしれないが，声はとても生々しい」という。また「ぼんやりと部屋にいると，自分が人を殺すイメージが目の前に浮かび恐ろしくてたまらない。生活の中でところどころ記憶が抜け落ちていて，それに対して親から『忘れたふりをしている』と怒られる。自傷しているときも記憶がない。怖い夢をよく見るので，睡眠薬をもっと強くしてほしい」という。

さらに診療が進むと，幼少時から両親からは強い心理的な束縛だけでなく身体的な虐待も受けていたことが判明した。脳波検査では基礎律動がやや遅い（8 Hz 中心のαリズム）が，てんかんを示唆するような突発活動は認められなかった。

2 症例の解説

解離症は統合失調症とはしばしば混同されやすい。たしかに，幻覚や妄想などの精神病症状は圧倒的に統合失調症に多いが，統合失調症の症状は多彩なこともあり，いったん統合失調症と診断してしまうとそれを変えづらくなる。解離症でもいわゆる Schneider の一級症状（考想化声，言い合う形の幻聴，自分の行動についての幻聴，身体的被影響体験，考想奪取，思考伝播（自分の考えが人に伝わって筒抜けになっている），妄想知覚，作為体験など）の一部が見られることはよく知られている。昏迷状態でも，解離性昏迷か統合失調症の緊張病性昏迷かの鑑別が求められる。しかし，一般に解離症では妄想知覚や身体的被影響体験はみられないとされる[1]。

図式的であるが，統合失調症と解離症の幻覚の違いをあげていく。柴山[1]によれば，幻聴が思考伝播のように明らかに他者に由来していると自身が理

11. 統合失調症と診断されていた解離症

表　解離症と統合失調症の幻聴の比較

	解離症	統合失調症
本人がそれを誰の声として感じるか	「あの人の声だ」と特定できることが多い（「あの人」とは交代人格である場合が多いが，かつての実際の加害者の声であることもあり，その場合はその幻聴はフラッシュバックの要素を増す）	多くの場合，それが誰の声であるかわからない。あるいは神や悪魔などの「超越的」な存在の声として感じられることもある
どの程度声に影響されやすいか	声におびえたり不気味に思ったりなど，さまざまな影響を受ける可能性がある。しかし別人の声が勝手に聞こえると感じ他人事のように聞き流すことも多い	幻聴の内容はしばしば，自分の意志や考えと区別がつかない
関係念慮（自分にかかわってくるという印象）を伴うか	通常は伴わない（他人事のように聞こえる）	通常は伴う
いつから体験されるか	幼少時から「想像上の友達（イマジナリー・コンパニオン）」の形で聞こえてくることが多い	思春期ないし青年期に統合失調症が発症したとき，その前兆として数ヵ月程度前から聞こえ出すことが多い
精神科の薬がどの程度有効か	幻聴そのものにはあまり効果がない	比較的効果がある

（岡野憲一郎編，心理療法研究会著：わかりやすい「解離性障害」入門．星和書店，東京，p131，2010[2]より改変引用）

解していれば，統合失調症の可能性が高い。解離では，声が自分のものであるように感じていることが多いという。形式的には，解離では幻聴は頭の中から聞こえるが，統合失調症では外部から聞こえるとされる。しかし，本症例のように耳元や背後の空間から声が聞こえるということも，解離ではよく見られる。また，解離では幻聴の主体やその内容は比較的明瞭であり，幼少時から出現していること，内容が本人の生活史やトラウマと関連していることも特徴的である。両者の幻聴の鑑別点については**表**で示した[2]。

　幻視は統合失調症で見られることは少ないことが知られている。解離症ではしばしば幻視が語られる。内容は統合失調症では奇妙なものが多いが，解離症ではより生々しいイメージであり，ときに過去のトラウマ体験と関連している[3]。

解離症との鑑別には，統合失調症以外にも，てんかん，ボーダーラインパーソナリティ症，薬物中毒などがあげられる。ただし，これらの疾患に解離症状が出現することもあり，しばしば併存もする[4]。治療上の重要性に基づいて主病名を決定すべきであろう。また，一部の統合失調症患者では解離症状が出現することもありうるが，診断学上の位置づけについては議論が多い[5,6]。

3 今後の治療方針

まず精神保健福祉士や福祉機関と相談の上，親から離れて安全な生活ができることを目標とした。いままで，両親や本人には「精神病」と伝えられていたため，解離症であることを丁寧に説明。両親は本人への虐待を否定しているので，直接それには言及せず，長期にわたる生活上のストレスから生じてきた症状で，本人なりの落ち着いた生活がこれから必要と伝えた。

解離症ではさまざまな精神症状が出現することがあり，パニック発作や抑うつ症状なども併存してくる。それぞれに対してばらばらに薬物治療を試みようとすると，多剤併用となりがちである。また，抗不安薬や睡眠薬が多くなると，解離症状がさらに起こりやすくなる。解離症の治療の詳細については岡野ら[7]を参照されたい。

4 その後の治療経過と最終診断

多剤併用となっていたので，抗精神病薬と睡眠薬以外は漸減中止していった。地域の福祉機関の援助により一人暮らしが可能となった。それとともに，幻覚や解離症状も軽減していった。抗精神病薬も最終的には終了した。今後は，一人暮らしの中で生じる困難やそれへの対処法を一緒に考えていくこととする。訪問看護などのサポートも考慮している。

最終的な主診断は解離症とした。あえて下位分類をすれば，「他の特定される解離症，解離性トランス」となろうか。初診後の面接でも，思考障害はなく，感情の平板化や自閉などの陰性症状も感じられず，統合失調症は否定された。あるいは解離症状を伴う PTSD との診断も幼少期からの身体的な虐待体験などがあり，PTSD の診断基準が満たされれば可能かもしれない。抑うつや不安などの症状が強かったときには，うつ病や全般不安症の併存を考えることもできる。いずれにしても解離症の分類方法はまだ混乱しているようである。

11. 統合失調症と診断されていた解離症

Take Home Message

・幻覚があっても統合失調症と拙速に診断しない
・解離症にも幻覚が出現することがあり，その性質は統合失調症と異なることがあることを知っておく
・診断では本人の訴える症状だけでなく，患者の置かれている状況や症状に対する本人の気持ちについて語ってもらうことが大切である

幻覚・妄想についてどこまで尋ねるべきか？

一般に，幻覚や妄想はどこまで詳しく聞くべきであろうか。患者が幻覚や妄想を訴えると，つい治療者としては診断のためにこれらの症状を根掘り葉掘り聞きたくなるものである。しかし，このような尋問的な診察は統合失調症の患者にとって外傷的になる可能性がある。もちろん，本症例のように解離症との鑑別が必要なときにはある程度症状の詳細を確認する必要はある。このときには，一時にたくさんの質問はせず，患者が生活する上で幻覚や妄想があってどのように困っているかという視点で診察を進めたい。

📖Reference

1) 柴山雅俊：解離性障害における精神病様症状. 精神科治療学 **29**：577-581, 2014
2) 岡野憲一郎編，心理療法研究会著：わかりやすい「解離性障害」入門. 星和書店，東京，2010
3) 岡野憲一郎：解離性障害概論. 精神医学症候群（第2版）Ⅱ—不安症から秩序破壊的・衝動制御・素行症まで—（Ⅷ 解離症群/解離性障害群）. 別冊日本臨牀，日本臨牀社，東京，p.195-202，2017
4) Lyssenko L, Schmahl C, Bockhacker L, et al.：Dissociation in Psychiatric Disorders：A Meta-Analysis of Studies Using the Dissociative Experiences Scale. Am J Psychiatry **175**：37-46, 2018
5) Foote B, Park J：Dissociative identity disorder and schizophrenia：differential diagnosis and theoretical issues. Curr Psychiatry Rep **10**：217-222, 2008
6) 柴山雅俊：解離症. 精神医学 **64**：665-669，2022
7) 岡野憲一郎：解離性障害の対応と治療. 精神医学症候群（第2版）Ⅱ—不安症から秩序破壊的・衝動制御・素行症まで—（Ⅷ 解離症群/解離性障害群）. 別冊日本臨牀，日本臨牀社，東京，p.222-227，2017

12. 単純型統合失調症とみなされていた自閉スペクトラム症

―単純型統合失調症や統合失調スペクトラム症と自閉スペクトラム症は異なる疾患概念か―

KEY WORDS　単純型統合失調症, シゾイドパーソナリティ症, 自閉スペクトラム症

症例の提示

　初診時25歳の会社員, 男性。高校卒。弟2人は大学卒でそれぞれ医師と有名企業の会社員である。患者は兄弟とはずっと疎遠である。長期にわたって統合失調症としてA精神科クリニックに通院している。診療録によると,「2, 3年前から朝が起きるのがつらい。疲れやすい。記憶力が鈍くなって仕事が覚えにくくなった」などの症状で初診している。「(自分の状態について) 本をみたら精神科の病気だと書いてあったので来院した」という。当時から明らかな幻覚や妄想は見られていない。陰性症状が前景のいわゆる単純型統合失調症, あるいはシゾイドパーソナリティ症と診断され, 少量の抗精神病薬が投与されていた。薬を飲むと「下痢がなくなり, 眠りやすくなる」と受診を20年あまり継続していた。

　本人45歳時に担当医が変更になった。せかせかした話し方で, ぎくしゃくした動作。診察では毎回まったく同じ話題で,「軽い風邪をちょくちょくひいて, 眠れなかったり下痢したりするけれども大丈夫」といい, 自分で説明して自分で納得するだけで, 話は深まらなかった。以前の診療録を読んでも毎回このような診察がなされていたようであった。一方, 趣味のカメラやビデオの話になると饒舌に話し続けた。職場旅行などがあると誰に頼まれることもなく「撮影係」となって写真を撮り続き, 整理して参加者個人ごとに焼き増しを配るほどであった。

12. 単純型統合失調症とみなされていた自閉スペクトラム症

診断のポイント

●成人の自閉スペクトラム症（ASD）についての知識が広まる前は，このような患者は統合失調症（単純型や破瓜型），シゾイドパーソナリティ症，統合失調型パーソナリティ症と診断されていた可能性がある
●統合失調症と ASD には症状の類似点がある
●「陰性症状主体の統合失調症」とされている患者の中には ASD が紛れ込んでいる可能性がある

1 症例について

1）まず何を考えたか

　病歴を見ても明らかな幻覚や妄想はなく，また高校卒で中堅企業の社員をしていることから見ても，知的発達症は考えがたかった。しかし，毎回診察場面では同じ訴えをし，会話は一方通行で，何か不自然な対人接触が特徴的であった。シゾイドパーソナリティ症とするには，少なくとも職場では対人交流を拒むような冷淡さはなく，診察でも冷ややかな印象は持たれなかったことから否定的である。幼少時の情報は得られないものの，社会的コミュニケーションが不良なこと，行動や興味が限られていて，こだわりの強いことなどから自閉スペクトラム症（ASD）を疑った。

2）さらに診療を進めてわかったこと

　一時本人の希望もあり投薬中止したところ，しばらくすると「頭痛がひどい，皮膚が敏感になった，眠れない」などの漠然とした身体症状を訴えるようになり，投薬を再開継続した。
　1 年後に 10 年ぶりに異動があった。職場は違うもののほぼ同じ仕事内容であるにもかかわらず，どうしてよいかわからないと悩みはじめた。職場の管理者が同伴して診察に現れた。「新しい仕事への切り替えができない。できない仕事があっても同僚に聞こうとせず勝手に進めてしまう。融通がきかず常識的なことでもいちいち指示しないとできない」など多くの問題があって，以前の職場でも対応に苦慮していた職員であったという。

2 症例の説明

1）ASD と統合失調症の鑑別

　ASD と統合失調症の関連は歴史的にも複雑である。そもそも Kanner が命

表　統合失調症の形式的思考障害とASDのコミュニケーション障害の比較

統合失調症の形式的思考障害	ASD の思考/発話の特徴
会話の貧困/思考途絶	高い遅延反応
状況依存性	過剰で不必要な詳細
転導的な発話	細部への注意
エコラリア	エコラリア
非論理性/思考散乱/言語新作	ステレオタイプ/特異な話し方
保続/発話の圧力/脱線思考	限定的な興味
自己言及	相互性の欠如
沈滞した発話/言葉の近似性	古風な話し方
音響連想による発話/思考の飛躍	パタンへの注意
つかみどころのない相互作用	接触を回避

（Lugo Marin J, et al.：J Autism Dev Disord 48：239-250, 2018[1]）より引用）

名した早期幼児自閉症という病名は，統合失調症の自閉に由来している。しかしその後，自閉症は神経発達の問題と考えられるようになり，現在 DSM-5 では ASD と統合失調症は別の診断カテゴリーに属すことになった。したがって両者の併存も診断基準を満たせばあり得ることになる。実際に急性の精神病症状を呈した ASD と統合失調症の鑑別は，発育歴が聞き取れないときには困難なことがある。また慢性の統合失調症でみられるような陰性症状，すなわち無為・自閉，意欲低下，感情鈍麻や平坦化などは，ASD でも見られることはある。しかし統合失調症ではこれらが生活全体で出現する一方，ASD では自分の得意な世界では見られないのが鑑別点である。参考までに統合失調症と ASD のコミュニケーションの特徴の比較を表に示した。

2) ASDとシゾイドパーソナリティ症と統合失調型パーソナリティ症の鑑別

　ここでは本症例のようにある程度の社会適応ができている成人を対象とし，統合失調スペクトラム症やシゾイドパーソナリティ症と ASD の鑑別あるいは併存を考えることにする。

　ASD とシゾイドパーソナリティ症との区別については議論がある[2]。神経発達症が広く知られる以前には，シゾイドパーソナリティ症や単純型統合失調症と診断されていた人々がいたのかもしれない。幼児期の特徴が確認できれば ASD，情報が得られなければシゾイドパーソナリティ症と診断されるというのは妙なことではある。これらの関係の整理は今後の課題である。臨床医としては柔軟な態度でこのような患者に対応すべきであろう。

　あえて鑑別するとすれば，シゾイドパーソナリティ症では感情表出に乏し

12. 単純型統合失調症とみなされていた自閉スペクトラム症

く，社会的な関係を避けようとするが，興味や活動，行動のパタンには変化がない。これに対してASDでは社会的な孤立が目立ち，情動表現も乏しく，興味や活動，行動のパタンの変化が加わる。統合失調型パーソナリティ症では，認知や知覚のひずみだけでなく行動の奇妙さがある一方，ASDでは普通にはない想像力や特異な強迫的興味によって，奇矯な行動が見られる。しかし認知や知覚のひずみはない。

　本症例では，友人は多くないものの，会話からは冷淡でよそよそしい印象は受けない。対人関係を避けるというよりも，むしろ一方的で不器用といったほうがよい。このような点から見て，本症例はASDと診断するのが適切であろう。確定診断のためには生育歴の聴取が必要であるが，兄弟とは疎遠でもあり本症例では事実上困難である。

3) ASD と精神疾患の併存

　知的に正常なASD成人をDSM-IVの診断基準で診断したところ，I軸診断では気分症（53%），不安症（50%），ADHD（43%）などが多く，精神症も12%に見られた[3]。また，II軸診断では，統合失調型パーソナリティ症（13%），シゾイドパーソナリティ症（21%），回避性パーソナリティ症（25%），強迫性パーソナリティ症（32%）であった[3]。このことは成人ASDが統合失調スペクトラム症と操作的には診断されうることを示している[4]。知的な障害のない18歳以上のASDでも11.8%が統合失調症を併発していたというメタアナリシスがある[1]。

　ASDと統合失調症には共通する生物学的な基盤があるのかもしれない[5]。あるいはDSM-5のような診断システムによって診断すると，診断基準の内容に共通点が多いために見かけの併存が生じてしまうのかもしれない[6]。

3 今後の治療方針

　抗精神病薬の有効性ははっきりと調べられていないが，ある程度の有効性はあるかもしれない。ただし副作用に対してはより敏感である可能性がある。

4 その後の治療経過と最終診断

　本人の特性を職場で理解してもらい，人事課や産業医などの協力をえて本人にとって仕事のしやすい職場を探すこととした。しかし本人の年齢を考えるとかなりの困難が予想された。より早期に本人の職場の問題を把握しておく必要があったと考えられた。

> **Take Home Message**
> ・長期にわたってシゾイドパーソナリティ症や典型的でない統合失調症と診断されていた症例では，ASDの可能性がある
> ・早期にASDを発見して，本人の社会生活の状況を知り，不適応があれば医学的な対応を図るべきである

ICD-11から消えた単純型統合失調症

単純型統合失調症とは，感情鈍麻，乏しいセルフケア，社会からの引きこもりなどの症状が緩徐に進行しながらも，いわゆる幻覚妄想などの陽性症状を欠き，明らかな思考障害やまとまりのない会話なども見られない統合失調症の亜型をいう．ICD-10には独立した亜型として記載されていたが，ICD-11からはなくなり，いまや単純型統合失調症は歴史的な概念となった．ASDとの鑑別は疾病概念の変遷のため今や困難であろう．

Reference

1) Lugo Marin J, Alviani Rodriguez-Franco M, Mahtani Chugani V, et al.: Prevalence of Schizophrenia Spectrum Disorders in Average-IQ Adults with Autism Spectrum Disorders: A Meta-analysis. J Autism Dev Disord **48**: 239-250, 2018
2) 本田秀夫: パーソナリティ形成とその異常に対する発達障害の影響. 精神神経学雑誌 **115** (6): 635-641, 2013
3) Hofvander B, Delorme R, Chaste P, et al.: Psychiatric and psychosocial problems in adults with normal-intelligence autism spectrum disorders. BMC Psychiatry **9**: 35, 2009
4) Rinaldi C, Attanasio M, Valenti M, et al.: Autism spectrum disorder and personality disorders: Comorbidity and differential diagnosis. World J Psychiatry **11**: 1366-1386, 2021
5) Marshall CR, Howrigan DP, Merico D, et al.: Contribution of copy number variants to schizophrenia from a genome-wide study of 41,321 subjects. Nat Genet **49**: 27-35, 2017
6) Larson FV, Wagner AP, Jones PB, et al.: Psychosis in autism: comparison of the features of both conditions in a dually affected cohort. Br J Psychiatry **210**: 269-275, 2017

知っていると自慢できる病名

13. 皮膚寄生虫妄想を示した躁病
―皮膚に虫が寄生しているという奇妙な訴え―

KEY WORDS
皮膚寄生虫妄想，躁病

症例の提示

　62歳の男性が皮膚科からＡ精神科クリニックに紹介されてきた。「小さな虫がたくさん皮膚にとりついているという奇妙な訴えをする」と紹介状にはあった。診察時には声は大きく気分は高揚気味で，精神科に紹介されたという不満は訴えずに，むしろいかに「虫」のせいで困っているかを力説した。しかし礼節は保たれており，奇異で不自然な印象は与えなかった。
　患者によると，2ヵ月ほど前に皮膚にむずむずする感じやチクッと刺される感じがあり，それを調べているうちに頭髪や皮膚などに虫がついていることがわかったという。虫が皮膚を這っていて一部は皮膚に潜り込んでいると主張する。皮膚をよく観察すると非常に小さな虫が見えたので，小さなガラス瓶に捕らえているといい，得意げに担当医の目の前に持ってくる。担当医が「糸くずか落屑のようにしか見えませんが」というと，「虫眼鏡で拡大すればちゃんとわかりますよ」と自信ありげに語る。虫の正体がわからないので，皮膚科を受診したのであるという。それなのにどうして皮膚科医はわかってくれないのだろうと頭をひねっている。

診断のポイント

- ●皮膚に虫が寄生しているという妄想は時に皮膚科などから紹介される
- ●独立した妄想症のこともあれば，他の精神疾患に併存することもある

1 症例について

1）まず何を考えたか

　症状としてはいわゆる皮膚寄生虫妄想である。虫が皮膚に寄生しているという主張は訂正不能の妄想である。しかし本症例ではそれに困っているとは言うものの，何か高揚した表情や話し方で自慢げにさえ見えることが特徴であった。統合失調症は他の妄想のないことや生活歴などから見て否定的である。妄想症や精神症状を伴う気分症，あるいは認知症を含む器質性精神病を考慮すべきと考えた。本症例はすでに皮膚科から紹介されているので，疥癬，ダニ，さまざまな原因による皮膚炎などの皮膚疾患は否定されていると考えた（表）。

2）さらに診療を進めてわかったこと

　パーキンソン症状を含む神経学的な所見はなく，長谷川式簡易知能評価スケールでは 28 点。後日行った脳 MRI でも萎縮は年齢相応であり，認知症を含む脳器質疾患は否定された。

　さらに患者の家族から話を聞いたところ，次のようなことが判明した。

■患者は数年前まで自営業を営んでおり，息子夫婦に継がせてからはある大きな宗教団体の支部長を務めている。若いころからの信者であり，世話好きな性格もあり支部の会は賑やかであったそうである。もともと教義の内容などにこだわる傾向があったが，最近教義を自分勝手に解釈して支部を運営するようになったため，上部から資格を停止されている状況である。実はむかしから何回か活動的になる時期があり，そのたびに独断専行して本部とトラブルになっていたという。今回は禁止されても信者宅に押しかけて自説を主張したために破門を示唆されているらしい。そのため，信者達からは敬遠されて孤立気味になっている。

表　Delusional infestation の鑑別

・真性の皮膚寄生虫妄想
・薬物使用症
・神経疾患
・全身疾患による掻痒感
・統合失調スペクトラム症
・認知症
・うつ病
・処方薬の副作用（抗菌薬，抗精神病薬，抗パーキンソン薬など）

（Ahmed A, et al.：Br J Dermatol 187：472-480, 2022[1]）より引用）

2 症例の説明

皮膚や皮下に虫などの生物がいて這い回ったりすると訴える症状は，皮膚寄生虫妄想（Dermatozoenwahn［独］，delusional parasitosis［英］，delusional infestation［英］）とよばれている（最初に論じた Ekbom にならい Ekbom 症候群ともよばれる）。病因論としてはこれを妄想症と考えるか，あるいは体感症と見るかについては議論が多い。DSM-5 では「妄想症，身体型」となるようである。

これによれば症状の特徴として次のようなことがあげられている。①50歳以降に発症し女性に多い。②社会的に孤立傾向のある人に多く，病前性格としては猜疑傾向や強迫傾向が見られる。③虫に対する触覚だけでなく，「見える」という視覚的な誤認があり，虫の存在を確信して妄想といえるほどになっている。④前駆症状に乏しく，まず皮膚科を受診することが多い。⑤しばしば虫と称するサンプルを持参する行動が見られる（"specimen sign" とよばれ約半数の患者で見られる）。⑥共有精神病として他の家族も同じ妄想を抱くことがある。⑦住居や衣類などの清掃や消毒に躍起になっている。

皮膚寄生虫妄想の半数以上は単独の病態として出現するが，残りは他の精神疾患あるいは身体疾患に合併して生じる。掻痒感などの皮膚の知覚異常が虫の存在の確信をうむ誘因となると考えられているので，糖尿病性末梢神経障害，乾燥性の皮膚疾患（特に高齢者），人工透析などにおいて生じやすいことも理解しやすい。Trabert[2] は 1995 年当時までに発表された 1,223 例の症例報告のメタアナリシスを行い，"純粋な" 皮膚寄生虫妄想（delusional parasitosis）40.3%［DSM-Ⅲや ICD-10 でいう妄想性障害に相当］，以下，器質性精神病（organic psychosis）21.8%，統合失調症（schizophrenia）10.6%，感情精神病（affective psychosis）9.1%，神経症（neurosis）3.5% であったという。一方，Hylwa ら[3] は Mayo Clinic 精神科に紹介され症状評価ができた 54 名の delusional infestation 患者の併存症を調べたところ，74% は他の精神疾患の診断名がつき，残りの 26% は delusional infestation 単独の診断であったという。内訳はうつ病 24%，不安症 10%，薬物依存/使用 10% と続き，双極症も 3% 見られている。統合失調症が少ないのは診断基準や母集団の違いと考えられる。

わが国の林ら[4] は，1996 年までにわが国で報告された 102 例の皮膚寄生虫妄想症を詳細に分析して，身体因性精神病（腎透析，脳器質性疾患，副甲状腺機能低下症やアルコール症など）が 30 名，内因性精神病が 12 名，感応性精神病が 7 名となり，残りの 53 名がいずれにも分類できないいわゆる純粋型皮膚寄生虫妄想であったという。

3　今後の治療方針

　本症例は妄想に併存して軽躁病が併存していると考えられる。うつ病エピソードが過去にあったかは今後の確認が必要であるが，まず双極症Ⅱ型として治療を開始すべきであろう。一般的には皮膚寄生虫妄想の患者が皮膚科から紹介されて，直ちに精神科を受診することは多くはないと思われる。受診したことをねぎらい，信頼関係を築いて今後の治療継続を図るべきである。そのためには，妄想症に対するのと同じように虫がいるという妄想自体をむやみに否定せず，むしろそのために苦悩している生活をどうするかを一緒に考えていくことになる。

　伝統的に皮膚寄生虫妄想に対しては抗精神病薬が使用されるが，症例報告レベルに留まりエビデンスレベルは高くない[5,6]。最近，British Association of Dermatologists[1]が delusional infestation の治療ガイドラインを発表しており，そこでは amisulpride，オランザピン，リスペリドンが第1選択の抗精神病薬として推奨されている。

4　最終診断

　皮膚寄生虫妄想が躁病の寛解後に消失するならば，本症例の診断は「双極症Ⅱ型，現在のエピソードは軽躁，気分に一致しない精神症性のエピソードを伴う」となるであろう。しかしどちらも独立して出現している場合は，両者の因果関係には言及せず，「妄想症，身体型」と「双極症Ⅱ型，今回のエピソードは軽躁」の併存とすべきであろう。

Take Home Message

- 高齢者には皮膚に虫がいるという皮膚寄生虫妄想がみられることがある
- 皮膚寄生虫妄想には他の精神疾患と併存するものとしていないもの（純粋型）がある
- 本症例では軽躁病と併存していると思われた

生物学的研究に向いた疾患？

複数の画像診断法（PET や SPECT）を用いた研究で，delusional infestation 患者では，判断（前頭皮質），感覚ゲート（視床），身体知覚（背側線条体，視床，体性皮質）に関与する脳領域で，グルコース代謝の変化やドパミン神経伝達の亢進があったという報告がある[7]。その後も同じ研究グループによって MRI を用いた脳画像研究もある[8]。妄想形成に関わる生物学的な研究のためには delusional infestation はよい研究対象のようである。

■ 本項をさらに知るための文献

最近のわが国の総説[9~11]
皮膚科からの英文総説[6]

■ Reference

1) Ahmed A, Affleck AG, Angus J, et al.：British Association of Dermatologists guidelines for the management of adults with delusional infestation 2022. Br J Dermatol **187**：472-480, 2022

2) Trabert W：100 years of delusional parasitosis. Meta-analysis of 1,223 case reports. Psychopathology **28**：238-246, 1995

3) Hylwa SA, Foster AA, Bury JE, et al.：Delusional infestation is typically comorbid with other psychiatric diagnoses：review of 54 patients receiving psychiatric evaluation at Mayo Clinic. Psychosomatics **53**：258-265, 2012

4) 林　拓二，深津尚史，橋元　良ほか：皮膚寄生虫妄想（Ekbom 症候群）―症例報告と本邦で報告された 102 症例の検討―．精神科治療学 **12**：263-273，1997

5) Campbell EH, Elston DM, Hawthorne JD, et al.：Diagnosis and management of delusional parasitosis. J Am Acad Dermatol **80**：1428-1434, 2019

6) Moriarty N, Alam M, Kalus A, et al.：Current Understanding and Approach to Delusional Infestation. Am J Med **132**：1401-1409, 2019

7) Freudenmann RW, Kolle M, Huwe A, et al.：Delusional infestation：neural correlates and antipsychotic therapy investigated by multimodal neuroimaging. Prog Neuropsychopharmacol Biol Psychiatry **34**：1215-1222, 2010

8) Hirjak D, Huber M, Kirchler E, et al.：Cortical features of distinct developmental trajectories in patients with delusional infestation. Prog Neuropsychopharmacol Biol Psychiatry **76**：72-79, 2017

9) 久松徹也：皮膚寄生虫妄想．精神科治療学 **34**：298-300，2019

10) 船山道隆：Ekbom 症候群．精神医学症候群（第 2 版）I―発達障害・統合失調症・双極性障害・抑うつ障害―（武田雅俊編）．日本臨牀社，東京，p.334-336，2017
11) 野間俊一：エクボーム症候群．臨床精神医学 **44**：191-196，2015

めずらしい診断名のつく症例報告

14. 昏迷状態を示した祈祷性精神病
―わが国でいう「祈祷性精神病」とは何か―

KEY WORDS 祈祷性精神病，憑依，昏迷，解離症

症例の提示

　初診時50歳代半ばの主婦。子どもは独立し，左官業の夫と2人暮らし。自宅で意識消失して倒れていたところを帰宅した夫に発見され，A救急病院に搬送されてきた。発見時は体を固く緊張させ声をかけてもまったく反応がなく，しっかり両手を合わせて何かブツブツといっていたという。搬送時にはぼんやりとした状態であったがまもなく意識は回復。身体所見は認められず，内科的な検査や脳CT画像でも異常はなかった。最近元気がなかったようだったと夫が述べたため，精神疾患を疑われて精神科受診を勧められた。

　翌日B精神科クリニックを受診した。受診時は意識清明で，表情や話し方は落ち着いており，強い不安や抑うつは感じられなかった。本人は属している宗教団体のおつとめで疲れて寝てしまっただけという。よそよそしく取り繕うような印象があり，それ以上の話はしてくれず黙ってしまった。

　同伴した夫に話を聞くことにした。それによると，1年ほど前から家の近くに，ある宗教団体が修行道場を作り，本人も知人から誘われて熱心に参加しているという。活動は毎日早朝に信者が集まり指導者から短い講話を聞いた後，みんなで朝食をとって帰宅するというものである。もともとそれほど信心に熱心ではなかったが，この会に参加してからは活動に積極的になり，家に帰ってからも時間があれば仏壇に向かってお題目を唱えるようになった。夫は仕事で家にいないことが多いが，帰宅するといつも仏壇の前で祈っていたという。夫は「毎日そんなことばかりしているから，疲れて倒れたんだ」と本人に対して怒っていた。

診断のポイント

- 宗教的な体験から精神病的な症状を示すことがある
- 特に祈祷に関わる精神病状態として祈祷性精神病という歴史的概念がある

1 症例について

1）まず何を考えたか

　診察時には精神症状として明確なものはなかったが，特異な経過である。救急受診時の症状は急速に回復したところから見ると，統合失調症の昏迷などは否定的である。救急医からの紹介状には精神疾患を疑うという記載があり，本人の取り繕うような態度も気になったため，1週後に本人だけで受診してもらった。

2）さらに診療を進めてわかったこと

　次のような話が語られた。

■ 毎日時間があればずっと仏壇でお題目を唱えていた。それはお祈りをしていれば，必ず道場を新築する資金がどこからか出てくると思っていたからである。道場の新築は信者全員の悲願であった。あまり食事もとらず，朝からずっと唱えていたところ，目の前の仏壇が急に明るくなり奥から輝く仏像が自分に進んでくるという体験をした。ついには仏像が自分と同化して恍惚とした気持ちになり気を失ってしまった。気づいたときには病院の救急にいた。熱心に唱え続ければ願い事が叶うと思ったのは，過去に同じような体験が一度あったためである。子どもが小さいときに肺炎になり生死をさまよったとき，同じように仏壇の前で唱え続けたところ，今回と同じような体験をし，その後子どもが「奇跡的に」回復したことがあった。しかし，以後20年ほどは宗教活動にさほど熱心ではなかった。今回，道場に参加してみんなと一緒に活動するようになってから再び熱心になったが，このようなことになったことを見るとやりすぎたと反省している。

　以上の情報から過度に集中した祈祷の最中に起きた解離性昏迷（仏像と同化したという一種の憑依状態）と考えられた。祈祷中に憑依以外の症状もあったのか，あるいはこのような症状が頻回に生じていたのかは目撃する人がいないために知ることはことができなかった。統合失調症や精神病症状を伴ううつ病などは経過から見て否定的である。祈祷に関わる精神病症状として「祈祷性精神病」という歴史的な疾患概念のあることを想起した。

2 症例の説明

　祈祷性精神病は1915年に森田正馬が提唱した疾病概念で，「祈祷若くは之

に類似したる原因より感動を本として起る一種の自己暗示性の精神異常定型」と定義され，人格変換状態，錯乱状態，昏迷状態の3型に分類している[1]。宗教的な祈祷や儀式をきっかけとして急性に発症し，憑依状態が数日から数週間継続するものが代表的である。憑依とは超自然の存在（神や霊など）がその人にとりついて，意識変容，交代人格，宗教的恍惚などを引き起こすことをいう。本症例は本人の内的体験としては，一種の憑依状態となっていたかもしれない。外見としては短時間の昏迷状態である。

祈祷性精神病の発症の準備因子としては，被暗示性の高さ，知的な水準，疲労や家庭内不和などが指摘されている[1]。祈祷中に飲食をせず疲労がたまっていたことは誘因の1つであろう。宗教的な神秘体験と精神医学的な異常体験の類似性もあり比較文化精神医学的な側面からも興味深い。本症例では比較的短時間に回復しており，祈祷性精神症としては軽症であるが，現在でも本症例よりもさらに重症な症例の報告がなされている[2~4]。

3 今後の治療方針

祈祷性精神病の予後については，祈祷などに対して過度の集中を避け，既往に精神疾患がなければ良好であるとされている。患者には疾患の性質と今後の生活上の注意を伝えた。

4 最終診断

その後来院はなく再発はなかったようである。DSM-5で診断するとすれば，他の特定される解離症のなかに「解離性トランス」というカテゴリーがあり，これに相当すると考えられる。ICD-10では「トランス及び憑依障害」ということになるであろう。

Take Home Message

- 祈祷に関わる精神症状として「祈祷性精神病」という概念がある
- 過度に集中した祈祷などにより，人格変換，錯乱，昏迷などが生じるとされる
- 本人の自己暗示性の高さや家庭内不和，疲労などが準備因子である

■Reference

1) 森田正馬：余の所謂直心性精神症に就て．精神神経学雑誌 **14**：286-287, 1915
2) 橋爪敏彦，高梨葉子，中野浩志ほか：宗教体験に伴って幻覚妄想状態を呈した一例．東京精神医学会誌 **14**：27-31, 1996
3) 道又 利，佐々木由佳，三条哲也ほか：都市生活者に発症した祈祷性精神病の1症例―自我防衛としての原初的宗教体験に関する考察―．臨床精神医学 **25**：335-343, 1996
4) 縄田秀幸，西村良二：宗教団体での洗礼を契機として発症した祈祷性精神病の1症例について．月刊精神科 **7**：362-368, 2005

めずらしい診断名のつく症例報告

15. 敏感関係妄想
―古い病名であるが患者をよりよく理解するために―

KEY WORDS 敏感関係妄想，敏感者，妄想症

症例の提示

　40歳代のパートタイム勤務の主婦。高校卒業後上京し工場に勤務していた。30歳で夫と結婚して現在の大規模な団地（庭を挟んで4階建ての棟がいくつか平行に建てられている）に10年あまり住んでいる。子どもはいない。最近気分の浮き沈みが大きく，家にいても落ち着かなくなってきたので，夫が心配して精神科受診を勧めた。A精神科クリニック受診時には，食欲のないことや眠れないことは認めた。しかしそれ以上の話を聞こうとしても上の空で，「私はだめなんです」と繰り返すばかりでとりつく島がなかった。「近所の人から非難されている」とつぶやくので，その理由を聞いても話さず何か隠すようであった。何らかの妄想的な確信があるが隠蔽しているようにみえた。そのため1週後の診察には夫の同伴を依頼した。

　夫からの情報では次のようなことがわかった。最近，突然に隣の棟に住む高齢の女性が自分のことを「ふしだらな女だ」と周りに言い触らしているというようになった（その女性はおしゃべりで噂話が好きな人で近所でも有名であるという）。なぜそうなのかと夫が聞いても厳しい表情をするだけで答えてくれない。夫としても事情がわからず困惑しているという。

診断のポイント

- 妄想はすべて了解不能で精神病的なものとは限らない
- 歴史的な概念として「敏感関係妄想」（Kretschmer）が知られている
- 敏感関係妄想では患者の性格，体験，環境の総合的な作用の中から妄想が形成されることもあると考える

1 症例について

1）まず何を考えたか

抑うつ状態に伴い，被害関係妄想がありそうに見える。精神病性のうつ病による妄想とも考えられるが，何か複雑な経緯があるようにも見える。

2）さらに診療を進めてわかったこと

そこで診察を重ねて患者から話を聞いていくと次のように語られた。

■ 最近，団地で会う近所の女性はみな自分を見て「ふしだらな女だ」という目で自分を見る。それはそう思われてもやむをえない。実は今まで話せなかった事件がある。受診の数ヵ月前の昼間に夫と居間でふとしたきっかけで性的な行為をしてしまった。4階にある自宅は，窓越しに隣の棟にいる例の女性の部屋が見える角度にあるため，向こうからも自分たちの恥ずかしい行為を見られてしまったのではと不安になった。夕方，たまたま団地の1階に降りるとその女性が思わせぶりな表情で挨拶してきたので，その行為を知られたのだとわかった。以降，その女性が言い触らして，団地の人たちみんなが自分のことをふしだらだという目で見る。もうこの団地にはいられないが，夫に説明もできないのでつらくてたまらない。

患者は地方の山奥に生まれ，非常に貧しい家庭環境に育ったという。子どものころから，母親には「自分の家は貧しいが，世間に対して恥ずかしくない生活をするように」ときつくいわれていた。夫も患者を非常に堅苦しいほど真面目な人であるという。

2 症例の説明

敏感関係妄想(sensitiver Beziehungswahn)とは Kretschmer によって 1918年に提唱された妄想の一様式である[1]。彼は，いわゆる敏感者（Sensitive：繊細で傷つきやすいという弱力性の一方，高い倫理感や頑固さという強力性の成分も持つ人）が，恥ずかしさや倫理的な挫折体験（鍵体験）をすると，その体験は容易に自己の中で解消されずに周囲に向かい，自己関係づけの妄想が形成されるものと考えた。Kretschmer は妄想はすべて了解不能で精神病的なものとは限らず，患者の性格，体験，環境の総合的な作用の中から妄想が形成されることもあると主張する。なお彼は患者の内因的要因として重い遺伝負因を想定しているが，現在の精神病への理解からすると時代を感じさ

せるところである。ちなみに本症例では精神疾患の家族歴は不明である。

現代の診断基準にならえば，ほとんどは妄想症となるのであろう。現在でも敏感関係妄想の症例報告が時になされている[2,3]。約100年も前の概念であるが，了解可能な妄想はあるのかという精神病理学的な問題を考える契機にもなるであろうし，また予後を含めた治療方針の決定にも役立つはずである。

3 今後の治療方針

経過は精神療法や環境調整によく反応して予後は比較的よいとされる。多くは妄想に対する病識は得られないが，支持的また共感的な精神療法のもとに，徐々に背景化して生活上の障害は軽度になってくるはずである。薬物療法としては妄想症に準ずれば，ある程度の症状緩和は抗精神病薬投与で可能かもしれないが，過剰な期待はできない。

4 その後の治療経過と最終診断

古典的な診断によれば「敏感関係妄想」。DSM-5によれば「妄想症」，あるいは本症例では抑うつ症状がうつ病の診断基準を満たしており，またうつ病が先行してその回復とともに妄想が消失した場合は，「うつ病，気分に一致する精神症性の特徴を伴う」となるかもしれない。

Take Home Message

・患者の性格，体験，環境の総合的な作用の中から妄想が形成されるという「敏感関係妄想」（Kretschmer）とよばれる歴史的な類型がある
・これに沿って「患者の述べる妄想は必ずしも了解不能とは限らない」とみれば，より深く患者を理解することができるはずである

Reference

1) Kretschmer E：Der sensitive Beziehungswahn, 4. Aufl. Springer, Berlin, 1966（切替辰哉訳：新敏感関係妄想. 星和書店，東京，1979）
2) 玉田　有，熊崎　努，大前　晋：妄想性障害に対する精神療法可能性を考える―敏感関係妄想（Kretschmer）の老年女性例―. 臨床精神医学 **44**：1237-1243，2015
3) 崎川典子，崎川典子，黒田　治：医療観察法処遇終了となった敏感関係妄想の老年女性. 精神科治療学 **34**：455-460，2019

> 知っていると自慢できる病名

16. 隠されていた folie à duex （共有性精神病性障害）
―妄想を抱く発端者と影響される継発者―

KEY WORDS 感応精神病，共有性精神病性障害，二人組精神病（folie à duex）

症例の提示

　60歳の女性が皮膚科クリニックからA精神科クリニックに紹介されてきた。足先の皮膚がチクチク痛むと受診したが，視診ではまったく問題ないにもかかわらず執拗に訴える上に，光線を当てられてからそうなったなどと奇妙なことをいうので，精神疾患を疑った皮膚科が精神科を紹介したのである。
　Aクリニックでは，皮膚科から精神科に紹介されたにもかかわらず，それについてはさほど不満は述べられず，むしろ以下のような被害を受けていることを雄弁に話し始めた。

　最近隣家の2階から「光線銃のようなもの」が発射されている。光は自宅の窓を通過して家族を狙っている。もともと隣人とはほとんど交渉がない。最近になり人の出入りが多く騒がしく不快になっている。笑い騒ぐ声なども聞こえるので，きっとヤクザなどが出入りしており，嫌がらせで光線銃を当てているのではないか。

診断のポイント

- まれであるが，親しい人どうしで妄想が共有されることがある
- 発端になる人は統合失調症であることが多く，心理的に親しい人が影響されて同じ妄想を持つ（継発者）
- 発端者から離れることにより妄想は消失する

16. 隠されていた folie à duex（共有性精神病性障害）

1 症例について

1）まず何を考えたか

　本人の夫は 10 年以上前に亡くなり，家庭では独身の娘と長く 2 人で同居している。本人はこのような被害を訴えながらも，生活には問題はないようであった。統合失調症を疑ったが，生活史からは若年での発症は考えられず，明らかな幻聴なども訴えられなかった。そのため妄想症を考えたが既往歴などの情報が不足と考え，次回の診察時に家族の同伴をお願いした。

2）さらに診察を進めると

　次回の診察時，近くに住んでいる息子が患者と一緒に来院した。息子からの情報によると，隣家からの「光線」については，もともと 1 年ほど前から同居の妹（本人の娘）が言い始めたことであるという。娘は「隣の家にはヤクザものが住んでいて，光線銃を自分の体に当てて体を弱らせようとしている」といっていたという。患者にそのことを聞くと，本人も最初は娘のいうことは奇妙だと思い相手にしていなかったが，ある日隣家越しに光が自分の家に差し込んだときに，光が足先に当たった。そのとき，なにか奇妙な痛みを感じた。突然，「これが娘のいう隣家からの光線なんだ」とひらめいたという。

　息子によると，娘は 20 歳代で統合失調症と診断されていたが，ここ数年は家にいるだけで問題となる行動もないことから，精神科には通院していなかったという。しかし，最近は妹の症状が悪化していることを長男は心配しており，どのようにすれば精神科を再受診させられるかを相談したく，本人（母）の症状の説明も兼ねて受診したとのことであった。

2 症例の説明

　感応精神病は 1877 年フランスの Lasègue と Falret により最初に報告された。二人組精神病（folie à duex）や共有性精神病性障害（DSM-IV）とも呼ばれる。わが国でこの病態を詳しく研究した柏瀬によれば，「主に家族内において一人の精神障害者の精神症状（とりわけ妄想および妄想観念）が他の一人または一人以上の人々に移転され，複数の人々が同様な精神異常を呈するものである」とされる[1]。わが国でも学会などではかなりの報告数があり[2~4]，さほどまれとはいえないかもしれない。

　感応精神病には妄想を訴え始めた発端者と，それに影響された継発者がいる。発端者の性格特徴としては，これまで一般に，積極的，強力的，闘争的，積極的–排他的，攻撃的–妄想的な点が指摘されている。発端者は統合失調症

のことが多い。一方，継発者の性格特徴としては，閉鎖性，依存性，受動性，被暗示性，情緒的未熟性，視野の狭さ，迷信深さなどがあげられている[1]。両者の間にはしばしば支配–従属や優位–依存の関係，あるいは相互依存的な関係があるという。発端者の異常性が継発者の不安をかき立てるか，自身の願望に一致するときに，妄想が発展しやすい。あるいは環境的な要因としては，家庭内では長期にわたって親密な関係があるものの，周囲からは孤立した生活があるという。

3 今後の治療方針

治療としては，まず当事者を分離させることが重要である。継発者のほうは発端者と離れるだけで軽快することが多い。柏瀬は継発者は，①離脱期（発端者から離れて病識が生じてくる），②自己批判期，③他者批判期（発端者に対する病識が生じてくる）の段階で寛解していくという[5]。

4 その後の治療経過と最終診断

本人の長男と相談して発端者の娘を精神科治療に再び乗せる方向を考えた。家族は娘が過去に受診していた病院と話し合い，最終的に娘は医療保護入院となった。娘の入院後は継発者である本人の妄想も徐々に薄れていった。

最終診断はいわゆる「二人組精神病（folie à duex）」である。この病名はICD-10 では感応性妄想性障害（induced delusional disorder），DSM-Ⅳでは共有性精神病性障害（shared psychotic disorder）として扱われたが，DSM-5からは独立した病名からは外され，「他の特定される統合失調スペクトラム症及び他の精神症」の一例として，「顕著な妄想をもった人との人間関係という文脈における妄想症状」があげられている。

Take Home Message

- 妄想症と思われる一群に共有性精神病がある
- 発端者は多くは統合失調症で，それと密接な関係を持つ継発者が同じ妄想を共有する
- 発端者と継発者を区別してそれぞれに対応する

16. 隠されていた folie à duex（共有性精神病性障害）

📖 本項をさらに知るための文献

Shimizu らによる英文の総説[6]

最近の邦文の総説[7]

📖 Reference

1）柏瀬宏隆：感応精神病．新興医学出版社，東京，2004
2）安藤泰善，福田春樹，安孫子　剛ほか：孤立した認知症の在宅介護環境で出現した感応精神病の 1 例．精神科治療学 **34**：823-827，2019
3）岩尾紅子，高江洲義和，飯森眞喜雄：発端者との分離により精神病症状が軽快した感応性妄想性障害の一例．東京都精神医学会誌 **29**：5-9，2014
4）松井徳造，松永寿人，切池信夫ほか：体感幻覚を主訴とする folie à deux の 1 家族例について．臨床精神医学 **28**：657-662，1999
5）柏瀬宏隆：感応精神病．精神科治療学 **25**（増刊）：100-101，2010
6）Shimizu M, Kubota Y, Toichi M, et al.：Folie à deux and shared psychotic disorder. Curr Psychiatry Rep **9**：200-205, 2007
7）高橋知久：感応精神病．精神科治療学 **34**（増刊）：95-97，2019

17. パニック症とみられていた社交不安症

―パニック発作があればすべてパニック症？―

KEY WORDS　パニック発作，パニック症，社交不安症，うつ病

症例の提示

　40歳で生活保護受給中の一人暮らしの男性。高校卒業後は人と関わることが苦手であったため，長距離トラックの運転手をしていた。結婚歴はなくずっと独身の単身生活である。3年前に「運転中に気が遠くなりそうになる」という症状が出現して運転ができなくなった。会社の配慮で事務職に異動となったが，人と議論し合う会議や打合せは苦手といって会社を辞めてしまった。再び運転手の仕事を探すにあたって，運転中の症状を直してもらおうとA精神科クリニックを受診した。パニック症といわれ，SSRIが開始されたが，本人は当時緊張をとるために多飲していたアルコールのせいではと思って，通院はすぐにやめてしまった。求職活動を行うものの，面接場面では非常に緊張してしまうためか，不採用が続いていた。仕事に就く自信がなくなり，生活保護を受給することになった。その後，本人もアルコールの問題を自覚し，生活保護担当者からの強い勧めもありアルコールをやめた。しかし，それでも「仕事をする自信がない，やる気が起きない」状態が継続し，今度はB精神科クリニックを受診した。Bクリニックでは以前の診断にならい，パニック症と「うつ状態」と診断されSSRIが再開された。初診時の血液検査では甲状腺機能を含む身体疾患は否定された。禁酒は継続していたが，意欲が低下した状態が持続していた。42歳の時に担当医が交代し，再度現在の症状が評価されることになった。

診断のポイント

- パニック発作があるといってそれだけでパニック症とはならない
- パニック症であるとしても，他の併存症を確認する。本来の治療対象はその併存症のほうであるかもしれない。
- 社交不安症の診断のためには医師の側からの積極的な聞き取りが必要である

17. パニック症とみられていた社交不安症

1 症例について

1）まず何を考えたか

　おそらく前医がパニック症と診断したのは，患者が運転中にパニック様の発作を起こしたからと考えたのであろう。しかしその後の経過はやや奇妙である。パニック症といわれても治療にはさほど積極的でなく，長年乱用していたアルコールの使用を止めてからは，意欲の低下を主訴として精神科を受診している。パニック症以外に併存している疾患（アルコール使用症，うつ病，パーソナリティ症など）があるのではないかと疑った。

2）さらに診療を進めてわかったこと

　毎回の診察ごとに少しずつ過去の症状を再評価することにした。運転中の「気が遠くなりそうになる」という症状は，パニック発作と診断するには症状が定型的ではないと思われた。少なくともパニック発作の定義である「予期しない状況で突然に起こる激しい不安や恐怖」ではない。

　幼少時からの病歴をたどってもらうと，子どものころから緊張しやすく，中学生のころはそれを同級生によくからかわれていたという。さらに対人場面では人と目を合わせられないこと，緊張して発汗し声が震えやすいこと，外出は人と会いそうで怖いので避けてしまうこと，スーパーのレジに並ぶと後ろの人が気になるので空いているときにしか行けないこと，電車では隣に人が座ると緊張して耐えられなくなることなどが語られた。そのため家の中だけでできる仕事をさがしているという。試みにリーボヴィッツ社交不安尺度（Liebowitz Social Anxiety Scale：LSAS）を施行してみたところ，恐怖48点，回避41点，合計89点と高度の社交不安症の疑いと判定された。

2 症例の説明

　よく知られているようにパニック発作はパニック症以外の多くの疾患（うつ病，社交不安，広場恐怖症，PTSD，物質使用症，あるいは一部の身体疾患など）で生じる。パニック症ではパニック発作そのものを恐れ，また発作を何か身体（心臓や「あたま」）の不調に結びつけやすい。またパニック症は反復する予想されないパニック発作を特徴とする（症例18の表を参照）。したがって本症例のパニック様発作はパニック症によるものかもしれないが，本人のいうとおりアルコール乱用に関係していたかのかもしれない。しかし現在問題になっているのはこのパニック発作ではなく，対人場面での不安・緊張感が強いことと，自信や意欲の低下である。

テーマ 3
不安症・強迫症・解離症・衝動制御症との鑑別が必要な症例

現在の症状を評価すると，社交不安症と診断できるであろう。幼少時の病歴を参照すると，回避性パーソナリティ症の併存ともいえるかもしれない。さらに社交不安症の症状が増悪して持続することにより，二次的にうつ病を併存しているとも考えられる。実際，社交不安症の併存症のうち最も多いのがうつ病である[1]。

3 今後の治療方針

社交不安症の診療ガイドライン[2]にならい，社交不安症の疾病教育を行い，SSRI を継続しながら段階的な不安への曝露を予定している。しかし本症例の場合はまず抑うつ症状の改善が先決であろう。

4 その後の治療経過と最終診断

43歳の現在，自宅で読書やテレビなどを見て過ごしている。仕事は探しているというが積極的ではなく，一種のデモラリゼーションに陥っているといってよいかもしれない[3]。

慢性化あるいは遷延した社交不安症からアルコール使用症に至り，さらに失業などの出来事から二次的に抑うつ症状が出現したとも考えられる。アルコール多飲はなくなったものの，抑うつ症状は軽症化しつつも慢性化している。現時点では「社交不安症と持続性抑うつ症の併存」と診断した。

Take Home Message

・パニック発作があるからといってすぐにパニック症と診断しない
・子どものころからの社交不安や回避傾向を聞き取ること
・社交不安症には二次的にアルコール使用症やうつ病などを併発することが多い

17. パニック症とみられていた社交不安症

社交不安症とパニック発作

パニック発作を伴う社交不安症は少なくないとされているが，この点についての研究は意外にも少ない。パニック発作を伴う場合は身体症状が強く，より重症であるという[4,5]。

📖Reference

1) Grant BF, Hasin DS, Blanco C, et al. : The epidemiology of social anxiety disorder in the United States : results from the National Epidemiologic Survey on Alcohol and Related Conditions. J Clin Psychiatry **66** : 1351-1361, 2005

2) 日本不安症学会，日本神経精神薬理学会編：社交不安症の診療ガイドライン．2021 [cited；Available from：https://minds.jcqhc.or.jp/docs/gl_pdf/G0001312/4/Social_anxiety_disorder.pdf

3) 玉田　有，大前　晋：大うつ病性障害に「励まし」は禁忌か—Demoralizationという概念とその有用性—．精神神経学雑誌 **117** : 431-437，2015

4) Allan NP, Oglesby ME, Short NA, et al. : Examining the Panic Attack Specifier in Social Anxiety Disorder. Cogn Behav Ther **45** : 177-181, 2016

5) Potter CM, Wong J, Heimberg RG, et al. : Situational panic attacks in social anxiety disorder. J Affect Disord **167** : 1-7, 2014

18. パニック症とみられていた解離症
―パニック発作に似た発作を鑑別する―

KEY WORDS　パニック発作，過呼吸症候群，パニック症，解離症

症例の提示

　受診時30歳代半ばの未婚女性。かつてはブティックで経営者の女性と2人で働いていたが，その女性とは不仲になり仕事を辞め，現在は無職である。経済的には同居している男性からの収入で生活している。生活のリズムは崩れており，夜昼逆転した生活で昼間の外出はほとんどしない。ときどき男性やその友人達と遊びに出かけるときは生き生きとしているが，家に帰るとすぐに無為な生活に戻ってしまっていた。

　5年ほど前から，その経営者の女性に関連することを思い出すたびに過呼吸になるという訴えでA精神科クリニックを受診している。パニック症と診断され，SSRIやベンゾジアゼピン系抗不安薬が処方されていたが，症状に大きな変わりはなく受診は不規則であった。最近徐々に発作の回数が増え，それとともに過呼吸中に大声を出して暴れるようになってきた。そのため困惑した同居の男性が精神科病院への入院を希望してB精神科病院外来につれてきた。

診断のポイント

- 過呼吸発作だけからパニック症と診断しない
- パニック症と診断するには，予期されないパニック発作以外に予期不安や回避行動が必要である
- パニック「様」の発作では解離症状と鑑別すべき場合がある

18．パニック症とみられていた解離症

1 　症例について

1）まず何を考えたか

　パニック症と診断されているが，過呼吸は見られるものの，予期不安や回避行動は見られないことからパニック症の診断基準は満たされないと思われた。また発作中に激しい運動が見られるなどパニック発作としては定型的ではないと考えられた。

2）さらに診察を進めると

　B 病院では本人が入院を強く拒否したために外来通院とし，より詳しく発作時の状況を含め症状を確認することにした。発作を目撃している男性によると，「普通に会話しているときに突然ハアハアと呼吸をし始め，しばらくするとぼんやりしたまま動かなくなる。何かブツブツ言い始めると，突然怒声を発するようになる。なだめているうちに目をつぶって眠ってしまう。20分くらい経つとだんだん目が覚めて元の落ち着いた状態になる」という。本人によると，当初の過呼吸は過去のいやなことを思い出して起きるが，だんだんと現実感がなくなっていき，最後の記憶はないという。また男性によると，普通に会話しているときにも急にしゃべれなくなったり，耳が聞こえなくなったりすることがしばしばあるという。

3）その後わかったこと

　生活歴を慎重に聞いていくと，アルコール依存症の父親といつも不機嫌な母親に育てられたというつらい小児期の体験のあったことがほのめかされた。最もつらかった小学生のころの記憶はほとんどないという。成人してから初めて信頼できると思っていた経営者の女性から手ひどい裏切りをうけ，それ以降人間不信となって今でも続いていることなどが語られた。実際にこれらのことが語られたあとに，過呼吸で始まる「発作」が診察室でも生じることがあった。

2 　症例の説明

　よく知られているようにパニック発作は，パニック症以外の不安症，心的外傷後ストレス症（PTSD），うつ病，双極症，注意欠如多動症（ADHD），衝動制御症，物質使用症など多くの精神疾患に出現する[1]。DSM-5 ではそのためにパニック発作は特定用語となり，主な診断に付記できるとされている。不安症の中では，限局性恐怖症，広場恐怖症，社交不安症に多く，うつ病で

テーマ 3 　不安症・強迫症・解離症・衝動制御症との鑑別が必要な症例

表 「コアなパニック発作」の特徴

①発症年齢は，男性で 20 代前半，女性で 30 歳前後（45 歳以上での発症は少ない）
②パニック発作の症状は，少なくとも動悸または息苦しさを訴えている
③パニック発作の症状は，数分以内にその強さはピークに達し，持続時間は 20〜30 分ほど
④夜間にパニック発作で起きる（sleep panic attack）
⑤2 回の予期されないパニック発作以降は，予期されるパニック発作や症状限定性パニック発作（症状が 3 つ以下）が生じるようになる
⑥最初の予期されないパニック発作の出現により，最初は身体科を受診
⑦回避する状況は，スーパーでレジ待ち，歯科，美容室，公共交通機関
⑧遺伝負因（例：両親がパニック発作）がある場合，発症年齢は低下

(川村清子ほか：精神医学 65：922-930，2023[2]）をもとに著者作成)

は 30〜40％にパニック発作が出現する[1]。また，教科書的には身体疾患による不安症（甲状腺機能亢進症，褐色細胞腫，心肺疾患など），物質・医薬品誘発性の不安症と鑑別しなければならない。したがって，パニック発作があるからといって，直ちにパニック症とは診断できない。

パニック症と診断できるためには，①予測されないパニック発作の出現（その後は予測されるパニック発作があってもよい），②パニック発作による予期不安あるいは回避行動があるなどの条件が必要である。本症例では少なくとも予期不安や回避行動は見られていない。さらに本症例の発作が実際にパニック発作であるかも考慮しなければならない。定型的なパニック発作については表を参照してもらいたい。本症例の「パニック発作」は過呼吸で始まっているが，途中には意識がなくなり発作の記憶もないことから，解離症状のひとつと見なすべきであろう。突然の過呼吸で始まるとそれだけでパニック症と診断しがちであるが，いわゆる過呼吸症候群とパニック症は同じではない。また，本症例の急な失声や聴力損失などは変換症の症状も示唆されるところである。

もちろんパニック発作には離人症状などの解離症状を伴うこともある。DSM-5 の診断基準にもあるように，「現実ではないような感じ」などの離人感や現実感消失や「気が狂ってしまうのではないか」などの訴えはよく見られる離人症状である[3]。わが国の研究ではパニック症の約 10％に離人症状がみられている[4]。また離人症状を伴うパニック症はより重症で社会的な機能を低下させるだけでなく，早期の発症，強い回避行動，他の不安症との併存などがみられやすいという[3,5]。

18. パニック症とみられていた解離症

3　今後の治療方針

　解離症状は解離症，PTSD，あるいは急性ストレス症などによっても出現する。本症例の主たる診断がどれになるかは治療の見直し中なので断定できない。ICD-11 で新しく加えられた複雑性心的外傷後ストレス症では，感情調節の困難，否定的な自己概念，回避的な対人関係といった自己組織化の障害（disturbance in self-organization）が従前の PTSD 症状に加えて強調されている。本症例もこれに相当するかもしれない。小児期の逆境体験は自発的には詳しく語られていないので，まずは支持的な精神療法で開始すべきであろう。解離症状が頻発するときには少量の抗精神病薬が有効かもしれない。

4　その後の治療経過と最終診断

　パニック発作とみられていた症状は，DSM-5 によれば「他の特定される解離症」のうちの解離性トランスとされるが，本人の病態はこれだけの診断名では表せないと思われる。現時点では断定できないが，小児期の虐待というトラウマに加え，本人のいう知人女性の裏切りが重畳して PTSD の症状が出現しているのかもしれない。さらに抑うつ症状や変換症の症状もあり，病態は複雑である。

> ## Take Home Message
>
> ・突然の過呼吸があると，それだけでパニック症と診断しがちである
> ・定型的なパニック発作と非定型的な発作の違いを知っておく
> ・パニック発作に似た症状は解離症状でも，また多くの精神疾患でもみられるため慎重な評価が必要である

テーマ 3

不安症・強迫症・解離症・衝動制御症との鑑別が必要な症例

過呼吸症候群とパニック発作

過呼吸症候群は救急場面でよく使われる言葉である。呼吸困難感，過換気による四肢や口唇のしびれなどの症状などの身体症状が不安感とともに訴えられるために，通常は救急を受診する。気管支喘息などとの鑑別が必要であるが，血液ガス分析で確定診断される。過呼吸症候群の中にはパニック発作も当然含まれるが，動悸を訴えても過呼吸は伴わないパニック発作もある。

本項をさらに知るための文献

解離症について DSM-5 と ICD-11 を比較しながら解説[6]

Reference

1) Kessler RC, Chiu WT, Jin R, et al.：The epidemiology of panic attacks, panic disorder, and agoraphobia in the National Comorbidity Survey Replication. Arch Gen Psychiatry **63**：415-424, 2006
2) 川村清子，塩入俊樹：パニック症の鑑別診断―身体疾患や物質・医薬品によるパニック発作をどう見抜くか―. 精神医学 **65**：922-930, 2023
3) Segui J, Ma M, Garcia L, et al.：Depersonalization in panic disorder：a clinical study. Compr Psychiatry **41**：172-178, 2000
4) Shioiri T, Someya T, Murashita J, et al.：The symptom structure of panic disorder：a trial using factor and cluster analysis. Acta Psychiatr Scand **93**：80-86, 1996
5) Mendoza L, Navines R, Crippa JA, et al.：Depersonalization and personality in panic disorder. Compr Psychiatry **52**：413-419, 2011
6) 柴山雅俊：解離症群. 臨床精神医学 **51**：373-377, 2022

19. 不安症と見誤った前頭部髄膜腫
―占拠性脳病変による器質性の精神症状―

KEY WORDS 脳器質疾患，髄膜腫，器質性の不安，器質性の抑うつ

症例の提示

　初診時60歳代前半の女性。2人の娘たちは結婚し，現在は夫と2人暮らしである。30年来，社員食堂の調理員として勤務している。1年前に部署内で異動があった。ベテランということもあり，他の調理員を指導・統括しなければならない立場になった。しかし，もともと引っ込み思案で自信のもてない性格であったので，人に指図することは苦痛であった。おどおどしていたせいか，気の強い年下の同僚からなじられることが多くなった。仕事の手順にも自信がなくなり，同僚から間違いを指摘されると，おろおろと混乱してしまい，ほとんど仕事ができなくなってしまった。出勤が苦痛になり，ふだんの生活でも不安な表情でいつもびくびくとしていて食欲や睡眠も損なわれてきたとのことで，娘に付き添われてA精神科クリニックを受診した。

　初診時は，仕事だけでなく日常生活も手順よくできなくなったと嘆き，すぐに涙を流してしまう。「仕事のことだけでなく，いろいろなことが心配。話したいことはたくさんあるがいざ話そうとなると，言葉が出なくなってしまう」という。同伴した娘によると，いつもくよくよとした発言が多く，「どうしよう，どうしよう」とおろおろしているという。

診断のポイント

- 不安や抑うつが脳器質疾患から生じる可能性を忘れない
- 神経学的な異常が疑われれば，すぐに脳画像などの諸検査を行う
- もともと不安や抑うつ傾向がある患者では発見が難しい

1 症例について

1）まず何を考えたか

　生活や仕事面すべてに渡って自信がなく不安がっていること，少なくとも数ヵ月以上これらの症状が持続していることから，全般不安症と診断した。もともと不安の高い人に，異動によって生じた対人関係の問題が契機となって生じたと推測された。さらに最近ではうつ病が続発している可能性も考えられた。しかし，30年来のベテランが異動によってここまで悪化するのかという疑問もあった。職場の状況や本人の性格傾向をさらに詳しく聞き，抑うつがどの程度心理的に了解可能かを見ていくことにした。

2）さらに診療を進めてわかったこと

　抑うつと不安に対しては，抗うつ薬による薬物療法と支持的な精神療法を開始した。本人は周囲が止めるのも聞かず，初診後3ヵ月目に辞表を提出してしまった。しかし仕事上の悩みは一応なくなったのにも関わらず，なお行動に自信がない，涙もろい，まとまった会話ができないなどの症状は継続していた。

　初診から半年後，下肢のしびれ感や歩行時の違和感を訴えたため，脳梗塞を疑って脳CT撮影をB病院に依頼した。すると左前頭葉大脳鎌（cerebral falx）に直径5cmほどの髄膜腫が発見された。

2 症例の説明

　後述するように本症例では髄膜腫の摘出術後に精神症状は顕著に軽減したので，前頭部の髄膜腫（図）による mass effect により不安や抑うつが出現したものと考えられた。髄膜腫は進行が緩やかなために，多くの患者でははっきりとした症状は示さず，またもともと自信のない不安の高いパーソナリティであったために診断が遅れてしまった。過剰に心理的な解釈には慎重にあるべきであろう。職場での手順ミスの問題も，髄膜腫による実行機能の障害があったために生じていたのかもしれない。

　良性悪性を問わず，また発症部位によらず，脳腫瘍に随伴する精神症状を調べた研究では，27％に精神症状が見られ，主な症状は抑うつと不安であった[1]。そのうち髄膜腫では27.5％が抑うつ，10％が不安を訴えていた[1]。同様の所見ではあるが，抑うつよりは不安が多いとしている研究もある[2]。前頭葉の腫瘍では，アパシー，脱抑制，衝動性などが特徴で，さらに多幸や抑うつ，認知症，無関心，判断力低下なども見られる[3]。

19. 不安症と見誤った前頭部髄膜腫

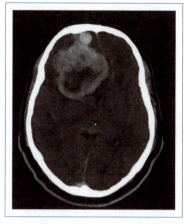

図　精神症状を伴った前頭部髄膜腫の MRI 画像
(Yakhmi S, et al.：Indian J Psychiatry 57 (1)：91-93, 2015[4]より引用)

　髄膜腫に限定すると，側頭葉では 60%，前頭葉では 45.5% の頻度で精神症状が出現し，このうち円蓋部の髄膜腫では主に抑うつ症状が出現するという[5]。左右差と精神症状の関連については意見が一致しないが，前頭葉の髄膜腫では左側のほうが精神活動や運動の不活発さから抑うつ的に見られやすいというやや古い報告がある[6]。わが国では大脳鎌天幕部の髄膜腫により精神病性うつ病を呈した症例が報告されている[7]。

　なお髄膜腫の摘出術後はこれらの精神症状は完全な改善 45%，部分的な改善 40%，不変 15% であったという[5]。

3　その後の治療

　腫瘍は良性との判定で，B 病院脳外科で摘出術が施行された。手術前は不安が高くなり頻回に A クリニックを受診した。しかし術後しばらくたつと気分も安定し，発語は流暢になり，日常生活での手順などには困らなくなった。家族によると，もともとの心配症はあまり変わらないが，受診時のころの過度の不安は見られなくなったという。

4 最終診断

　当初の診断としては，「大脳鎌の髄膜腫による不安症」となる。抑うつ症状が続発しているので，最終的には「大脳鎌の髄膜腫による抑うつ症，抑うつの特徴を伴う」が追加された。

Take Home Message

・脳器質疾患により不安や抑うつなどの症状が生じる可能性がある。
・わずかな神経症状や認知機能の障害が疑われた場合は，脳画像検査を考慮すべきである。
・心理的に解釈しすぎると器質疾患を見落とす可能性がある

📖Reference

1) Sharma A, Das AK, Jain A, et al.：Study of Association of Various Psychiatric Disorders in Brain Tumors. Asian J Neurosurg **17**：621-630, 2022
2) Kasper G, Hart S, Samuel N, et al.：Anxiety and depression in patients with intracranial meningioma：a mixed methods analysis. BMC Psychol **10**：93, 2022
3) Madhusoodanan S, Danan D, Moise D：Psychiatric manifestations of brain tumors：diagnostic implications. Expert Rev Neurother **7**：343-349, 2007
4) Yakhmi S, Sidhu BS, Kaur J, et al.：Diagnosis of frontal meningioma presenting with psychiatric symptoms. Indian J Psychiatry **57**（1）：91-93, 2015 ［cited；Available from：https://openi.nlm.nih.gov/detailedresult? img=PMC4314926_IJPsy-57-91-g002&query=frontal%20meningioma&it=x g&req=4&npos=8
5) Bommakanti K, Gaddamanugu P, Alladi S, et al.：Pre-operative and post-operative psychiatric manifestations in patients with supratentorial meningiomas. Clin Neurol Neurosurg **147**：24-29, 2016
6) Belyi BI：Mental impairment in unilateral frontal tumours：role of the laterality of the lesion. Int J Neurosci **32**：799-810, 1987
7) 西澤章弘，伊東清志：髄膜腫に伴う精神病性うつ病の1例. 精神医学 **58**：983-992, 2016

20. 強迫症から統合失調症への発展
—強迫症と統合失調症の強迫症状を鑑別する—

KEY WORDS　強迫症，統合失調症

症例の提示

　初診時16歳の男子高校生。成績は中の下で，幼児期の発達に異常はない。「電車の中や人混みでひどく緊張し，急に気持ち悪くなる」という主訴でA精神科クリニックを受診した。そのときには動悸や過呼吸はみられず，非定型なパニック症と診断された。しかしその後，「家のゴミが気になる。リモコンや布団が汚いと感じて触れない。間違って触れると病気になりそうで何度も手洗いする。自分の口臭や体臭のせいで周囲の人が自分を避ける」などというようになり，17歳の時に高校は中退した。強迫症と診断は変更されてSSRIが開始されたがあまり効果はなかった。「ものがきちんと置かれていないと気になる。歩くと虫を知らないうちに踏んでしまっていないか」などと不安の対象が拡散していった。そのためほとんど外出できず家で過ごすようになった。

診断のポイント

- 若年発症の強迫症では統合失調症への発展に注意する
- 強迫症状が統合失調症の思考促迫や自生思考に似ていることがある
- 統合失調症では強迫症状の自己所属感が失われていることが多い

1 症例について

1）まず何を考えたか

　この時点では若年発症で重症の強迫症と診断された。発症が若いこともあり，また自己の臭いのため人から忌避されるという自己臭恐怖などもあることから，今後統合失調症を含む精神疾患への移行が危惧された。またとくに若年であることから自閉的な生活による社会機能の低下への対応も必要と考えられた。

2）さらに診療を進めてわかったこと

　18歳のころになると，「考えが次々と勝手に浮かんでくる」と自生思考を思わせる症状が訴えられるようになった。さらに「思ってもいないことが頭に浮かび，それが相手に伝わり，何かされるようで怖くなる」「頭の中に知らない人のイメージが湧き，それが自分に近づいてくる感じがして怖い」「テレビの人物が動くと，自分にわざとぶつかってくるように感じる」などという思考伝播や自我障害などの症状が出現し始めた。これらの体験が不合理であるという自覚も曖昧になってきた。「ばい菌がついているから汚いぞ」という幻聴も出現してきた。この時点で統合失調症が強く疑われると診断され，抗精神病薬が追加された。抗精神病薬はやや有効であったが，強迫症状は完全には消失しなかった。通院も不定期になりがちであった。

　20歳半ばころからは，「人に触れるとけがをさせるのではないか」（加害恐怖）や「水道の蛇口の汚れやきちんと止めてあるかが気になり何度も確認する」（不潔恐怖・確認強迫）などの強迫症状に加え「人の声が聞こえると自分の悪口を言っているのではと感じる」（被害関係妄想）や幻聴などの症状が出現しており，外出せずほとんど自室で過ごしている。たまに近くのコンビニに買い物に出かける程度である。

2 症例の説明

　統合失調症の25％は強迫症の症状を示し，12％は強迫症と診断できるという[1]。統合失調症に見られる強迫症状が，統合失調症進展のどの段階で発症するかについては，①統合失調症の発症前，②統合失調症の前駆期（アットリスク期），③最初の発病時，④慢性期に区別される[2]。Deviら[3]は約4割は精神病症状の前に，約4割は精神病症状のあとに，また約2割は同時に出現するという。否定する報告もあるが，併存例のほうが精神症状は重症で予後も不良という。強迫症状の存在は生活機能や社会機能の低下をもたらすこ

20. 強迫症から統合失調症への発展

表　強迫観念/強迫行為と妄想/妄想的な反復行為の臨床的特徴

臨床的特徴	強迫観念/強迫行為	妄想/妄想的な反復行為
思考の起源と自己所属意識	内部起源，自己所有と想定されている	内部起源，自己所有と想定されている（思考吹入の受動経験を除く）
確信	ない。患者が実現するかもしれないと恐れているにもかかわらず	十分あり
自分の信念体系との整合性	整合性がない	患者の信念体系に組み込まれている
不合理さの自覚	過剰で不合理な保持と認識	完全に正当化される，あるいは自明であるとさえ認識される
それらが症状であるという自覚	きわめて強い，あるいは中等度に強い	ほとんどない
抵抗	うまくいかないが，非常に強い	ない
情動的影響	強迫観念の侵入性，その内容が実現するかもしれないという疑念，それにうまく抵抗できないことの共同作用として，著しい苦痛/不安を経験する	差し迫った危険に対する確信の影響として，苦痛や不安を経験する可能性がある
反復行為の目的	侵入的思考，イメージ，あるいは衝動の一時的な中和	妄想的信念と行動の一致
それらの不適切性の自覚	不適切，過剰で，合理的でないと認識している	動機となる妄想的信念からすれば，適切であり，合理的でさえあると認識される
それらが症状であるという自覚	きわめて強い	ほとんどない
反復行為が思考に及ぼす直接的影響	行動によって思考が一時的に侵入しにくくなる	行動それ自体は根底にある妄想的信念に影響を与えない
反復行為の情動的影響	一時的には苦痛を軽減するが，最終的にはさらなる苦痛/不安の原因となる	行動自体は苦痛や不安の程度に影響しない

（Oulis P, et al.：World J Psychiatry 3：50-56, 2013[4]より改変引用）

とが多いことから，臨床的な対応が特に求められるであろう。

　強迫症の患者が統合失調症へ移行する率を前向きコホートで調べた研究[5]では，過去に強迫症と診断された場合，統合失調症の発症率比（incidence rate ratio）は 6.90，統合失調スペクトラムでは 4.31 であった。同じように台湾の健康保険データベースを用いた研究[6]でも，強迫症が統合失調症と診断されるハザード比は 30.29 で，男性，20 歳以前の強迫症の発症，自閉スペクトラム症の併存，抗精神病薬の使用などの項目が統計的に有意に関連していた。強迫症で初発した患者を 11 年観察した研究では，統合失調症に発展したのは 7.8％で，とくに 2 年以内に多かったという[7]。このとき強迫症と診断されたときの併存症のうち，自閉スペクトラム症，双極症，PTSD，クラスター A と C のパーソナリティ症があると，統合失調症への移行率が高いことがわかった。

　精神病理学では統合失調症の初期症状として思考促迫や自生思考が注目されている。思考促迫とは，さまざまな観念が次々に頭に浮かび自分ではそれを抑えられないと感じることをいう。一方，自生思考とは，とりとめもない考えが次から次へと浮かんでいくことをいう。どちらも患者にとっては自分で制御できないものではあるが，自己所属感はある。このような思考促迫や自生思考は強迫症状と似ているところもあるが，統合失調症の場合は徐々に自己所属感が失われ，自我障害，次いで作為体験（させられ体験）などへと進展していく（**表**）。したがって強迫症と統合失調症の強迫症状との鑑別は，この自己所属感の有無ということになる。

　DSM-5 では，病識が欠如した妄想的な信念を伴う強迫症状が強迫症に伴ってもよいということになった。また統合失調症と強迫症の併存診断も可能となっている。そのため，DSM-5 の診断基準を形式的に厳守すると，強迫症と強迫症状を伴う統合失調症の区別がむずかしくなってしまいがちである。

3　今後の治療方針

　一般に強迫症であれば，治療は曝露反応妨害法などの認知行動療法と SSRI による薬物療法が基本になる。一方，統合失調症に伴う強迫症状に対する SSRI の有効性については，高いエビデンスレベルを持つ臨床研究はないものの，抗精神病薬との併用がある程度有効であると考えられうる[8]。またこのとき，認知行動療法は精神病症状を悪化させることなく安全かつ有効であるという総説[9]がある。しかしわが国の臨床場面では統合失調症の強迫症状に対する認知行動療法の施行は容易ではないであろう。

20. 強迫症から統合失調症への発展

4 その後の治療経過と最終診断

　抗精神病薬は精神症症状の一部に有効であったが，SSRI を併用投与しても強迫症状に対しては効果に乏しい状態である。本人は従前から服用しているブロマゼパムが対人緊張を緩和するといい，外出時に屯用している。

　最終診断名は妄想型の統合失調症とするが，DSM-5 の診断方法にならえば，不潔恐怖や確認強迫などは統合失調症の症状とは直接関係しない（DSM-5 の本文にあるように「統合失調症の症状では強迫症をうまく説明できない」）ので，統合失調症と強迫症の併存となるかもしれない。

Take Home Message

・強迫症状で初発し，当初は強迫症とみられていても，統合失調症に発展していくことはときにみられる
・強迫症状が洞察を欠き，また被害妄想的なニュアンスを伴っているときには統合失調症への発展を疑う
・強迫症状において自己所属感が失われていく場合は，統合失調症の発症を警戒すべきである

第 2 世代抗精神病薬が強迫症状を誘発・悪化させる

統合失調症の強迫症状はクロザピン，オランザピン，リスペリドンなどの第 2 世代抗精神病薬によって新たに誘発されたり，悪化したりすることが報告されている。しかし，最近米国 FDA の副作用報告をまとめた論文では，アリピプラゾールにもっとも出現しやすいという[10]。今後の検討が必要と思われる。

📖 本項をさらに知るための文献

強迫症の患者が統合失調症を発症するリスクについての疫学研究[11]
強迫症状を伴う統合失調症の診断についての総説[12]

テーマ3　不安症・強迫症・解離症・衝動制御症との鑑別が必要な症例

Reference

1) Swets M, Dekker J, van Emmerik-van Oortmerssen K, et al. : The obsessive compulsive spectrum in schizophrenia, a meta-analysis and meta-regression exploring prevalence rates. Schizophr Res **152** : 458-468, 2014

2) Niendam TA, Berzak J, Cannon TD, et al. : Obsessive compulsive symptoms in the psychosis prodrome : correlates of clinical and functional outcome. Schizophr Res **108** : 170-175, 2009

3) Devi S, Rao NP, Badamath S, et al. : Prevalence and clinical correlates of obsessive-compulsive disorder in schizophrenia. Compr Psychiatry **56** : 141-148, 2015

4) Oulis P, Konstantakopoulos G, Lykouras L, et al. : Differential diagnosis of obsessive-compulsive symptoms from delusions in schizophrenia : a phenomenological approach. World J Psychiatry **3** : 50-56, 2013

5) Meier SM, Petersen L, Pedersen MG, et al. : Obsessive-compulsive disorder as a risk factor for schizophrenia : a nationwide study. JAMA Psychiatry **71** : 1215-1221, 2014

6) Cheng YF, Chen VC, Yang YH, et al. : Risk of schizophrenia among people with obsessive-compulsive disorder : a nationwide population-based cohort study. Schizophr Res **209** : 58-63, 2019

7) Chen MH, Tsai SJ, Liang CS, et al. : Diagnostic progression to schizophrenia in 35,255 patients with obsessive-compulsive disorder : a longitudinal follow-up study. Eur Arch Psychiatry Clin Neurosci **273** : 541-551, 2022

8) 仙波純一：精神科薬物療法ガイドラインの限界：ガイドラインのない薬物療法をどうすべきか. 臨床精神薬理 **25**：599-608, 2022

9) Tundo A, Necci R : Cognitive-behavioural therapy for obsessive-compulsive disorder co-occurring with psychosis : systematic review of evidence. World J Psychiatry **6** : 449-455, 2016

10) Burk BG, DiGiacomo T, Polancich S, et al. : Antipsychotics and obsessive-compulsive disorder/obsessive-compulsive symptoms : a pharmacovigilance study of the FDA adverse event reporting system. Acta Psychiatr Scand **148** : 32-46, 2023

11) Tezenas du Montcel C, Pelissolo A, Schurhoff F, et al. : Obsessive-Compulsive Symptoms in Schizophrenia : an Up-To-Date Review of Literature. Curr Psychiatry Rep **21** : 64, 2019

12) 飯倉康郎：行動嗜癖・こだわりの行動―強迫性障害・依存・常同行動をどのように診るか―統合失調症の強迫症状. 臨床精神医学 **49**：1791-1796, 2020

21. 高齢者の身体症状症が前駆した
レビー小体型認知症

―高齢で初発した抑うつや不安症状は認知症への
危険因子―

KEY WORDS　身体症状症，うつ病，レビー小体型認知症

症例の提示

　初診時70歳の男性。心気症を疑われて内科クリニックからA精神科クリニックに紹介されてきた。大学を中退して家業の商店を継ぎ，25歳で結婚しそのまま60歳代半ばまで仕事を続けていた。子どもたちはすでに独立し，妻との2人暮らしである。学生時代は体育会系であったといい，長身でがっちりした体格である。妻によると，「いままでは頑丈なからだを自慢するような人で，めったに病院などへは行かない人であった」という。「口が渇く，息が切れる，緊張すると声がかすれる，眠れない」などという訴えで，すでに数ヵ所の内科クリニックを頻回に受診していた。Aクリニックでは身体症状症と診断され，抗不安薬と睡眠薬による薬物療法が開始された。しかし身体の異常を感じるとすぐに内科に行き治療を求めるという行動は，頻度は減ったものの続いていた。一方でAクリニックの受診は不規則であった。

　72歳ごろになると，物忘れが多いという自覚が強くなり，認知症を盛んに気にして認知症の評価を執拗に求めるようになった。しかし家族によれば物忘れによる生活上の問題はみられないとのことであった。認知機能の評価と脳画像検査を行ったところ，脳MRIでは年齢相応の萎縮で，長谷川式簡易知能評価スケール（HDS-R）は27点であった。半年後にもまた本人の希望でHDS-Rを再検するが29点であった。内科クリニックへの頻回な受診はなくなったものの，身体疾患や認知症に罹患することへの不安を訴えることが続いていた。

　75歳のころになるとHDS-Rは23点と低下していたが，遅延再生はさほど障害されていなかった。しかし妻からは本人が時々何の話をしているのかわからなくなるといわれるようになった。この時点で軽度認知障害と診断されたが，その後受診は一時途絶えた。

　77歳で2年ぶりに受診した時点で担当医が変更となった。診察室に入室するときに前屈した姿勢で小刻みな歩行が見られた。簡単な神経学的検

査を行ったところ，両上肢の軽度の固縮，姿勢反射低下などのパーキンソン症状が見られた。HDS-R は 18 点と低下していた。

診断のポイント

● 高齢初発のうつ病や不安症では，その後の認知症発症リスクが高まる
● レビー小体型認知症では記憶障害が明らかになる数年前から不安や抑うつ症状が出現することがある

1 症例について

1）まず何を考えたか

家族によるとパーキンソン症状は受診していない間に徐々に進んでいたようである。軽度認知障害と診断されたときにはアルツハイマー病によるものと考えられていたようであるが，記銘力障害の進行は緩徐であった。今回の時点ではレビー小体型認知症が強く疑われた。

2）さらに診療を進めてわかったこと

脳画像診断を進めることにした。MIBG 心筋シンチグラフィーを行ったところ，取り込み低下が見られ，パーキンソン病やレビー小体型認知症が強く疑われた。その後徐々に夜間の徘徊，尿失禁，人や虫の幻視なども出現し（妻が知らない男と出かけているのを目撃した，虫がいるといってタンスの中のものをすべて引っ張り出してしまうなど），この時点でレビー小体型認知症に診断名が確定され，ドネペジルの投与が開始された。パーキンソン症状はレボドパの投与により一時的に軽快した。

78 歳になると，話には一貫性がなくコミュニケーションがとりづらくなり，日中の活動性は低下していった。易怒性が目立つようになり，意識レベルの変動や幻の同居人（家の中に他人が住んでいる），夜間の異常行動（家を出ようとするので止める妻に暴力を振るう）などの症状も出現している。HDS-R は 17 点と低下している。

2 症例の説明

レビー小体型認知症ではその特徴的な症状が揃う前に多彩な精神身体症状が訴えられる。精神科では，うつ病，身体症状症，あるいは晩発性の統合失調症と診断され，そののち幻視やパーキンソン症状，レム睡眠行動障害

21. 高齢者の身体症状症が前駆したレビー小体型認知症

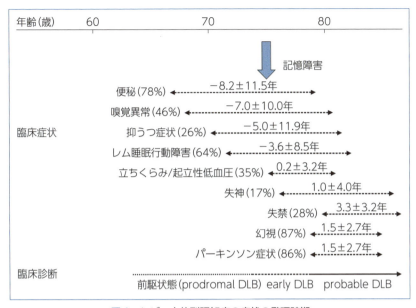

図1 レビー小体型認知症の症状の発現時期
(藤城弘樹ほか：レビー小体型認知症の分類・病期と診断. 老年精神医学雑誌 22：1297-1307, 2011[1]より改変引用)

（rapid eye movement sleep behavior disorder：RBD）などの中核症状が発現し，最終的にレビー小体型認知症に診断が変更されることはよく見られる。特に前駆する精神疾患としては，精神症の特徴を伴う大うつ病や妄想症などが多いとされる[2]。身体症状症と診断されるいわゆる「不定愁訴」のなかにも，レビー小体型認知症の自律神経症状（便秘，起立性低血圧，尿失禁）が含まれている可能性がある。本症例でも高齢になってからの身体症状症であり，青年期にはまったく心気的な傾向のなかったという点で身体症状症としては典型的ではない。イタリアのコホート研究[3]ではレビー小体型認知症と診断される前に，12％の患者が身体表現性障害を併存しており，その症状のうちでは心気症，麻痺などの運動症状，身体あちこちの痛みなどを訴えるものが多かったという。図1にはレビー小体型認知症の初発症状をあげておく[1]。また図2には物忘れ外来を初診したレビー小体型認知症患者で見られた初発症状を示した[4]。

また本症例とは異なるが，うつ病もレビー小体型認知症の前駆症状としてよく見られることは広く知られている[4,5]。レビー小体型認知症に移行した群と非移行群で，前駆したうつ病の特徴を調べたところ，激越，妄想症状，

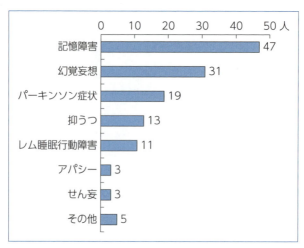

図2 熊本大学病院神経精神科物忘れ外来を初診したレビー小体型認知症患者連続116例の初発症状

「その他」には，幻視以外の幻覚妄想，会話が通じない（言語障害），自律神経障害，身体愁訴などが含まれる。
(橋本 衛：非典型例のレビー小体型認知症の鑑別診断のポイント．老年精神医学雑誌31：926-934，2020[4])より改変引用）

現実感喪失・離人症，精神運動抑制，心気症，病識欠如などが移行群で多く，さらに抗精神病薬，抗うつ薬，抗不安薬に過敏性のある患者が多かったという[2]。

このように高齢者の精神疾患を見たときに，非典型的であればレビー小体型認知症への移行を警戒すべきであろう。このときにはレビー小体型認知症で初期から見られやすい注意，遂行機能，視空間認知などの認知機能を特に注意して評価する。本症例でも軽度認知障害と診断されたときに，より注意障害や視空間認知などの障害に注目すべきであったかもしれない[5]。薬物に対する過敏性や自律神経障害などの支持的特徴の有無も確認する。当然診察時の表情や話し方，歩行や動作などに注目して，パーキンソン症状の有無も定期的に確認することになる。もちろんMIBG心筋シンチグラフィーやDAT-SPECTなどの核医学的検査も機会を見て実施する。このように多面的な視点で注意深く経過観察をしていく必要があるであろう。

3 今後の治療方針

レビー小体型認知症と診断してアリセプトを継続中である。その後夜間の

異常行動が増悪したために患者家族の同意を得たうえで少量のクエチアピンを就寝前に追加投与した。パーキンソン症状の悪化に対しては少量のレボドパで対応している。

4 その後の治療経過と最終診断

最終診断としてはレビー小体型認知症である。身体症状症が前駆していたが，一部の症状（口渇など）はレビー小体型認知症の自律神経症状が出現し始めており，それらに対する不安に基づく行動であったと解釈できるかもしれない。

Take Home Message

- 不安や抑うつ，幻覚や妄想などの精神病症状などで初発した高齢者では，レビー小体型認知症への移行に注意する
- レビー小体型認知症の神経学的な初期症状として，レム睡眠行動障害，自律神経症状（便秘や失神），嗅覚低下などがあり，これらの症状の出現を継続的に確認していく
- 強く疑われるときには脳画像検査などを適宜行う

認知症と老年期うつ病の鑑別

一般に，レビー小体型認知症やアルツハイマー病の抑うつ症状と，老年期うつ病を症状だけから鑑別することは困難といわれている[6]。ただし，幻視やレム睡眠行動障害はレビー小体型認知症に特徴的なので重要な鑑別点となりうる。当然，MIBG心筋シンチグラフィーやDAT-SPECT，脳血流SPECTなどの画像診断も鑑別には有用である。

📖 Reference

1) 藤城弘樹, 千葉悠平, 井関栄三：レビー小体型認知症の分類・病期と診断. 老年精神医学雑誌 22：1297-1307, 2011
2) 高橋 晶, 水上勝義, 朝田 隆：初期像の臨床的特徴から レビー小体型認知症（DLB）の前駆症状, 初期症状. 老年精神医学雑誌 22：60-64, 2011
3) Onofrj M, Thomas A, Tiraboschi P, et al.：Updates on Somatoform Disor-

ders (SFMD) in Parkinson's Disease and Dementia with Lewy Bodies and discussion of phenomenology. J Neurol Sci **310** : 166-171, 2011

4) 橋本　衛：非典型例のレビー小体型認知症の鑑別診断のポイント．老年精神医学雑誌 **31** : 926-934，2020

5) Ferman TJ, Smith GE, Kantarci K, et al. : Nonamnestic mild cognitive impairment progresses to dementia with Lewy bodies. Neurology **81** : 2032-2038, 2013

6) 北沢麻衣子，井関栄三：レビー小体型認知症と「うつ」．老年精神医学雑誌 **25** : 47-52，2014

22. 心因性発熱とみられていた意図的な症状作成

―詐病と作為症はどう違うのか―

KEY WORDS 心因性発熱，作為症，詐病

症例の提示

15歳の女子中学生。実家は裕福な自営業。年の離れた兄2人は父親の仕事を手伝っている。末っ子の女子であった患者は甘やかして育てられたという。小学生高学年のころから頭痛や嘔気などを訴えてA総合病院小児科に頻回に受診していた。症状が重いと母親が強く入院を希望するため，数日単位の入院を繰り返していた。小児科病棟では有名な患者として扱われていたようである。今回は38℃台の発熱が続くために入院となった。炎症反応が見られたために感染部位を調べたところ，尿路感染症であることがわかった。さらに尿道の先天性の形成異常が発見され，それにより感染を起こしやすくなっていることが判明した。抗菌薬の投与により速やかに発熱は治まったが，いざ退院となると再び発熱することを繰り返し，退院はずるずると延期された。病気による欠席が多かったので，退院しても中学校には登校したくないと訴えていた。発熱の原因は見つからず，小児科から，退院後に登校しなければならないという「ストレスによる心因性発熱」の可能性はないかと精神科に診察依頼があった。

診断のポイント

- 詐病（malingering）と作為症〔旧訳語では虚偽性障害（factitious disorder）〕の違いを知る
- どちらも意図的に症状を作り上げるが，詐病では外的な利得が明らかである

1 症例について

1）まず何を考えたか

　心因性発熱は身体疾患を除外できることが条件なので，まずこの診断の当否はさておき，本人のストレス状況がどのようなものかを確認する必要があると考えた。

2）さらに診療を進めてわかったこと

　精神科では面接を数回にわたってゆっくりと行っていった。子どものころから病弱で母親からは腫れ物に触るように扱われたこと，それが逆にうっとうしくつい反抗的になってしまうこと，一方父親や兄たちは家業に忙しく自分に無関心であることなどが語られた。今までの生活や家庭状況が複雑であることが推測された。発熱のないときには，病棟の小児患者と屈託なく遊ぶ様子が見られていた。しかし，発熱すると不機嫌になり，面会の母親に怒りをぶつける一方で，甘えるなど密着した様子も見せていた。

3）その後わかったこと

　あるとき，看護師がベッド脇のゴミ箱に血液のついた本人のハンカチーフが捨ててあるのを発見した。その翌朝から急に発熱が始まった。病棟スタッフからは不潔なハンカチチーフで尿道をこすっていることが疑われた。

2 症例の説明

1）作為症と詐病

　確定はできないが，おそらく意図的に感染を誘発しているのであろうと考えられた。実際に点滴の接続部や刺入部を汚染させたりすることで感染や発熱を引き起こす患者はしばしば臨床でも経験されるであろう。このような場合は作為症や詐病が考えられる。両者の違いを述べると，一般に詐病の場合は何らかの経済的な利得や困難な状況（逮捕や拘禁）から回避し，何らかの「外的な報酬や利得」を得ようとしていることが認められる（ちなみに詐病は医学でいう「病名」ではない）。一方，作為症は病気の症状を意図的に作り上げるのは詐病と同じであっても，「病人として周囲から大切にされたい」という疾病利得を特徴としている。作為症の患者は時には自ら作り上げた症状に対する医療的な行為（検査や治療）の危険性や苦痛を顧みないように見える。その背後にはケアされることへの願望，想像上の過ちに対する自己処罰，過去のトラウマを克服する願望，患者だった近親者と同一化する願望などがあ

22. 心因性発熱とみられていた意図的な症状作成

るとされる[1]。

　しかしこの両者の区別は必ずしも明確にならないことがある。例えば，詐病では明らかな外的利得が存在するように見えるとしても，もし患者自身がそれを意識していなければ作為症となる。患者がどこまで意識的に症状を産出しているかは外から判断することはしばしば困難である。表に作為症，詐病，身体症状（表の病名は ICD-10 によっているので，それぞれ，虚偽性障害，詐病，身体表現性障害などとされている）のそれぞれの特徴と比較を示した。

2) いわゆる「心因性発熱」

　小児科から鑑別を依頼された「心因性発熱」については，おそらく心身症としての扱いになるためか，精神医学的な論考に乏しい。一般的には心因性発熱は急性・慢性の心理社会的ストレス反応として生じる高体温をいう。岡[2]によれば心因性発熱にはいくつかのサブタイプが存在するという。①普段は平熱であるが，明らかなストレスに応じて急激に高体温になるもの（小児に多い）。②慢性ストレス状況下で微熱が持続し，ストレス状況が改善した後も平熱化しないもの。③両者の併存（成人に多い）。機序としては心理的ストレスが直接脳内の副腎皮質刺激ホルモン放出ホルモンやノルアドレナリン神経系を活性化して交感神経活動が亢進し，それにより体温が上昇するという説が提唱されている[3]。

3　今後の治療方針

　虚偽の事実に直面化させたり，拙速に未熟なパーソナリティや自己愛などについて精神病理学的な分析を行ったりしても，患者は他の施設にいってしまうだけに終わるであろう。患者に対する陰性感情や逆転移に留意しながら，適切な診断と管理を行い，複雑化や重症化しないことを目指すこととした。

　話は中立的に聞いていく，何にどう困っているかを話題の中心にする，矛盾点や非論理性をすぐに指摘しないなどが重要であろう。自己誘発性については，「直接にはいわれないが主治医にはわかっているらしい」と本人が思うくらいの穏やかな直面化がよいとされている。

4　その後の治療経過と最終診断

　本症例では，意識的であれあるいは無意識的であれ，病者としての役割や

テーマ3　不安症・強迫症・解離症・衝動制御症との鑑別が必要な症例

表　虚偽性障害（作為症），詐病/誇張，さらに機能性，解離性，および身体表現性障害の
　　特徴

病名	記述		例
虚偽性障害 (ICD-10 F68.1)	病気の役割を引き受けるために，意図的に症状を装ったり作ったりする -生命を脅かすようになり，嗜癖の特性を帯びることがある -解離状態にあることもある（解離症と重複する可能性がある）		多彩な病歴や自己誘発性の所見を伴う入院を繰り返す （例：早期のトラウマ化や医療制度に対する復讐心に関連している）
	自傷行為	重大で，緊急の医療介入を必要とすることが多い	
	症状の作成	意図的，秘密主義的	
	動機	無意識的；外的利得がない，または明らかに背景にある	
	変化への意欲	低い〜両価的	
	客観的な所見	異常，時に不一致	
	併存症	重大な身体的・心理的併存症	
詐病/誇張 (ICD-10 Z76.5)	目的を持った，意図的な見せかけあるいは誇張された表出で，ごくまれに症状の発生を伴うこともある -苦しみを伴わない；主観的体験が訴えている症状と一致しない -通常，診察の場以外ではもはや症状がない		一過性の言語障害，包帯を巻いた四肢，足を引きずる，痛みの誇張的な表現，小さな傷 （例：就労不能，痛みや苦悩に対する損害賠償，年金，拘留猶予を希望する場合など）
	自傷行為	ない，または軽度	
	症状の作成	故意，見せかけ	
	動機	意識的，外的誘因が明確に認識できるもの	
	変化への意欲	ない，またはほとんどない	
	客観的な所見	正常；悪化したとしても，限られた程度に留まる	
	併存症	通常は低い	

22. 心因性発熱とみられていた意図的な症状作成

表 虚偽性障害（作為症），詐病/誇張，さらに機能性，解離性，および身体表現性障害の特徴（つづき）

病名	記述		例
機能性/解離性/身体表現性/身体苦痛性障害 (ICD-10 F44.-/F45.-)	十分には特定できない症状による実際の悩みや苦痛 -検査場面以外でも存在する -生活の重要な部分が一貫して損なわれている		めまい，痛み，消化不良，疲労，感覚障害，麻痺，発作（例：ストレスや葛藤の多い状況下や，不安で集中した自己観察や期待によるものなど）
	自傷行為	ない，または軽度	
	症状の作成	意図的でない	
	動機	無意識的；外的な利得がない，または明らかに背景にある	
	変化への意欲	圧倒的に高い	
	客観的な所見	ほとんど正常	
	併存症	重大な精神的および身体的にもありうる併存症	

注：原文は ICD-10 に準じているので，病名は DSM-5 の訳語と異なっていることがある
（Hausteiner-Wiehle C, et al.：Dtsch Arztebl Int 117：452-459, 2020[4]より改変引用）

周囲からの同情や援助を求めていることは考えられるが，経済などの現実的な利益を求めているわけではないので詐病とはいえない。したがって，DSM-5 では「作為症，自らに負わせる，反復エピソード」の診断となる。

Take Home Message

・症状を自ら作り上げるという点で作為症と詐病は似ている
・しかし，詐病では経済的な利益などの外的利得が明らかである
・自己誘発性については厳しい直面化は避ける

ミュンヒハウゼン症候群

作為症の亜型としてミュンヒハウゼン症候群がある。通常，次のような特徴を有している[5]。①入院が必要なほどの症状を訴え，劇的な病歴を語り，いくつもの病院を渡り歩いている。②生活史に不審な点が多い。③病気の経過が非定型で予測した経過をとらない。④医師の助言や勧告に従わない。⑤疾病を騙ることによる外的な利益は認められない。患者には「病者の役割」に向けられた同情や関心以外のどのような利得も認められない点が最大の特徴である。

📖 本項をさらに知るための文献

詐病と作為症についての広汎な総説 [5,6]

📖 Reference

1) 木崎英介：うそと脳 虚偽性障害と詐病．臨床精神医学 **38**：1565-1571, 2009
2) 岡　孝和：心因性発熱と詐熱．臨牀と研究 **90**：1085-1088, 2013
3) 岡　孝和：心因性発熱に関する最近の研究の発展—特に日本人研究者の貢献について—．心身医学 **61**：407-415, 2021
4) Hausteiner-Wiehle C, Hungerer S：Factitious Disorders in Everyday Clinical Practice. Dtsch Arztebl Int **117**：452-459, 2020
5) Bass C, Wade DT：Malingering and factitious disorder. Pract Neurol **19**：96-105, 2019
6) Bass C, Halligan P：Factitious disorders and malingering：challenges for clinical assessment and management. Lancet **383**：1422-1432, 2014

めずらしい診断名のつく症例報告

23. ためこみ症
―ゴミの中で生活していても
本人はこれでよいという―

KEY WORDS　ためこみ症（hoarding disorder），強迫症

症例の提示

　生活保護を受けているひとり暮らしの50歳の男性が自宅で倒れていたとのことで，A総合病院に救急搬送されてきた．定期的に生活保護受給者を巡回している担当者が，自宅アパートの玄関で動けなくなっていた患者を発見して救急車を要請したとのことである．
　脱水と低栄養があり，臀部には褥瘡があることから，皮膚科に入院することになった．内科的な検索からは進行した慢性腎不全が見つかった．しかし，入院後2，3日で症状が安定すると，すぐに自宅に帰りたいといいはじめ，治療継続を勧める皮膚科担当医が困惑し精神科が往診することになった．精神科の診察時にはすでに退院要求を引っ込め，褥瘡がよくなるまでの治療継続を渋々受け入れていた．救急受診時には頭髪やひげは伸び放題であったというが，往診時には看護師の働きかけによって身だしなみは整えられており，ベッド上で時間を持て余していた．精神科診察は拒否せず，むしろ飄々とした対人接触が特徴であった．

診断のポイント

- ためこみ（hoarding）は実際の価値がないものを収集する行為を特徴としているが，強迫症のような自我違和性がない
- DSM-5では強迫症から「ためこみ症」が独立した病名とされた
- うつ病や不安症などの併存症が多く，総合的な治療が必要になる

1 症例について

1）まず何を考えたか

　精神症状としては明らかな抑うつや不安などは見られなかった。入院に至った経緯を反省する様子はなく，むしろ自宅にあるものが入院中に整理されてしまうことを心配していた。生活保護担当者によるいままでの経過や自宅の写真などを合わせ，DSM-5 でいうためこみ症が疑われた。ためこみが他の精神障害（強迫症，うつ病，認知症，統合失調症など）から生じているかを鑑別するためにさらに症状の経過を聞くこととした。

2）さらに診療を進めてわかったこと

　このような生活に至るまでの話を聞くと次のような生活史が熱心に語られた。

■本人は一人っ子で，父親は大企業の社員で大きな自宅で過ごしていた。母親は本人が小学生のころ亡くなったが，家事などはお手伝いがすべてしてくれていた。高校は地域の進学校に進んだ。このころ父親が再婚した。父親は再婚先の家に移り住み，本人は自宅に 1 人で残された。高校生のころから哲学書や美術書などを収集しはじめ，将来は美術評論家になろうと思っていた。しかし結局大学には進学せず，自宅で父親からの援助だけで生活していた。好きな読書をしながら本を収集していた。このとき実家でも本などの整理ができず，ものが多かった。本人が 45 歳ごろに父親が死亡した。すると自宅は「遺産相続で後妻に盗られ」，本人は追い出されてしまった。生活保護を受け今のアパートに移った。1 年前までは自分で食べ物を買ってきて生活していた。買ってきた古本やゴミとして廃棄されている本を集めて家で読んでいた。部屋にものが多くなり，自分の生活する空間が玄関だけになったので，そこで寝起きしていた。体調が悪化して動けなくなってからは「友人」が弁当をときどき持ってきてくれた。「動けるようになったので，またもとの家に戻りたい。家にあるものはゴミではない。また読んだり使ったりするかもしれないものなので絶対に捨てないで欲しい」という。

　生活保護担当者によると，「引っ越し当初は部屋にゴミはなかったが，徐々に本や雑誌，それを詰め込んだ段ボール箱などが増えていって生活の空間がなくなっていた。1 年前からは患者は玄関に丸椅子を数個並べて寝台代わりにしていた。トイレへの道がゴミでふさがったためかここ 2，3 週は用便は

23. ためこみ症

そこで済ましていたようだ」という。

2 症例の説明

ためこみ（hoarding）とは，ためたいという衝動や捨てることへの苦痛のために，実際の価値がないにもかかわらず，ものをためこんでしまう行為をいう。ためこみにより生活空間が狭小化したり衛生上の問題が発生したりして，生活機能が著しく障害されてくると，ためこみ症として臨床的な問題となる。ためこみは強迫症の症状の一部としても見られ，DSM-IVでは強迫症の一部とされていた。しかしDSM-5では強迫スペクトラム内ではあるが強迫症からは独立した疾患とされるようになった。実際，強迫症では強迫症状は侵入的で自我違和的であるが，ためこみ症ではむしろ意図的にものを集めるという点で強迫症とは異なる点がある。またいわゆる収集癖とは，系統的かつ意図的に集める，日常生活を妨げないなどの点で異なる。したがって，ためこみ症の患者は自分の行動を不合理なものとは考えておらず，むしろためこんだものに対する情緒的な結びつきが強く，第三者が整理しようとするとそれに対して強く抵抗する。またいわゆる生ゴミや排泄物などを捨てずにため込んでしまうことは，狭義のためこみには見られない（**表**）。

ためこみ症の有病率は約2%といわれている[1]。ためこみ症の患者の特徴として，優柔不断，完全癖，引き延ばし，無秩序，注意の転導性などが見られる。ためこみは10歳代ごろから始まり，30歳代で臨床的な障害として出現しはじめ，高齢でさらに悪化する。多くの場合，離婚や近親者の死亡などの心理的な負荷がためこみを開始する誘因となる。

併存症は気分症や不安症（全般不安症や社交不安症など），強迫症，ADHDなどが多いとされている[2,3]。最近のメタアナリシスではうつ病（major depressive disorder）の併存が62%，ADHDが32%とされている[4]。わが国での研究でもうつ病との併存は56.7%，ADHDでは26.7%とされている[5]。認知症や身体疾患（脳損傷，プラダー・ウィリ症候群など）でもためこみは見られるが，これらは一般にはためこみ症に含めない。統合失調症でも妄想や陰性症状などに基づいている場合はためこみ症とはしない。

3 今後の治療方針

ためこみ症に対しては認知行動療法が第1選択とされている[6]。薬物療法としてはエビデンスレベルは低いものの，強迫症の治療に準じてSSRIが使われている[7]。わが国の現状で認知行動療法をすぐに利用することは難しく，

テーマ3　不安症・強迫症・解離症・衝動制御症との鑑別が必要な症例

表　強迫的ためこみと強迫症の相違点

	強迫症	強迫的ためこみ
強迫症の診断の有無	・あり	・併存する可能性はある（約20%の症例） ・気分症や不安症の頻度が高い
DSM-Ⅳ-TRにおける強迫観念の有無	・あり，ほとんどの場合 ・侵入的な考えやイメージ，あるいはそれに抵抗する衝動性がある	・大切なものを失うことへの恐怖は強迫観念と似ていることがある ・侵入的な考えやイメージ，あるいはそれに抵抗する衝動性がない ・所有物を捨てなければならない状況に直面したとき，強い苦痛を感じる
臨床的に重大な強迫行為の有無	・あり，ほとんどの場合	・廃棄回避行動と獲得行動は機能的には強迫行為に類似していることがある
臨床的に重要なためこみの存在	・可能性はあるが，まれ（症例の約5%）	・いつもある。実用的または情緒的な理由によるためこみ
強迫性パーソナリティ症診断の有無	・約4分の1の症例で可能性がある	・約3分の1の症例で可能性がある。 ・強迫性以外のパーソナリティ症の存在がふつうである
内省	・さまざまだが，ほとんどの場合は良好	・乏しいことのほうが多い ・ためこみは自己親和的でありうる
助けを求める行動	・多くの患者が助けを求めるが，数年かかることもある	・ためこみを問題視していないため，助けを求めることに消極的であることが多い
問題の安定性	・症状は浮動性なことがある	・安定しているが時間を経るうちに悪化
有病率	・約2%	・約2～5%

原論文の出版当時はDSMはまだ第Ⅳ版であるため，「ためこみ症」ではなく「強迫的ためこみ」とされている。

（Mataix-Cols D, et al.：Depress Anxiety 27：556-572, 2010[8]）より改変引用）

本人の受診意欲も必要となる。したがって実際には下記のような現実的な対応をとらざるを得ないかもしれない。

23. ためこみ症

4 その後の治療経過と最終診断

　本症例では今後の精神科的介入は拒否されたため，本人の渋々の同意を得て，家の入り口のところだけゴミを処分して蒲団を敷き，トイレまでの隙間も確保するということにした。訪問看護を導入して最低限の室内の整理を目指した。腎障害への治療は拒否した。

　最終診断は「ためこみ症，過剰収集を伴う，病識が欠如した・妄想的な信念を伴う」とする。本人は体調に無関心で，腎障害が徐々に進行し身体機能が低下したため，入院となる直前には玄関先での奇妙な生活となっていた。患者の独特の風変わりな思考や生活様式・希薄な対人関係などを見ると，併存症としてシゾイドパーソナリティ症や自閉スペクトラム症を考えるべきかもしれない。また陽性症状に乏しく陰性症状が残遺した統合失調症とみることも可能かもしれない。しかし生活史に関する客観的な情報は得られず，現時点では統合失調症とは診断できない。さらに明らかな不安や抑うつ症状もなく，うつ病や不安症などによる二次的なためこみは否定的であった。

Take Home Message

・一見して無価値とみえるものを捨てられずにため込んでしまう「ためこみ症」が強迫症の関連症群として存在する
・ゴミの収集が見られる精神疾患からの鑑別を行い，うつ病や統合失調症などによる二次的なため込みを否定する
・認知行動療法が第1選択とされるが，生活環境の整備を含めた現実的な対応を考慮する

📖 **本項をさらに知るための文献**

最近の英文の総説[9]
（海外の症例はわが国とは事情が異なるかもしれないが参考となるであろう）

📖 **Reference**

1) Postlethwaite A, Kellett S, Mataix-Cols D：Prevalence of Hoarding Disorder：A systematic review and meta-analysis. J Affect Disord **256**：309–316, 2019
2) Frost RO, Steketee G, Tolin DF：Comorbidity in hoarding disorder.

Depress Anxiety **28** : 876-884, 2011

3) Tolin DF, Villavicencio A : Inattention, but not OCD, predicts the core features of hoarding disorder. Behav Res Ther **49** : 120-125, 2011

4) Sordo Vieira L, Guastello A, Nguyen B, et al. : Identifying psychiatric and neurological comorbidities associated with hoarding disorder through network analysis. J Psychiatr Res **156** : 16-24, 2022

5) Kuwano M, Nakao T, Yonemoto K, et al. : Clinical characteristics of hoarding disorder in Japanese patients. Heliyon **6** : e03527, 2020

6) Rodgers N, McDonald S, Wootton BM : Cognitive behavioral therapy for hoarding disorder : An updated meta-analysis. J Affect Disord **290** : 128-135, 2021

7) 松尾　陽, 中尾智博：ためこみ症の病態とその治療. 臨床精神薬理 **26** : 771-778, 2023

8) Mataix-Cols D, Frost RO, Pertusa A, et al. : Hoarding disorder : a new diagnosis for DSM-V? Depress Anxiety **27** : 556-572, 2010

9) Davidson EJ, Dozier ME, Pittman JOE, et al. : Recent Advances in Research on Hoarding. Curr Psychiatry Rep **21** : 91, 2019

めずらしい診断名のつく症例報告

24. 間欠爆発症
―衝動や攻撃性の制御障害―

KEY WORDS 間欠爆発症，攻撃性，衝動制御

症例の提示

　22歳の女性が母親に連れてこられてA精神科クリニックを受診した。母親によるとしばしば家で大暴れするので，そのときになんとかおとなしくさせる薬はないかという。本人の両親は幼少時期に離婚し，現在は会社の独身寮で住み込みの寮母をしている母親と2人で住んでいる。本人は小学生のころから軽度の知的障害を指摘されており，小中学校と行動上の大きな問題は起こさなかったが，仲間から馬鹿にされたりいじめられたりしていたようである。中学卒業後に工場でアルバイトをごく短期間したほかは就業はしていない。家では好きな歌手のテレビを見ることが好きで，毎日その歌手の「追っかけ」をするために出かけている。母親は知的障害がある娘なのでしょうがないと考えて，本人の好きなままにしていた。

　18歳ころから週に1，2回突然かんしゃくを起こして不機嫌になり，身近なものを放り投げて壊すことが始まった。20歳ごろからは年に数回，母親にはなぜ怒り出すのかわからないくらいの些細な理由で，突然大暴れするようになった。大声を上げて，家にある本や食器，置物などを手にしては壁に投げつけて壊し，制止しようとして母親がけがをしたこともあった。年に1，2回は大爆発となり，部屋のものはほとんど投げ飛ばされてしまうという。あるときは窓から投げ捨てたものが通行人に当たりそうになって警察沙汰になったことがある。このような大暴れは30分くらい続き急速に収まる。その後は何事もなかったような顔をしておとなしくなる。母親によると，謝る様子は見せるが，ほとんど反省していないようだという。

　診察時に本人にこの爆発について聞いても，微笑むばかりで深く考え込む様子はなかった。食欲や睡眠に問題はなく，明らかな抑うつ症状や不安は感じられなかった。

> ### 診断のポイント
> ●衝動制御の障害では，衝動的な言葉や身体による攻撃性が頻回に出現する
> ●時に爆発的な衝動性がエピソード的に出現する
> ●間欠爆発症以外にも他の精神疾患で出現することがある

1 症例について

1）まず何を考えたか

　統合失調症，躁病，パーソナリティ症などは経過から見て否定的である。てんかん発作後のもうろう状態も考慮したが，母親の観察ではてんかん発作は見られていないうえに，衝動時の記憶はあるとみられる。衝動制御の障害による症状と思われたが，神経発達症の可能性を除外する必要があると考えた。

2）さらに診察・治療を進めてわかったこと

　小児期の病歴を詳しく母親から聞きとったところ，軽度の知的発達症は確認できたものの，ADHD や自閉スペクトラム症は否定的であった。また爆発を起こす誘因は母親から見れば些細なもので，爆発の激しさに比べてまったく不釣り合いであった。したがって間欠爆発症と診断された。

2 症例の説明

　間欠爆発症とは突然に衝動的で攻撃的爆発が間欠的に生じることを特徴としている。本人はこの爆発を抑えられず，その程度は誘因になったストレスに不釣り合いなくらい激しい。DSM-5 では行動爆発として，言語面での攻撃性と，所有物の破壊や動物や他人の負傷に関係する攻撃をあげている。爆発は前駆する怒りを伴わず，突然生じ持続は通常 30 分以内である。DSM-5 の診断基準として爆発の頻度は，軽症のタイプ（攻撃性はものを壊したり人を傷つけたりするほどではない）は平均して週 2 回，重症のタイプ（ものだけでなく人を負傷させたりするほどのもの）は 1 年で 3 回としている。米国では有病率は 5.4〜6.9％と推測され[1]，日本での生涯有病率と 12 ヵ月有病率は各々 2.1％と 0.7％である[2]。

　間欠爆発症診断の除外基準として，行動爆発は他の精神障害によって直接生じたものはではないとされる。しかし，わが国での調査[2]では，アルコール乱用，うつ病，双極症II型，気分変調症，特定の恐怖症，全般不安症，社

交不安症などが 10〜20％に併存することが示されている。海外の報告でも，双極症，うつ病，不安症，物質乱用，PTSD などと併存することが多いとされる[3]。DSM-5 の診断基準では，ADHD や自閉スペクトラム症であっても，これらで通常見られる「かんしゃく」以上のものであれば，間欠爆発症と診断してよいことになっている。

3　今後の治療方針

　患者本人も家族も，このような行動に対して精神医学的な疾患というよりも，本人の性格から来ているものと考えやすい。したがって内面の不安や攻撃性が爆発するのではなく，感情の表出が病的に障害されていると説明する必要がある。併存する精神疾患があれば，それについての説明も重要である。

　間欠爆発症の対処法としては薬物療法と認知行動療法の併用が最善とされる[1,4]。薬物療法はあくまでも本人の衝動制御を助けることを目標としている。二次的に生じた間欠爆発症の症状の場合は，当然もとの障害の治療が優先される。

　薬物療法としては SSRI である fluoxetine や気分安定薬としての oxcarbaze-pine が有効であったという報告はあるが[5]，いずれもわが国では使用できない。本人や家族と相談の上，わが国で利用できる SSRI を試みてもよいかもしれない。しかしその場合，どれくらい継続すればよいかというデータはないので，おそらく 1 年以上維持療法を続け，残遺症状，併存症，攻撃爆発の頻度などを総合的に勘案して，投与量の減量や中止を決定すべきであろう。

4　その後の治療経過と最終診断

　最終診断としては，「軽度知的発達症を伴う間欠爆発症」とした。

Take Home Message

- 言葉や身体による爆発的な攻撃性が頻回に見られる時には間欠爆発症を考慮する
- 成人では統合失調症，うつ病，躁病，パーソナリティ症，アルコール使用症などとの鑑別が必要である
- ADHD や自閉スペクトラム症でよく見られる「かんしゃく」との鑑別も必要

うつ病の衝動制御障害

間欠爆発症だけでなく衝動制御の障害（リスクの高い行動，衝動性，乏しい内省，情動不安定など）は，躁病だけでなくうつ病でも高い頻度で生じやすいとされる[6]。

本項をさらに知るための文献

総説として[1]
わが国の総説[7]

Reference

1) Coccaro EF：Intermittent explosive disorder as a disorder of impulsive aggression for DSM-5. Am J Psychiatry **169**：577-588, 2012
2) Yoshimasu K, Kawakami N, Group W-JS：Epidemiological aspects of intermittent explosive disorder in Japan；prevalence and psychosocial comorbidity：findings from the World Mental Health Japan Survey 2002-2006. Psychiatry Res **186**：384-389, 2011
3) Coccaro EF：Psychiatric comorbidity in Intermittent Explosive Disorder. J Psychiatr Res **118**：38-43, 2019
4) McCloskey MS, Chen EY, Olino TM, et al.：Cognitive-Behavioral Versus Supportive Psychotherapy for Intermittent Explosive Disorder：A Randomized Controlled Trial. Behav Ther **53**：1133-1146, 2022
5) Tahir T, Wong MM, Maaz M, et al.：Pharmacotherapy of impulse control disorders：a systematic review. Psychiatry Res **311**：114499, 2022
6) Karakus G, Tamam L：Impulse control disorder comorbidity among patients with bipolar I disorder. Compr Psychiatry **52**：378-385, 2011
7) 山下　洋：間欠爆発症. 精神医学症候群（第2版）Ⅱ—不安症から秩序破壊的・衝動制御・素行症まで—. 日本臨牀社，東京，p.494-498, 2017

めずらしい診断名のつく症例報告

25. 全生活史健忘
―自己の生活史だけ忘れるという特異な健忘―

KEY WORDS　全生活史健忘，解離症，一過性全健忘，詐病

症例の提示

　17歳の女子高校生が記憶をなくしたという主訴で家族と一緒にA精神科クリニックを初診した。家族によると次のような話である。

　2日前の日曜日の昼に，友達と会うといって自転車で近くの駅まで出かけていった。しばらくするとその友達から家に電話があり，待ち合わせ場所に来ていないがどうしたのかという。心配しているうちに警察から電話があった。駅近くのコンビニエンスストアの店員が，軒先で雨に濡れたまま立ちすくんでいた本人を見つけた。どうしたのかと聞いても「わからない」と繰り返すだけなので警察に連絡して保護されたとのことであった。持っていた学生証から本人と同定され，警察から自宅に連絡が来た。乗っていた自転車は店の駐車場においてあり，事故に遭ったような形跡はなかった。救急病院に連れて行き，血液検査や頭部CTを撮影したが異常はなかった。事件性はないと判断されそのまま自宅に連れて帰ったが，今までの記憶がまったく失われており，自分の名前や生年月日，家族の顔もわからないという。1日様子を見ても記憶が戻らないので受診した。

　本人は困惑したような表情であるが，さほど慌てる様子はない。「自分が何者かはわからないが，「家族」という人から写真を見せられ，娘だといわれているのでそうなのだろうと思う。自宅の記憶はないのに，どこに何があるかは自然にわかるのが不思議。しかし実感がない」という。「思い出せないことはすこし不安だが，しょうがない」といい，深刻に悩む様子はなかった。

　本人の学校の成績は中位でいままで非行歴などはない。きょうだいは兄と弟がいて仲はよい。ダンスのサークルに入っており友人もいる。卒業後は就職を考えていた。家族によれば最近特に変わったことはなく，なにかに悩んでいる様子もなかったという。

診断のポイント

●突然に自己の生活史だけを忘れてしまう病態があり，全生活史健忘とよばれる
●健忘をきたす脳器質疾患，解離性健忘，詐病などから鑑別する
●詐病との鑑別は急ぎすぎない

1 症例について

1）まず何を考えたか

　急激な健忘をきたす疾患として，表1の鑑別を行った。まず脳器質疾患の有無を早急に鑑別すべきであるが，緊急を要するような急性の脳外傷，脳血管障害，脳炎などは救急病院ですでに否定されていると考えた。一過性全健忘とするにはすでに1日以上経っていた。解離性健忘としての全生活史健忘や詐病が疑われた。しかし，家庭環境には特別問題がなさそうである。また今回のエピソードに関連するような何らかの心理的な外傷体験があったかは，現時点で確認できなかった。良好な治療関係を作ることを目標とし，詐病との鑑別（表2）を早急に行うことは避けた[1]。

表1　全生活史健忘の鑑別

・アルコール・他の乱用薬物・医薬品などの神経作用物質
　　アルコール長期使用によるウェルニッケ・コルサコフ症候群など
・てんかん
　　一過性てんかん性健忘 (transient epileptic amnesia, 1時間くらいで回復)
　　発作後のもうろう状態
・器質性の脳障害（外傷性脳損傷，脳血管障害，脳炎など）
　　意識障害の既往
　　他の認知機能障害や神経症状を伴う
　　多くは逆向性健忘で，長くても10年程度
　　全生活史を忘れることはない
・一過性全健忘 (transient global amnesia[2])
　　突然生じる前向性健忘
　　患者の困惑が強い
　　24時間以内に回復する
　　MRIで海馬に高信号が見られることもある
　　発作中の記憶は回復しない
・詐病
　　表2を参照

25. 全生活史健忘

表2 全生活史健忘と詐病との鑑別

1. 病前に虚言傾向，犯罪歴といった反社会的行動がない
2. 独特な病状変遷をたどる (山田ら[3]の提唱する特徴的経過が広く受け入れられる)
3. 意識的に他者を自己に有利に操作しようとする傾向が生活史上や治療中も認められない

(高橋祥友：精神神経学雑誌 91：260-293，1989[1]をもとに著者作成)

てんかんや脳器質性疾患をさらに否定するために，脳波と脳 MRI を施行した。脳波では異常がなく，MRI では右海馬周辺に軽度の萎縮が見られたが，臨床的に有意とはいえないとされた。WAIS では全 IQ95 であり下位項目にも大きなばらつきは見られなかった。

記憶が回復するときに本人が精神的に混乱する可能性もあると家族に伝え，しばらく定期的に通院してもらうこととした。

2) さらに診療を進めてわかったこと

通院中は次のように本人から語られた。

■ 数日経ってから高校に登校した。「友人と思われる人たち」からどうしてたのといわれた。本当は誰なのかわからなかったが，知っているふりをしてごまかした。学校の授業の内容はそのまま理解できた。家族がさかんに写真を持ってきて，過去の記憶を思い出させようとしている。見ると何か懐かしい感じを持つこともあるが，なぜなのかわからない。無理に思い出そうとは思わない。このまま記憶が戻らなくてもしようがないと思う。

2 症例の説明

全生活史健忘とはわが国で独自に発展し今でも広く用いられている疾病概念で，一般的および社会的知識は保たれているにも関わらず，自身の名前・生い立ち・過去の経歴など生活史全般にわたる記憶（いわゆる「自伝的記憶」）の多くを想起できない特異な健忘である。発症以前にたいする逆向性健忘が主で，前向性健忘はほとんどない（つまりエピソード以前の記憶はないが，それ以降現在までの記憶はある）。本人は記憶の喪失について関心を示さないことが少なくない。精神医学的には心理的な体験を契機とする解離性健忘の1つと見られている。

DSM-5 では解離性健忘の診断基準の注にあるように，「解離性健忘のほとんどが，特定の 1 つまたは複数の出来事についての限局的または選択的健忘，または同一性および生活史についての全般性健忘である」とある。このうちの後者がいわゆる全生活史健忘に相当することになる。

大矢[4]は，全生活史健忘を単純経過型と不安定経過型の 2 つに分けることを提唱している。単純経過型では，現実的な問題をきっかけとして発症し，それによって周囲の協力や理解が得られ，本人にとって有利な環境へとつながり記憶が回復する。一方，不安定経過型では，患者の内面の葛藤が発症に大きく関与しており，経過は複雑でより積極的な治療や配慮が必要となるという。

また全生活史健忘の経過については，山田らによる単純経過型と不安定経過型の分類がわが国ではよく使われている[3]。単純経過型では，順に意識障害期，無知受動期，記憶を取り戻す時期，情緒安定期，回復後の不機嫌抑うつ期と推移していくとされる。現実的に生じた差し迫った状況に反応（借金，異性関係など）して生じるために，トラブルからの保護やケースワークが必要となる。記憶回復は焦らずに，支持的精神療法が望ましいとされる。一方，不安定経過型では，健忘中や記憶を回復する時期に気分が動揺し，情緒が安定しなくなる。現実問題というよりも，自身の心的葛藤や幼少期の外傷体験が関係しており，治療としては本格的な精神療法が必要とされる。

3　今後の治療方針

全生活史健忘の治療では過去にはアモバルビタールやジアゼパム静注によるインタビューを用いた記憶の想起などもなされていたようであるが，症状の加工や自殺誘発の危険性があり，記憶の回復を急がないのが一般的である[1]。患者に安全な環境を保証した上で支持的精神療法を進めることとされている[1]。

4　その後の治療経過と最終診断

初診後半年を経過しても過去のことは思い出せないままであった。しかし徐々に現在の生活に慣れてきている。今は「過去のことを思い出せないのはしょうがない，家族もこれから新しくやっていけばよいといっている」といい，今後の生活に対しても強い不安などは訴えられなかった。新たな自己同一性を作りあげているようであった。このような経過を見れば，現実的な利益の獲得を目指す詐病は最終的には否定できるであろう。

急に過去を思い出した場合は受診するようにと伝えたうえで，本人や家族の希望で通院は終了となった。最終的に健忘をきたした「心因」の有無については不明のままであった。

最終診断としてはいわゆる「全生活史健忘」，DSM-5 では解離性健忘である。

Take Home Message

・全生活史健忘では他の健忘をきたす疾患と鑑別する必要がある
・とくに詐病が疑われる場合，鑑別は慎重に行う
・診断確定後は解離性健忘の一種と考え支持的な精神療法を継続する

📖 本項をさらに知るための文献

神経学や神経心理学的な立場からみた全生活史健忘についての総説[5,6]

📖 Reference

1) 高橋祥友：全生活史健忘の臨床的研究．精神神経学雑誌 **91**：260-293，1989
2) 浅井由佳，荻原朋美：過性全健忘．精神科治療学 **34**：23-25，2019
3) 山田　治，木村　駿：全生活史健忘の臨床研究．精神神経学雑誌 **66**：800-817，1964
4) 大矢　大：全生活史健忘の類型化とその治療的意義について．精神神経学雑誌 **94**：325-349，1992
5) 阿部修士，森　悦朗：全生活史健忘の意義―神経内科学の立場から―．Brain Medical **19**：148-153，2007
6) 大東祥孝，Paeksun P，山田真希子ほか：全生活史健忘の意義―精神医学の立場から―．Brain Medical **19**：139-147，2007

26. 摂食症の背後にある自閉スペクトラム症
―回避・制限性食物摂取症（ARFID）の併存？―

KEY WORDS 自閉スペクトラム症（ASD），摂食症，回避・制限性食物摂取症（ARFID）

症例の提示

　入院時20歳の男子大学生。極度の貧血のためA総合病院の血液内科に入院となった。主治医は，摂食に問題があるだけでなく，食習慣について患者と話をしようとしてもうまくコミュニケーションがとれずに困るとのことで，精神科に往診依頼がなされた。

　往診すると，顔面蒼白で背の高いやせた男性がベッド上で経済新聞を読んでいる。視線を合わせずに話し，なんとなく表情や動作がぎこちない。手元に株取引の本があるので聞いてみると，高校生のころから株の取引に興味があり，どうすれば儲けられるかをいつも株式の本を読んで研究しているという。しかし実際には株の売買はしていない。株取引についての話を一方的に語り，大学卒業後は自分の考えた株取引法で儲けるつもりという。一方，入院したことに対しては，貧血で失神しただけといい，やせていることに対しても心配する様子はなかった。貧血の原因は内科医での検査によると，摂食が不十分なために生じた鉄欠乏貧血とのことである。食事内容を聞くと，「いつもと同じ食事をしていただけ。もともとやせた体型で，とくにやせようと思ったりしたわけではない」という。しかし，病院食はほとんど残しており，母親が本人の好みの食事を持ってきていた。

診断のポイント

- 摂食症と自閉スペクトラム症（ASD）が併存することは少なくない
- ASDが疑われた場合は，現実生活で本人がどう考えどう行動しているかをいろいろな方面で具体的に聞いていくこと。発達歴の聴取は必須である
- DSM-5からやせ願望を示さない回避・制限性食物摂取症（ARFID）という病型が新設された

26. 摂食症の背後にある自閉スペクトラム症

1 症例について

1) まず何を考えたか

　やせ願望や身体イメージの障害のない男性の病的なやせである。典型的な神経性やせ症でないことは明らかである。独特の対人接触やこだわりの強さなどから自閉スペクトラム症（ASD）も疑われるところである。摂食の少ないことに何らかの心理的な理由がありそうである。詳しく摂食のパタンを探ることとした。そのためには母親からの情報収集が必要と考えた。

2) さらに診療を進めてわかったこと

　母親に話を聞くと次のような生活歴が判明した。

■ 幼少時から風変わりな子どもで，友人はほとんどなく，自分の好きなことだけに熱中していたという。いろいろなことにこだわりがあり，使うものや座る場所，生活の予定などはきちんと決められていて融通が利かない。中学高校の成績は中の上で大学に進学している。現在も友人はほとんどいない。いまは株取引の仕組みに興味があり，経済新聞や株取引の本を読み続けている。もともと強い偏食があり，母親が作ったラーメンと特定銘柄の煎餅以外は食べない。その煎餅の食感には強いこだわりがあり，またラーメンはスープに粒が入らないように濾さなければならない。母親は偏食の子どもとは思っていたものの，あえて矯正しようとまでは考えず，本人のいうままの食生活をさせていた。

2 症例の説明

1) ASD と摂食症の鑑別

　ASD にみられる興味や関心の幅の狭いこと，1 つのことに没頭して固執するという行動は，一見すると摂食症患者の食事や体重へのこだわりに類似している。しかし，この症例ではこだわりは摂食だけに留まらず，生活の広い領域で生じている。また，コミュニケーションは一方的であり，対人関係にも質的な障害も見られる。したがって ASD の可能性が高いと診断した。

　ASD の患者ではしばしば奇妙な食行動が見られ，それらは選択的摂取（限られた種類の食物しか食べない，たとえば特定の色のついた食べ物）や異食（普通は食べないものを食べる）などが見られる[1]。この症例では神経性やせ症の診断基準は満たさないが，選択的摂取という点は共通している。

　一般に摂食症患者の 4.7％は ASD と診断されるという総説がある[2]。わが

国では ASD と摂食症の合併率は 10〜20％という報告があり，摂食症の治療が進む中で ASD の存在に気づかれることが多いという[3]。両者が併存しやすいのは，どちらも共通して抑うつ症状を呈しやすいためか，あるいは神経発達上に共通する要因があるのかは現時点では不明である。

ASD と摂食症の鑑別点として，摂食症の患者は発病以前に社会的に適応（過剰適応）していることが多いが，ASD では幼少時からコミュニケーションの障害があり対人関係をうまく保てていないことがあげられる。ただし，やせ願望や肥満恐怖はなく，独特な食事，体重や体型に対するこだわりなどは ASD の合併を疑わせる特徴である。同時に ASD であれば，対人関係の問題や不登校や引きこもりなどの社会適応の困難も示しているはずである。

2）回避・制限性食物摂取症（ARFID）

2013 年改訂の DSM-5 から回避・制限性食物摂取症（avoidant/restrictive food intake disorder：ARFID）という病型が摂食症の中に新設された。これは，食べることへの無関心や食感への忌避感，食後嘔吐への不安などを理由に，食物をとらなかったり特定の食物を避けたりする病態をいう[4〜6]。典型的な神経性やせ症や過食症のように，肥満恐怖ややせ願望，身体イメージの障害などがないのが特徴である。わが国ではまだなじみがないが，Nakai ら[7]によれば 15 歳から 40 歳までの女性の摂食症患者の 9.2％が ARFID と診断されたというので，稀とはいえないようである。しかし，非定型的な神経性やせ症との区別については議論が多い。ASD では食感に対するこだわりとそれによる偏食がよく見られるので，それによる障害が重篤であれば，ARFID の併存と診断されることもあろう[8]。本症例も ARFID と診断してもよいかもしれない。

3 今後の治療方針

神経性やせ症と ASD の併存例には必ずしも精神力動的（内省的）な精神療法は向かない。神経発達障害の特性に合わせた認知行動療法を柔軟に適応していくことになる。ARFID への特異的な治療法は開発中であるが，神経性やせ症に準じた認知行動療法・家族療法・薬物療法などを試みることになるであろう。本症例では，独特の母子関係に留意しながら，実行しやすい範囲で栄養が偏らないような食物摂取を目指すことにした。本人の希望に添いつつもバランスのとれたメニューを栄養士から提案してもらった。うまく摂食できれば本人の努力をねぎらい励ますように，母親を含む家族の協力を求めた。

26. 摂食症の背後にある自閉スペクトラム症

4 その後の治療経過と最終診断

　結局，貧血は偏食によるものと判明したが，内科主治医や精神科医による
食生活の指導には本人も家族も応じず，そのまま退院となった。最終的な診
断は自閉スペクトラム症と回避・制限性食物摂取症（ARFID）の併存症とな
るであろう。

Take Home Message

・摂食症には ASD を伴うことが少なくない
・その場合は，神経性やせ症に見られるような肥満恐怖ややせ願望，身
　体イメージの障害などがみられないことがある
・DSM-5 からは回避・制限性食物摂取症（ARFID）という病型が新設
　され，ASD における摂食症の一部はこれに相当するかもしれない

ASD と神経性やせ症の生物学的な共通性

ASD と神経性やせ症には共通する神経生理学的な特徴があるという研究
がある。実行機能障害，中枢性統合の弱さ，社会性・共感性の障害（具
体的には認知的硬直性，細部へのこだわり，感覚過敏，社会機能の低下
など）などはどちらにも見られるという[3]。

📖Reference

1) Råstam M：Eating disturbances in autism spectrum disorders with focus
　on adolescent and adult years. Clin Neuropsychiatry **5**：31-42, 2008
2) Nickel K, Maier S, Endres D, et al.：Systematic Review：Overlap Between
　Eating, Autism Spectrum, and Attention-Deficit/Hyperactivity Disorder.
　Front Psychiatry **10**：708, 2019
3) 和田良久：成人摂食障害患者の背景に潜む神経発達症のインパクト—対応
　を含めて—. 精神科治療学 **37**：69-73, 2022
4) 細田　豊，木村　大，中里道子：回避・制限性食物摂取症. 臨床精神医学
　50：5-10, 2021
5) 山内常生：食行動症または摂食症群 回避・制限性食物摂取症. 精神科治療
　学 **36**（増刊号）：150-151, 2021
6) 中里道子，公家里依：児童期・思春期のやせ—神経性やせ症と回避・制限
　性食物摂取症—. 精神科治療学 **32**：111-116, 2017

テーマ4
摂食と睡眠・覚醒の障害との鑑別が必要な症例

7) Nakai Y, Nin K, Noma S, et al. : Characteristics of Avoidant/Restrictive Food Intake Disorder in a Cohort of Adult Patients. Eur Eat Disord Rev **24**：528-530, 2016
8) 公家里依：児童思春期の回避・制限性食物摂取症. 精神科治療学 **34**：178-180, 2019

知っていると自慢できる病名

27. 摂食症とされていた オルトレキシア

―過激な菜食主義者か摂食症か―

KEY WORDS

摂食症, orthorexia（オルトレキシア）, orthorexia nervosa

症例の提示

　40歳代半ばの独身男性。会社重役である父親と専業主婦の母親との3人暮らしを続けている。女きょうだいの末っ子で甘やかされて育ったという。本人は学校の成績はよく，一流大学に進学した。そのころから「健康な食生活」にこだわるようになり，特別に栽培された野菜などを求めてわざわざ遠方の自然食品専門店などに通うようになった。菜食主義者となったが，当初はそれほど厳格ではなかったという。一方，大学では「勉強する意味がわからない」といい，退学して短期間のアルバイトを繰り返す生活となっていった。自分なりの食生活をしていたところ，徐々に体重が減少していったが，不健康とは考えなかった。自然食愛好団体に属して，合成着色料や添加物を嫌悪し，水も特定の地域の湧き水を取り寄せて飲んでいた。30歳代になると極端にやせはじめた。家族はこのような食生活をやめさせようとしたが，自分なりの理由を蕩々と述べてやめようとしなかった。かえって両親を使役して，菜食主義の専門店に食物を買いに行かせたりしていた。1日中家にいてベッドの上で寝たまま本を読んだり音楽を聴いたりなどの生活をしていた。

　このようなほとんど歩行しない生活のため，下半身が廃用性に拘縮しはじめた。動けないので，必要な用事は両親に代行させていたようである。両親は病院受診を勧めたが，本人は断固拒否していた。しかし褥瘡が腰にできはじめ，いよいよ困った両親が内科クリニックに相談に行ったところ「拒食症ではないか」といわれ，A精神科病院を紹介された。

診断のポイント

- ●従来の摂食症とは異なり，食事の質に過剰にこだわる orthorexia という食行動が注目されている
- ●過剰な orthorexia により精神医学的あるいは身体的な障害がもたらされると，orthorexia nervosa とよばれる

1 症例について

1）まず何を考えたか

本症例では特異な食生活が見られているが，神経性やせ症に見られるような，食事量の制限，自己誘発性の嘔吐，下剤の利用や運動量増加など減量への努力などは見られなかった。むしろ食品の質や純粋性に過度にこだわり，ついには生活機能の大きな障害にまで至っているのが問題であった。

2）さらに診療を進めてわかったこと

B 精神科病院では褥瘡の治療と合わせ食事を少量から開始した。食事内容については，「入院しているのでしょうがない」といい拒食することはなかった。本人は褥瘡があっても困った様子はあまり感じられず，むしろ「菜食主義のよさは一般人には理解できないだろう」と玄学的に語り続けた。入院することになってしまったことに対しても悔やむ様子はなく，両親がずっと介護してきたことに対しても，当然であるかのような態度を示していた。

2 症例の説明

本症例に見られたような独特の食行動は orthorexia（オルトレキシア）とよばれる。orthorexia は本人が純粋で健康的と考える食行動に強い関心を向けることをいい（ortho– という接頭語は正しいという意味），医学的および心理社会的な問題を引き起こしている場合は orthorexia nervosa とよばれる[1]。もっぱら添加物のない食品や栄養を壊さない調理法を強迫的に求めるあまり，栄養失調などをきたしてしまったり，家庭や社会で大きな支障を生じてしまったりする。神経性やせ症が食事の量にこだわるのと対照的に，orthorexia nervosa は食事の質にこだわるといえよう。しかし，単なるベジタリアンやビーガン（植物性食品のみ摂取）といわれる人たちとも異なり，一部の orthorexia の人々は本症例のように健康を悪化させているにもかかわらず，その行動を止めることができない。DSM–5 や ICD–10 にはこれらの用語

27. 摂食症とされていたオルトレキシア

表　Orthorexia nervosa と摂食症（a）または強迫症（b）の相違点と類似点

(a)	摂食症	orthorexia nervosa
差異	体重増加への恐れ 食事の量を重視 食事に関する隠された規則 身体イメージの障害 女性≫男性	体重増加への恐れはない 食事の質を重視 食事に関する明解で合理的なルール 身体イメージの障害はない 性差なし
共通の特徴	食べ物や食べることへの過剰な関心が生活を支配している 行動や生活様式が食べることに適応している 食事がアイデンティティや自尊心と関係するようになる 結果：社会的孤立，身体的問題，栄養不良 生物心理社会的病因 強迫性パーソナリティの特徴（硬直性，完璧主義） 自我親和的な強迫症状	

(b)	強迫症	orthorexia nervosa
差異	非特異的，さまざまなタイプの症状	健康的な食事/食に関する強迫症状
共通の特徴	堅苦しさ，完璧主義 結果：不安，抑うつ，社会的孤立 社会的機能の障害 強迫症的特徴	

（Cena H, et al.：Eat Weught Disord 24：209-246, 2019[2]）より改変引用）

はないが，健康な食品や食生活を求める人が増えている今日，今後問題となってくる可能性がある。米国では 2010 年代から問題となっており，すでにいくつか診断基準の提唱までなされている[3]。

　Orthorexia nervosa と神経性やせ症のどちらも食事を制限するが，orthorexia nervosa ではむちゃ食いや身体イメージの障害はない。これらのことは orthorexia nervosa が神経性やせ症とは別個の摂食症であり，強迫症の一部の症状でもない可能性を示唆している（表）。しかし，orthorexia nervosa を強迫症とするかあるいは摂食症とするか，あるいは独自の疾患とみなすべきかについてはまだ論争がある。

　Orthorexia に関連する危険因子には，完璧主義，高い神経症傾向（neuroticism）や強迫傾向などの性格特性，ダイエット歴，身体への不満，非現実的な身体理想や「clean eating」の流行を宣伝するメディアへの曝露などがある[4]。

3 今後の治療方針

現時点で orthorexia nervosa の確立した治療法はないが，疾病教育と認知行動療法をもととし，適切な栄養指導を並行して行うことが最善であるとされている[1]。もちろん，本症例ではこのような状況を黙認し本人に服従しているようにみえる家族内の病理も解決すべき問題としてあげなければならないであろう。

4 その後の治療経過と最終診断

褥瘡の治療がある程度完了した時点で以上の治療方針を本人に提示したところ，以降は独自の自然食治療を行うという C 病院への転院を強く主張して退院となった。

現時点では orthorexia nervosa は DSM-5 の診断名とはなっていないので，「特定不能の食行動又は摂食症」とし，特異なパーソナリティについては併存症として強迫性パーソナリティ症，ないし自己愛性パーソナリティ症の可能性も考えられる。

Take Home Message

・「正しい食事」にこだわる orthorexia nervosa という病態がある
・orthorexia nervosa はいわゆる従来の摂食症とは異なる病態で，まだ DSM-5 や ICD-10 には承認されていない
・しかし，「食事の質」にこだわる人々が増えるにつれ，この病態も目立ってくる可能性がある

📖 本項をさらに知るための文献

わが国での症例報告[5]

📖 Reference

1) Horovitz O, Argyrides M : Orthorexia and Orthorexia Nervosa : A Comprehensive Examination of Prevalence, Risk Factors, Diagnosis, and Treatment. Nutrients 15, 2023
2) Cena H, Barthels F, Cuzzolaro M, et al. : Definition and diagnostic criteria for orthorexia nervosa : a narrative review of the literature. Eat Weight

Disord **24**：209-246, 2019
3) Dunn TM, Bratman S：On orthorexia nervosa：a review of the literature and proposed diagnostic criteria. Eat Behav **21**：11-17, 2016
4) McComb SE, Mills JS：Orthorexia nervosa：A review of psychosocial risk factors. Appetite **140**：50-75, 2019
5) 森山　泰，野原　博，吉野相英：敏感性格にオルトレキシアと短期精神病性障害が合併した1例．精神科治療学 **33**：1365-1369，2018

28. うつ病が疑われた概日リズム睡眠・覚醒障害

―睡眠相後退型に併存する抑うつ症状―

KEY WORDS 概日リズム睡眠・覚醒障害, 睡眠相後退型, うつ病, 睡眠日誌

症例の提示

　19歳の女子がかかりつけの内科からの紹介状を持参し，母親に伴われてA精神科クリニックを受診した。音楽系の大学を目指している予備校生である。入眠できないために朝なかなか起きられず，登校できないということで，睡眠薬を2種類も併用投与したが，それでも効果がなく，元気もないように見えるので，うつ病を疑って精神科を紹介するとのことである。

　まず睡眠のことを聞くと，いつも就寝時間が2，3時になってしまい，朝起きられずそのまま昼近くまで寝てしまう。午後もすっきりせず気分はよくない。夕方から夜にかけてはすこし元気が戻り，遅くまで好きなことをして過ごしている。もともと夜型の生活で夜遅くまで楽器を弾いて過ごしていることが多く，高校でもしばしば遅刻していたという。現在，予備校は欠席がちというので，勉強の様子を聞いてみる。小声で自信のなさそうな話しぶりである。集団でレッスンを受けると，周囲の学生は自分よりもずっとよくできることがわかり，劣等感を感じていること，仮に大学に入学しても将来どのような方面に進みたいかがわからないなどと，自信を喪失しているようであった。しかし気分や活動性は日ごとの変動が大きく，両親によると予備校のない土日は表情も穏やかで好きなことをして過ごしているという。

診断のポイント

- 不眠と抑うつがあるからといってうつ病と即断しない
- 就寝と起床の時間が一般社会人の時刻と大きくずれていれば，まず睡眠日誌をつけてもらう
- 睡眠後退型の概日リズム睡眠・覚醒障害では不安や抑うつなどの精神症状を伴うことが多い

28. うつ病が疑われた概日リズム睡眠・覚醒障害

1 | 症例について

1) まず何を考えたか

　主訴である睡眠障害については，睡眠・覚醒リズムの乱れが著しく，単純にうつ病による不眠とは思われなかった。抑うつ症状は1日のうちでもまた週のうちでも大きく変動していることから，DSM-5でいううつ病には相当しないことは明らかである。

　まず主訴である不眠をより詳しく検討するために，睡眠日誌の作成を依頼した。また，進学については本人の悩みを両親とよく相談してもらうこととし，それまで睡眠薬や抗うつ薬などの開始は控えることとした。

2) さらに診療を進めてわかったこと

　睡眠日誌の作成にはきちんと取り組んでくれて，ほぼ4週分の記録を得ることができた（図1）。受診後数日は両親がむりやり起こして予備校に行かせても，学校で眠気だけでなく頭痛や疲労感などが出現するのですぐに早退してしまった。また，土日は起きている時間が長いことがわかった。D8からは登校することを諦めてしまい，そうなると就床時刻が2，3時と遅れ起床時刻も昼過ぎとなっていた。D19からは昼間は勉強せず，好きなシリーズのアニメをずっと見ていた。D26以降は夏休みとなり，2週間ほど田舎の祖母の家で過ごしていた。そのときは，まったく自分の好き勝手な時間に起きて寝る生活をしていたという。

　睡眠日誌の全体を眺めると，当初は不規則的な睡眠覚醒リズムとなっているが，数日すると遅く寝て遅く起きる睡眠のパタンが確認された。ここから，概日リズム睡眠・覚醒障害のうち，睡眠相後退型と診断した。また，勉強など生活上の負担がなくなった祖母宅での記録からは，睡眠覚醒リズムが1日1時間ずつ後退していくように見える。短期間ではあるが入眠時刻が徐々に遅れていくという非24時間睡眠・覚醒型の傾向もあるかもしれない。

2 | 症例の説明

　概日リズム睡眠・覚醒障害とは，その人のもつ内因性の睡眠覚醒リズムが通常の社会活動の周期に一致しないために，生活上の困難を生じている状態をいう（図2）。むりに周囲の社会活動に合わせようとすると，頭痛，易疲労感，食欲不振などの身体症状や，集中困難，眠気，抑うつなどの精神的な不調が生じてしまう。概日リズム睡眠・覚醒障害のうちでは，夜遅くならないと入眠できず昼ごろまで寝続けてしまうという睡眠相後退型が最も多い。ま

テーマ4 摂食と睡眠・覚醒の障害との鑑別が必要な症例

155

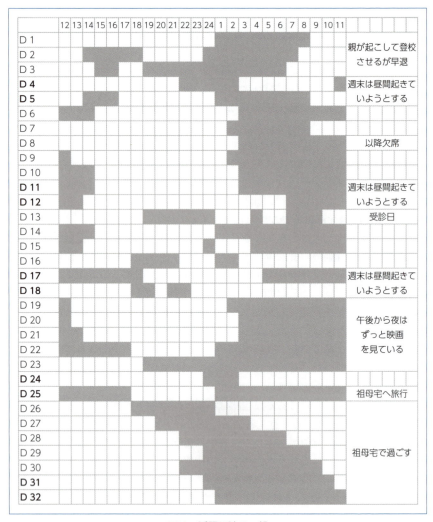

図1 睡眠日誌の一部

た，24時間周期に同調できず，睡眠覚醒周期が1日で少しずつずれていき（1日で約1時間遅れる），自由継続（フリーラン）になってしまうものは，非24時間睡眠・覚醒型という。

概日リズム睡眠・覚醒障害では，精神疾患を伴うことが多い。特に，抑うつや不安症状のために社会生活から回避しがちなうつ病や適応反応症（いわゆる登校拒否や出社拒否）などで出現しやすい。その要因としては，意欲低

28. うつ病が疑われた概日リズム睡眠・覚醒障害

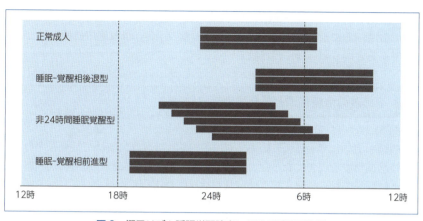

図2 概日リズム睡眠覚醒障害における睡眠日誌例
(内山 真：概日リズム睡眠障害. 睡眠学（日本睡眠学会編）. 朝倉書店, 東京, p.518-531, 2009[1])

下による起床困難・日中の臥床傾向，自宅閉居による社会的同調因子および光曝露の減少，睡眠の質の低下による睡眠時間の延長・分断化が考えられる。逆にリズム障害から社会不適応，学業・仕事などのパフォーマンス低下が自己評価の低下につながるということもあり，両者は一種の悪循環をきたすことがある[2]。

実際にわが国での研究でも，睡眠相後退型と非24時間睡眠・覚醒型では抑うつ症状を高率に伴うことが報告されている[3,4]。若年者の睡眠相後退型の患者では，Zungうつ病スケール（SDS）を用いると65%が中等症ないし重症の抑うつ症状を示し，その特徴としては日内変動，睡眠障害，易疲労感，精神運動抑制の順に多かったという[3]。本症例でもこれと同様の所見がえられている。

3 今後の治療方針

概日リズム睡眠・覚醒障害では患者の「不眠」に対して，睡眠薬を投与しても無効である。患者の訴える不眠は，社会生活に自分の睡眠覚醒リズムを合わせることができないためであり，不安や緊張のために眠れないのではない。本症例でも本人の希望する時刻に入眠させようと，むやみに睡眠薬や抗うつ薬を投与することは控えた。まずは睡眠に関する疾病教育をもとに睡眠衛生指導を行う一方で，本人の進学の悩みを家族と相談するように勧めた。

以上の試みで無効であれば，高照度光療法や薬物療法[5]なども理論的には

可能かもしれない。薬物療法としては，ラメルテオン（半錠以下の少量を就寝の数時間前に投与）[6]，あるいは最近アリピプラゾール（適用外使用）[7]が有効であるという報告が注目されている。

4　その後の治療経過と最終診断

　抑うつ症状については，登校できないというだけでなく進学という現実的な問題も関与しているように思えた。最終的には大学は諦めて芸術系の専門学校へ進学することになった。さらに両親の協力の下に同じ時間に起床するように努めてもらうと，抑うつ症状も徐々に軽快していった。

　睡眠相後退型を示していたが，これが1次的な障害かあるいは生活環境などによる2次的な障害かまでは診断できなかった。心理的な負荷のない祖母宅では非24時間睡眠・覚醒型の兆候を示していたことを見ると，睡眠覚醒リズムが障害されやすい体質なのかもしれない。軽度の抑うつ症状は進学の問題が関係していたことは明らかで，適応反応症と診断した。

　最終診断はDSM-5にならって「概日リズム睡眠・覚醒障害群，睡眠相後退型」および「適応反応症，不安と抑うつ気分の混合を伴う」とした。

Take Home Message

- うつ病が疑われるとしても，睡眠と覚醒の問題がないかは必ず聞き取っておく必要がある
- 不眠は単純な入眠困難とは限らず，就寝と起床時間がともに遅くなるという睡眠相後退型によるものもある
- 概日リズム睡眠・覚醒障害の可能性が疑われるときには，睡眠日誌が診断のために有用である

非24時間睡眠・覚醒型と精神疾患

非24時間睡眠・覚醒型の患者をまとめた研究では，28%の患者で精神疾患が先行（適応反応症10.5%，大うつ病5.3%，統合失調症3.5%など）しており，先行していない患者でのその後34%が大うつ病となっていったという[4]。

■ Reference

1) 内山　真：概日リズム睡眠障害. 睡眠学（日本睡眠学会編）. 朝倉書店, 東京, p.518-531, 2009

2) 北島剛司：気分障害の治療ガイドライン 第12章 いくつかの特殊な問題. 睡眠障害との関連. 精神科治療学 **27**：363-372, 2012

3) Abe T, Inoue Y, Komada Y, et al.：Relation between morningness-eveningness score and depressive symptoms among patients with delayed sleep phase syndrome. Sleep Med **12**：680-684, 2011

4) Hayakawa T, Uchiyama M, Kamei Y, et al.：Clinical analyses of sighted patients with non-24-hour sleep-wake syndrome：a study of 57 consecutively diagnosed cases. Sleep **28**：945-952, 2005

5) Richardson GS, Zee PC, Wang-Weigand S, et al.：Circadian phase-shifting effects of repeated ramelteon administration in healthy adults. J Clin Sleep Med **4**：456-461, 2008

6) Shimura A, Kanno T, Inoue T：Ultra-low-dose early night ramelteon administration for the treatment of delayed sleep-wake phase disorder：case reports with a pharmacological review. J Clin Sleep Med **18**：2861-2865, 2022

7) Omori Y, Kanbayashi T, Sagawa Y, et al.：Low dose of aripiprazole advanced sleep rhythm and reduced nocturnal sleep time in the patients with delayed sleep phase syndrome：an open-labeled clinical observation. Neuropsychiatr Dis Treat **14**：1281-1286, 2018

29. 非定型うつ病とされていた特発性過眠症
—過眠症状を鑑別する—

KEY WORDS 非定型うつ病，過眠，特発性過眠症

症例の提示

　22歳の独身女性がA精神科クリニックに非定型うつ病の診断でB精神科クリニックから紹介されてきた。おとなしく自信のなさそうな表情のやや肥満した女性である。「仕事に自信が持てない。自分は周囲より劣った人間だ」とぽそぽそと冴えない表情で語り，出社するのが憂うつであるという。「1ヵ月前に初診したB精神科クリニックではうつ病といわれた。今回会社を辞めて実家に戻ったので，自宅に近いAクリニックを紹介された」という。

診断のポイント

- うつ病に過眠を伴うことはしばしば見られるが，それだけで非定型うつ病と即断しない
- 過眠は多くの精神疾患で見られる
- 特発性過眠症の確定診断にはナルコレプシーなどの過眠と区別するために睡眠ポリグラフィー検査を施行する必要がある

29. 非定型うつ病とされていた特発性過眠症

1　症例について

1）まず何を考えたか

　精神症状としては，Bクリニックからの紹介状にあるように，抑うつと漠然とした不安症状があり，その他に過眠を訴えていた。対人関係に敏感になっていることなどを含め，確かにうつ病の非定型病像を伴うようにも見えた。しかし，過食や体の重い感じなどは訴えられず，仕事以外では日常生活上の支障は大きくなかった。したがって，うつ病の診断基準は満たさないと思われた。

　診察を進めると本人の苦痛は主として強い眠気のために仕事中に居眠りをして上司に注意されてしまうことであることが推測された。そこで本人からさらに眠気について詳しく聞くと次のようであった。

> 中学生のころから1日中眠気が強く，朝はなかなか起きられずにしょっちゅう遅刻していた。授業時間中も居眠りが多くもうろうとしていた。そのため周囲からは「たるんでいる」と怒られることが多かった。帰宅すると夕食後すぐ8時ごろには就寝してしまい，朝は8時に親に起こされてようやく覚醒していた。覚醒してもすっきりせず，むしろ頭痛や立ちくらみなどが出現していた。休日は昼過ぎまで入眠していた。学校の成績はよくなく，学校推薦で短期大学に進んだが，勉強ははかどらなかった。講義中だけでなく実習中にも眠ってしまい，教員に注意されてなんとか目を覚ましても，ぼんやりしたままであった。卒業後は中小企業の事務職として就職したが，居眠りが多いと上司に叱責されて元気がなくなってきた。

　この時点で鑑別診断としては，ナルコレプシー，特発性過眠症，睡眠不足症候群，閉塞性睡眠時無呼吸症候群，眠気をもたらす薬物などを考えた。寝入りばなの麻痺（睡眠麻痺）や幻覚（入眠時幻覚）などは見られず，また情動脱力発作（カタプレキシー）も認められなかったことから，ナルコレプシーの可能性は低そうであった。

2）さらに診療を進めてわかったこと

　まず睡眠日誌を2週分作ってもらった。平均すると12時間という長時間の睡眠であったが，睡眠相の前進や遅延は見られなかった。

　さらに睡眠関連の検査が必要と考えて，日本睡眠学会専門医療機関（https://jssr.jp/files/list/2023nintei_kikan.pdf）に依頼して睡眠ポリグラフィー検査（polysomnography：PSG）と睡眠潜時反復検査（multiple sleep

表1　ICSD-3における特発性過眠症の診断基準の要約

A．耐えがたい睡眠欲求や日中に眠り込んでしまうことが毎日，少なくとも3ヵ月間続く
B．情動脱力発作が存在しない
C．MSLTにおいて睡眠開始時レム睡眠期（SOREMP）が2回未満
D．以下のうち少なくとも1つ
　　　MSLTで平均睡眠潜時が8分以内
　　　24時間の総睡眠時間が660分以上
E．睡眠不足症候群を除外する
F．その他の睡眠障害，身体疾患，精神疾患，薬物使用などで説明できない

（英語版原典AASMのみ引用し著者訳）

latency test：MSLT）を施行してもらった。その結果，無呼吸低呼吸指数（apnea hypopnea index：AHI）は0回で睡眠時無呼吸は認められず，睡眠潜時は6分，入眠時REM睡眠期（sleep onset REM period：SOREMP）は5回のうち1回で陽性，平均睡眠潜時は6.5分であった。これらの所見から睡眠時無呼吸症候群は否定的で，過眠ではあるがナルコレプシーの診断基準も満たさないと判断された。検査結果と病歴と照らし合わせ，睡眠障害国際分類第3版（ICSD-3）の診断基準（**表1**）から特発性過眠症を強く疑った。

2　症例の説明

　臨床場面では過眠はさまざまな精神身体疾患や生活習慣などで見られるため，十分な鑑別が必要である。過眠が起こりうる疾患を**表2**に示した。このうち特発性過眠症は，年齢に比して睡眠時間が正常または長いにもかかわらず，日中の過度の眠気として現れる慢性の神経学的睡眠障害である。発症は10歳代から20歳代である。十分寝ているにもかかわらず持続する強い眠気があり，日中何度も寝てしまうが，覚醒してもすっきりしない。無理に覚醒させると，睡眠酩酊（sleep drunkenness）とよばれる寝ぼけのような症状が出現するのが特徴である。頭痛や自律神経障害（起立性低血圧やめまい，末梢循環障害など）を伴うことが多い。特発性過眠症はまれな疾患で，ナルコレプシーよりもさらにまれな疾患とされている。

　DSM-5の「過眠障害」の診断基準にはPSGやMSLTなどの検査は含まれていないが，ICSD-3の診断基準によれば，特発性過眠症とナルコレプシー2型（情動脱力発作を伴わないナルコレプシー）とはPSG/MSLTなどの所見か

29. 非定型うつ病とされていた特発性過眠症

表2　ナルコレプシーと特発性過眠症の鑑別

	ナルコレプシー	特発性過眠症
眠気の特徴 　強さ 　起こり方 　持続時間	居眠りを我慢できない強さ 発作的 短い	居眠りを我慢できる程度 発作的ではない 長い
居眠り後の変化 　リフレッシュ感 　頭痛など	あり なし	なし あり
夜間睡眠 　途中覚醒 　持続時間	多い 正常範囲	少ない 長い
目覚め	問題なし	悪い（睡眠酩酊あり）
レム関連症状	多い	ごく少ない

（井上雄一：過眠症. 日本臨牀 78（5）：763-769, 2020[2]）より改変）

表3　特発性過眠症の鑑別診断

・睡眠不足症候群
　　長期間に睡眠不足が続いているとそれを自覚しないことがある
・長時間睡眠者
　　10時間以上の睡眠をとる人が，社会的な制限で睡眠がとれない状態が続いている
・睡眠時無呼吸症候群
　　就寝中のいびきや頻回の覚醒が特徴
・うつ病・双極症
　　不眠による日中の眠気。非定型病像としての過眠もある
・ナルコレプシー
　　特に長時間睡眠を伴うもの
・概日リズム睡眠・覚醒障害
　　特に睡眠相後退型
・注意欠如多動症
・薬物誘発性の過眠
　　違法な薬物や，睡眠薬・抗不安薬の乱用
・身体疾患による過眠
　　パーキンソン病，レビー小体型認知症，プラダー・ウィリ症候群など

表4　気分症の過眠のアセスメント

1. 薬剤の影響（鎮静）ではないか
2. 夜間睡眠は十分とれているか
　　不眠や他の睡眠障害の合併には注意が必要
　　例：睡眠時無呼吸，レストレスレッグス症候群
3. 過眠のタイプを区別（長時間睡眠，あるいは日中の眠気）
4. 実際の睡眠なのか臥床なのか区別

(Perez-Carbonell L, et al.：Lancet 400：1033-1046, 2022[3]）より引用)

ら鑑別される（**表3**）。したがって，特発性過眠症の確定診断にはこれらの睡眠検査が必須である。

　本症例で当初診断されていた非定型うつ病でも過眠は見られる。現行のDSM-5 では特定用語として，非定型の特徴が定められ，「気分反応性」（楽しい出来事に対して気分が明るくなる），「過食・過眠」「鉛様の麻痺」「拒絶への過敏性」などの基準があげられている。このうちの過眠・過食はうつ病の典型例で見られる不眠・食欲低下という植物症状の逆である。本症例では職場での失敗のため本人は対人関係に敏感になっており，それが「拒絶への過敏性」のように見えたのであろう。「鉛様の麻痺」についても，いつも眠気があってすっきりしない状況であれば，体が重く鉛のような感覚になると表現するのも首肯できるところである。

　うつ病における不眠は有名であるが，一方過眠もしばしば経験される。おおむね半数は昼間の眠気を訴えるが，夜間の不眠が昼間の過眠をもたらしている可能性があり，それを除くと1割くらいとされる[4,5]。しかも不眠と過眠の両者を訴える場合は，双極症のリスクが高まるという[4]。しかし，倦怠感や意欲低下による臥床時間の延長や回避行動としての就床などは，睡眠医学でいう厳密な意味での「過眠」とは異なることに注意する[6]。うつ病で見られる過眠に対する診断上の注意点を**表4**に示した。

3　今後の治療方針

　特発性過眠症と診断を伝え，珍しい病気でもあることから丁寧な疾病教育を行った。いわゆるなまけやだらしなさから生じている眠気ではないことを保証した。睡眠覚醒リズムを整えること，適度な身体運動，仕事上の工夫，そのための生活スタイルの変更などを提案した（ただし特発性過眠症には昼寝は有効ではない）。薬物療法としてはわが国で適応症を持つモダフィニールを処方した（注：モダフィニールは処方管理されている薬物で，処方の際

29. 非定型うつ病とされていた特発性過眠症

には PSG や MSLT によって確定診断されていることが必要である)。

4 その後の治療経過と最終診断

退職後はリサイクル店で短時間のアルバイトを始めた。そこでは過眠に対する理解もあり，シフト制でもあることから勤務時間を自己調整しながら続けている。

最終的な診断としては，DSM-5 では過眠障害，ICSD-3 によれば特発性過眠症（idiopathic hypersomnia）である。精神医学的には初診時に適応反応症の診断を追加してもよかったかもしれない。

Take Home Message

・過眠を呈する精神疾患は多数あるので鑑別に注意する
・特発性過眠症はまれな疾患で，PSG や MSLT などを行える睡眠医療専門機関と協同して診断する必要がある

📖 本項をさらに知るための文献

特発性過眠症についての総説[2]
さまざまな原因による日中の過眠（excessive daytime sleepiness）についての広汎な総説[3]

📖 Reference

1) American Academy of Sleep Medicine：Internatiollal classification of sleep disorders, third edition（ICSD-3）. American Academy of Sleep Medicine, Darien, 2014（日本睡眠学会診断分類委員会訳：睡眠障害国際分類，第3版. ライフ・サイエンス，東京，p.112，2018）
2) 井上雄一：過眠症. 日本臨床 **78**（5）：763-769，2020
3) Perez-Carbonell L, Mignot E, Leschziner G, et al.：Understanding and approaching excessive daytime sleepiness. Lancet **400**：1033-1046, 2022
4) Geoffroy PA, Hoertel N, Etain B, et al.：Insomnia and hypersomnia in major depressive episode：Prevalence, sociodemographic characteristics and psychiatric comorbidity in a population-based study. J Affect Disord **226**：132-141, 2018
5) Hein M, Lanquart JP, Loas G, et al.：Prevalence and risk factors of excessive daytime sleepiness in major depression：A study with 703 individuals referred for polysomnography. J Affect Disord **243**：23-32, 2019

テーマ4 摂食と睡眠・覚醒の障害との鑑別が必要な症例

6) 鈴木正泰：気分障害における過眠への対応. 精神神経学雑誌 **123**(7)：424-430, 2021

30. 睡眠関連摂食障害（SRED）と摂食症

―夜中に食事をする奇妙な行動―

KEY WORDS 睡眠関連摂食障害（SRED），摂食症，むちゃ食い症

症例の提示

　慢性の不眠に悩む50歳代の主婦。10年あまり前から不眠があり，かかりつけの内科医から2種類の睡眠薬が投与されていた。最近，その睡眠薬でも眠れないと訴えたところ，専門の治療が必要とのことで，A精神科クリニックを紹介された。

　初診時の情報からは，10年以上ベンゾジアゼピン系睡眠薬が処方されていることがわかった。本人によれば，「睡眠薬はほぼ毎日同じ時間に服用している。飲んでいれば不眠はないが，時々飲み忘れると夜間に何度も目が覚めるから，睡眠薬がないと眠れない体質なのだと考えている」という。当初はトリアゾラムが処方されていたが，睡眠が不十分との訴えのためにさらにゾルピデムが追加されていた。本人はより効果的な睡眠薬を望んでいたが，まずは睡眠衛生指導を行うこととし，前医の睡眠薬はとりあえず継続することとした。その後の診察で睡眠の様子を詳しく聞いていくと，次のようなことを話すようになった。

　朝起きて居間に行くと，ときどきポテトチップスやパンのかけらが落ちている。夫や子どもが夜中に食べ散らかしたかと思って聞いてみたら，そんなことはしていないという。そういわれると，うっすらと真夜中に起きて何かを食べていたような記憶がある。夜中に知らないうちに変なことをしているようで心配になる。

> ## 診断のポイント
>
> ● 夜間に過食しても本人は覚えていないという食行動異常がある
> ● 睡眠との関連で症状の詳細を聴取する
> ● 睡眠薬の使用や睡眠時無呼吸と関連していることがある
> ● 摂食症と併存して出現することもある

1 症例について

1) まず何を考えたか

　夜間に覚醒して摂食してしまうが，本人はあまり覚えていないという夜間の異常行動である。摂食症があるのか，あるいは単に寝ぼけているだけなのか鑑別が必要と考えた。詳細に睡眠習慣や異常行動について聞いてみることにした。

2) さらに診療を進めてわかったこと

　患者は若いころから，嘔吐するほどではないがイライラすると就寝前に過食する傾向があり，いまでもときどきパンやスナック菓子を食べ過ぎてしまうことはあるという。ただし，日中の過食や嘔吐などの食行動異常は否定しており，やせや肥満は見られない。したがって軽度のむちゃ食い傾向はあるものの，摂食症とは診断できない。夜間の摂食は睡眠に関連した異常行動と考えられた。

2 症例の説明

　睡眠関連摂食障害（sleep related eating disorder：SRED）は，夜間睡眠中もしくは半覚醒状態で，無意識に食物の摂取や飲水を繰り返す病態である。睡眠障害国際分類（ICSD 第 3 版，2014 年）[1]ではノンレム睡眠に関連した睡眠時随伴症（parasomnia）に分類されている（診断基準を表に示した）。十分な覚醒下に夜中に食事をすることとは異なるが，一般にはそれと混同されがちである。わが国の若年成人では 2.2％に SRED が疑われる症状が見られたという[2]。6〜8 割は女性である[3]。摂食行動は睡眠前半（夜間 2〜3 時ごろ）に生じ，炭水化物や高カロリーの食物がよく摂取される。普段は食べない（食べられない）ものを食べたり，時に簡単な調理をしたりすることもある[4]。病的と気づかれないこともあってか，10 年以上の慢性的な経過をとることが多い[4]。

30. 睡眠関連摂食障害（SRED）と摂食症

表 睡眠障害国際分類第3版（ICSD-3）による睡眠関連摂食障害の診断基準

A. 主たる睡眠時間帯の間の覚醒後に出現する，反復する異常な摂食行動エピソード
B. 不随意な摂食行動の反復とともに，下記の1つ以上が認められる
　1. 食物，非食用の物，毒物を奇妙な形式や組み合わせで口にする
　2. 食物を探したり調理したりする間に，睡眠に関連してケガをするような，あるいはケガにつながりうる行動をする
　3. 反復する夜間の摂食行動によって，健康への悪影響が引き起こされる
C. 摂食行動中に部分的，あるいは完全な自覚的意識の消失があり，その後に想起障害を残す
D. この障害は，その他の睡眠障害，精神疾患，身体疾患，薬物や物質の使用ではよく説明できない。

〔American Academy of Sleep Medicine：International classification of sleep disorders, third edition（ICSD-3）. American Academy of Sleep Medicine, Darien, 2014（日本睡眠学会診断分類委員会訳：睡眠障害国際分類，第3版. ライフ・サイエンス，東京，p.176, 2018)[1]〕

　鑑別としては，夜間摂食症候群（night-eating syndrome：NES）（夕方から寝る前までのあいだに完全に覚醒した状態で，強い摂食欲求に基づいて食事をする。そのため行動を十分に覚えている），夢中遊行症などのノンレム睡眠からの覚醒障害，摂食症（日中の過食が夜間に継続してみられるが，十分に覚醒している。身体イメージなどの障害や自己嘔吐などがみられる）などがある。また解離症の症状としてもありうる。

　しかし実際は摂食症とSREDは相反する病態ではなく，どちらかが先行したり，両者が併発したりすることもまれではない[5]。SREDは閉塞性睡眠時無呼吸，レストレスレッグス症候群，周期性四肢運動障害との関連することや，睡眠薬（とくに超短時間型睡眠薬）や抗精神病薬による薬物惹起性のSREDも報告されている。また精神疾患との併存率も高い。したがって，SREDは図のように，睡眠覚醒機構と摂食機構との間に共通する側面を持つようである。

3 今後の治療方針

　患者にはまず十分な睡眠をとるために，生活習慣や睡眠覚醒リズムを整えるように睡眠衛生指導を行った。薬物による可能性を考え，漫然とした睡眠薬の長期投与になっていないか検討した。併存する精神疾患や睡眠障害（睡眠時無呼吸やレストレスレッグス症候群など）があれば，まずそれらに対処することにした。

　薬物や他の睡眠障害によらない特発性のSREDに対しては，薬物療法とし

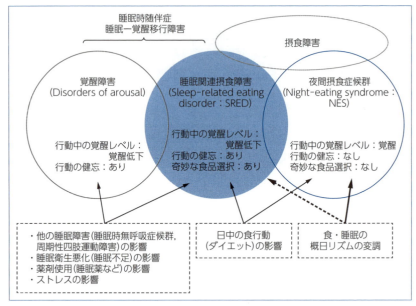

図　睡眠関連摂食障害（SRED）の概念模式図
（駒田陽子ほか：睡眠医療 5：169-173，2011[7]）

てSSRIやトピラマートが有効という研究がある[6]。しかしトピラマートは適応外使用であり副作用の可能性を考えると現実的ではない。ラメルテオンによる改善を示した研究もあるが，むしろ同時に行ったベンゾジアゼピン減量が有効であった可能性がある[8]。

4　最終診断

最終診断としては，ICSD-3では「睡眠関連摂食障害（sleep related eating disorder）」，DSM-5では「ノンレム睡眠からの覚醒障害」のうちの「睡眠時遊行症型，睡眠関連食行動を伴う」となる。なお，DSM-5でいう「他の特定される食行動症又は摂食症」のなかの「夜間食行動異常症候群（Night eating syndrome）」は，食べることの自覚と想起があることから，SREDとは同じでなく，前述の「夜間摂食症候群（NES）」に相当する。

Take Home Message

・夜間に摂食行動があるが，本人の記憶が乏しいときにはSREDを考える
・睡眠障害や向精神薬（とくに短時間作用型の睡眠薬）などは危険因子となる
・他の摂食症と併存することもまれでない

Reference

1) American Academy of Sleep Medicine：Internatiollal Classification of Sleep Disorders, third edition(ICSD-3). American Academy of Sleep Medicine, Darien, 2014（米国睡眠医学会著，日本睡眠学会診断分類委員会訳：睡眠障害国際分類第3版．ライフ・サイエンス，東京，p.176, 2018）

2) Matsui K, Komada Y, Nishimura K, et al.：Prevalence and Associated Factors of Nocturnal Eating Behavior and Sleep-Related Eating Disorder-Like Behavior in Japanese Young Adults：Results of an Internet Survey Using Munich Parasomnia Screening. J Clin Med **9**：1243, 2020

3) Howell MJ, Schenck CH, Crow SJ：A review of nighttime eating disorders. Sleep Med Rev **13**：23-34, 2009

4) Inoue Y：Sleep-related eating disorder and its associated conditions. Psychiatry Clin Neurosci **69**：309-320, 2015

5) Winkelman JW, Herzog DB, Fava M：The prevalence of sleep-related eating disorder in psychiatric and non-psychiatric populations. Psychol Med **29**：1461-1466, 1999

6) Winkelman JW, Wipper B, Purks J, et al.：Topiramate reduces nocturnal eating in sleep-related eating disorder. Sleep **43**：zsaa060, 2020

7) 駒田陽子，井上雄一：睡眠関連摂食障害．睡眠医療 **5**：169-173, 2011

8) Matsui K, Kuriyama K, Kobayashi M, et al.：The efficacy of add-on ramelteon and subsequent dose reduction in benzodiazepine derivatives/Z-drugs for the treatment of sleep-related eating disorder and night eating syndrome：a retrospective analysis of consecutive patients. J Clin Sleep Med **17**：1475-1483, 2021

31. レム睡眠行動障害とみられていた てんかん発作後もうろう状態
―夜間の異常行動にはさまざまな病態がある―

KEY WORDS レム睡眠行動障害，高齢者てんかん，睡眠時随伴症

症例の提示

　初診時70歳の男性。年金生活で妻との2人暮らし。夜中に寝ぼけて玄関から家を出そうになったと妻に連れられてA精神科クリニックを受診した。妻によると，「2階の寝室に2人で寝ていたところ，玄関で物音がしたので見に行くと，夫が玄関の扉を開けようとしていた。うまくいかないのかガチャガチャと扉をいじっており，どうしたのかと聞いてもぼんやりした表情で何もいわなかった。やめさせようとしたところ，逆に抵抗された」という。そのうち本人はまた寝室に戻って寝てしまった。高血圧でかかりつけの内科を受診したときにこのエピソードを話したところ，「夢遊病」やレム睡眠行動障害ではないかとのことで精神科受診を勧められたという。
　診察時には本人は不眠はないといい，睡眠薬も服用していない。詳しく症状を聞くと，エピソードの持続は20分くらいである。寝ぼけているような行動で，妻が起こそうとしても十分には目が覚めなかった。翌朝本人にはそのときの記憶はまったくなく，知らない間におきた自分の行動を気持ち悪がっていた。当時飲酒もしていない。簡単な神経学的な診察ではパーキンソン症状や認知機能の低下は見られなかった。

診断のポイント

- 夜間の異常行動はレム睡眠行動障害などの睡眠障害だけでなく，せん妄やてんかん発作後のもうろう状態でみられることもある
- 高齢者初発のてんかんは珍しくはない
- レム睡眠行動障害の場合は，覚醒させると夢を見ていたということが多い

31. レム睡眠行動障害とみられていたてんかん発作後もうろう状態

1 症例について

1）まず何を考えたか

　睡眠中の異常行動のうち，高齢者で見られるものとしては，紹介した医師が疑ったようにレム睡眠行動障害が考えやすい。俗にいわれる夢遊病（正式には夢中遊行症）は大人には少ないであろうし，悪夢でうなされたというのでもなさそうである。しかし，レム睡眠行動障害にしては，刺激に対してすぐに覚醒しないのが気にかかる点である。

2）さらに診療を進めてわかったこと

　普段の生活の中で，夫の行動に不可解な点はないかと妻に確認した。すると，最近ぼんやりして話の通じないときがあるという。そこで，そのときの表情や動作，経過時間などをよく見ておくように妻に依頼した。同時に脳器質疾患を疑って，脳 MRI と脳波検査を予約した。

　次回受診時に，妻は本人が食事や会話をしているときに時々動きが止まることに気づいたという。本人にはこのときの記憶は欠けていた。脳 MRI 所見では年齢相応の加齢性変化に留まったが，脳波検査では側頭葉に棘波が頻発しており，最終的にてんかんであることが確定した。夜間の行動異常は，てんかん発作後のもうろう状態であろうと判断された。

2 症例の解説

　レム睡眠行動障害はレム睡眠中に，通常ならば働くべき骨格筋の抑制機構が障害されるために，夢の内容に沿った異常行動が現れる。夢の内容は暴力的なものが多く，それに合わせて大声を上げて叫んだり，手足をバタバタさせて暴力的になったりすることがある。ベッドから落ちたり柱にぶつかったりすることもある。しかし通常閉眼しているので，部屋から出て行くなどの歩行はまれである。よく知られているように，レム睡眠行動障害はパーキンソン病，レビー小体型認知症，多系統萎縮症などのシヌクレイノパチーと密接な関係がある。これらの疾患の症状であり，また発症の危険因子でもある。睡眠ポリグラフィー検査では，レム睡眠期に筋緊張を欠く特徴的な所見が得られる。

　一方，高齢初発のてんかん発作は珍しくない。発症率は 60 歳から上昇し，70 歳代では若年者の発症率と並んでくる。脳血管障害などの脳器質疾患や認知症などによるものもあるが，原因不明なことも多い[1]。てんかんの種別としてはいわゆる側頭葉てんかんが多い[2]。診断では目撃者から発作の様子

テーマ 4

摂食と睡眠・覚醒の障害との鑑別が必要な症例

表　睡眠時随伴症と夜間てんかん発作の鑑別点

	ノンレム睡眠随伴症			レム睡眠随伴症		夜間てんかん発作
	錯乱性覚醒	睡眠時遊行症	睡眠時驚愕症	レム睡眠行動障害	悪夢障害	
生じる時間帯	睡眠早期	睡眠早〜中期	睡眠早期	睡眠後期	睡眠後期	不定
睡眠段階	徐波睡眠期	徐波睡眠期	徐波睡眠期	レム睡眠期	レム睡眠期	不定
叫び声	−	−	＋＋＋＋	＋	＋＋	＋
中枢興奮症状	＋	＋	＋＋＋＋	＋	＋	＋
運動症状	−	＋＋＋	＋	＋＋＋＋	＋	＋＋＋＋
覚醒への反応性	減少	減少	減少	なし	なし	不定
持続（分）	0.5〜10	2〜30	1〜10	1〜10	3〜20	5〜15
出来事後の混乱	＋	＋	＋	−	−	＋
出来事の健忘	＋	＋	＋	−	−	不定
年齢	小児	小児	小児	高齢者	小児〜成人	若年成人
遺伝性	＋	＋	＋	−	−	＋/−

(仙波純一：精神科治療学 32：91-95，2017[3])

を知ることが大切である。意識減損（一点凝視や行動停止）と口部自動症（口をくちゃくちゃさせる動作）と思われる動作が観察される。また，側頭葉てんかん発作後のもうろう状態は時には数十分にわたるときがある。意識が障害されているので周囲からの刺激に適切に反応できず，本症例のようにふらふらと移動しようとし，それを制止しようとすると，暴力的になることがある。なお，夜間に好発する高齢者のてんかんには前頭葉てんかんもある。このときにはより複雑で激しい行動が見られ，レム睡眠行動障害との鑑別には症状の詳しい検討だけでなく，睡眠ポリグラフィー検査も必要になる[4]。

　夜間にみられる異常行動については，表のような鑑別診断が行われる。高齢者では夢中遊行などはまれである。本症例では，発作が夜間に起きたため，その後のもうろう状態がレム睡眠行動障害などと混同されたと思われる。本症例がてんかんであったことは，発作が何回か家族により観察されたことと，最終的には脳波検査で側頭葉に棘波が見られたことで確定された。おそらく睡眠ポリグラフィー検査を行ったとしても，同様の脳波所見が得られた

であろう。

3 今後の治療方針

てんかんは若年から発症すると一般には思われているので，まず高齢初発のてんかんは珍しくないことを説明した。高齢者てんかんでは再発率が高いために初回発作後であっても抗てんかん薬の投与が試みられること，抗てんかん薬の投与によく反応することなどを伝えた。抗てんかん薬としてはレベチラセタムを少量から開始した。

4 その後の治療経過と最終診断

レベチラセタムを漸増し，1,000 mg/日で発作は抑制された。夜間の異常行動は以降見られていない。最終診断としては「焦点意識減損発作（従来の複雑部分発作）を伴う側頭葉てんかん」となった。

Take Home Message

- ・夜間の行動異常については，睡眠関連の障害だけでなくさまざまな病態が関与することがある
- ・それぞれの病態の特徴や相違点を知っておくこと
- ・脳波や脳画像検査，時には専門施設における睡眠ポリグラフィー検査などは鑑別のための有力な検査法である

高齢者てんかんの薬物療法

- ・高齢者の部分発作の第1選択としては，カルバマゼピン，ラコサミド，レベチラセタムなどが推奨される[5]。しかしこのなかで，カルバマゼピンは，高齢者では合併症や併用薬が多いため，他剤との相互作用や副作用の面から使いにくいことがある。
- ・通常，初発のてんかん発作に対しては，すぐに抗てんかん薬を開始することは控えるが，高齢者の場合は再発率が高いために，すぐに薬物療法を開始することが推奨されている[5]。

📖Reference

1) 倉持　泉, 和氣大成, 嶋崎広海：精神科外来を受診した高齢てんかん患者の臨床的特徴—埼玉医科大学病院精神科初診外来における高齢患者調査より—. 総合病院精神医学 **32**：57-63, 2020
2) 千葉　茂：睡眠中の異常行動—パラソムニアと睡眠関連てんかんを中心に—. 精神医学 **60**：329-338, 2018
3) 仙波純一：夜間の異常行動の鑑別診断. 精神科治療学 **32**：91-95, 2017
4) 塚田淳也, 松浦雅人：睡眠時のてんかん発作（鑑別として）. 精神科治療学 **29**：1523-1528, 2014
5) 日本神経学会監：てんかん診療ガイドライン 2018. 2018 [cited；Available from：https://neurology-jp.org/guidelinem/tenkan_2018.html

32. ボーダーラインパーソナリティ症と見誤った双極症

―軽躁病とボーダーラインパーソナリティ症の相違点―

KEY WORDS 双極症，双極症Ⅱ型，ボーダーラインパーソナリティ症

症例の提示

20歳代後半の女性がA精神科クリニックにB精神科クリニックからの紹介状を持参して受診した。1年前に結婚し引っ越してきたので，近くにあるAクリニックに転院したいという。紹介状は簡潔なものであり，診断名としては「抑うつ状態」としか書かれていないにもかかわらず，複数の気分安定薬と抗うつ薬が処方されていた。

受診時には，目立つ化粧と派手な服装で現れた。なれなれしい言葉遣いをするかと思えば，乱暴な話しぶりになることもあり，態度が一貫しなかった。結婚するまでは接客業をしており，そこの客であった夫と結婚したばかりという。「夫の給料は少ないので，この土地で落ち着いたらまた接客業をするつもり」と話した。紹介状を持った転院ということもあり，初診時では話はあまり深まらず，表面的な会話に終始してしまった。

診断のポイント

- 診察時の悪印象（逆転移）からボーダーラインパーソナリティ症と早計に診断しない
- ボーダーラインパーソナリティ症と診断するには慎重な診察と経過観察が必要
- 軽躁状態と見られたときには症状出現の状況や持続を確認する

1 症例について

1）まず何を考えたか

　化粧や服装などの外見や話しぶりだけでボーダーラインパーソナリティ症を疑うのは早計かもしれないが，初診時にパーソナリティの特徴をある程度見分けておくことは，今後の診療をスムーズに進めていく上でも重要である。転院してきた時点で，紹介状には「抑うつ状態」とあるが，以前のAクリニックではパーソナリティ症（おそらくボーダーラインパーソナリティ症）と診断していたのではないかと考えた。紹介状にパーソナリティ症と具体的に記載されていないことは，現実には少なからず経験することである。紹介状が簡潔なのも開封されることを恐れたのかもしれなかった。しかし薬物療法については患者と話し合い，しばらくはBクリニックの薬物療法をそのまま継続することとした。

2）さらに診療を進めてわかったこと

　初診後3ヵ月ごろになると，話し方の勢いや活気が以前ほどではなくなってきた。化粧や服装はだんだん地味なものになってきて，普段着で現れるようになった。主婦業が疲れることや新しい地域に慣れないことなどを語った。仕事はとても接客業をする気分にはなれないので，近くの給食センターで働くつもりという。実際にその後半年間，パートの主婦達と混じって給食センターで朝早くから黙々と働いていた。

　しかし，その後は再び活気が出はじめ，服装は派手になり，話し方も高揚気味になってきた。給食センターはもうやめて接客業を始めたいと語るようになった。

　結局初診時から1年の間に，ボーダーラインパーソナリティ症を思わせるような対人関係の問題や衝動性の障害などは見られなかった。むしろ数ヵ月単位で気分が緩やかに変化していることがわかった。また過去のうつ病エピソードの有無を経過観察中に聞いたところ，明らかな抑うつエピソードが過去にあったことが推察できた。

2 症例の説明

　双極症II型ではI型ほど明らかな躁状態を示さないために，図のように他の疾患（正常な気分の変動も含む）との鑑別が必要となることが多い。本症例では初診時に軽躁状態にあった患者をボーダーラインパーソナリティ症と見誤ったことが問題である。

32. ボーダーラインパーソナリティ症と見誤った双極症

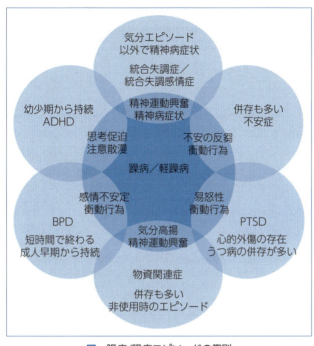

図　躁病/軽躁病エピソードの鑑別
ADHD：注意欠如・多動症，BPD：ボーダーラインパーソナリティ症，PTSD：心的外傷後ストレス症
（伊賀淳一：精神科治療学 36：501-506，2021[1]）より改変引用）

　ボーダーラインパーソナリティ症を DSM-5 の診断基準に沿って簡潔にまとめると，対人関係の不安定さ（見捨てられ不安，理想化とこき下ろし），認知の障害・自己の障害（一過性の妄想，解離症状），感情・情緒統制の障害（気分の不安定さ，怒り），行動統制の障害（自傷行為，自殺未遂，物質乱用，性的乱脈，衝動性）の 4 つの領域における障害である[2]。したがってボーダーラインパーソナリティ症患者は情動不安定になると抑うつ的となり，また衝動制御が不良になると激しい怒りや浪費，性的逸脱などに至りやすく，表面的には双極症（特に双極症Ⅱ型）のように見えることもある。一方で双極症においてもうつ病エピソードでは人に対して依存的になったり，躁病エピソードでは衝動性や怒りなどが出現したりすることもある。このように両者は横断的には共通する症状が見られる。
　両者の鑑別点を**表 1** に示した[3]。ボーダーラインパーソナリティ症では気分の変動が対人関係の変転によって変化するが[4]，その持続は数時間で，双

表1　ボーダーラインパーソナリティ症と双極症Ⅱ型の比較

	ボーダーラインパーソナリティ症	双極症Ⅱ型
疫学と遺伝	・男性1：女性3〜4 ・血縁者にボーダーラインパーソナリティ症罹患者が多い	・男性1：女性1.5 ・血縁者に双極症罹患者が多い
生育歴	・幼少期の逆境によってリスクは4倍になる	・40％以上のケースで幼少期の逆境を認める
気分変動	・対人関係ストレスに起因していることが多い ・軽躁状態の持続は2〜3時間，2〜3日続くことはまれ ・抑うつ状態の日内変動に均質性が乏しい ・安定期においてもスプリッティングを中心とした防衛機制が見られ，対人関係は不安定である	・生気的な気分変調で気分が環境の変化に反応しない ・軽躁状態は4日間以上，ほぼ毎日，1日の大半の時間で持続する ・うつ病期では午前が最も悪く，午後になると改善する日内変動を毎日反復する ・病間期には対人関係はおおむね安定している
薬物反応性	・抗うつ薬・気分安定薬・リチウムへの反応性は乏しい	・抗うつ薬・気分安定薬・とくにリチウムによる治療効果を認めやすい
長期経過	・40歳ごろまでに情動の安定を認めることが多い	・生涯にわたって再燃を繰り返すことがまれでない

注意：軽躁病のDSM-5による定義としては，社会的・職業的機能に大きな影響はない，入院するほど重症でない，期間は少なくとも4日（1週間だと躁病），幻覚や妄想などの精神病症状がないなどが求められる。

（日野哲耶ほか：精神科治療学31：373-379，2016[3]より改変引用）

極症での数日ないし数週の持続はない。また気分症状が安定したときでもボーダーラインパーソナリティ症の行動特性は変わらない。臨床場面では特に軽躁エピソードとボーダーラインパーソナリティ症の不機嫌の鑑別は重要になるであろう。「気分症状が消失している状態でも，顕著な気分反応性や衝動制御の問題が持続的に続いていれば感情・情動面の症状はパーソナリティ症によるものである」といえば鑑別や併存の判断は容易にも思えるが，経過を知りにくい初診時には判断が難しい症例があるのも事実である。軽躁状態でよく見られる症状を**表2**にまとめてみた。

　一方，双極症の患者がボーダーラインパーソナリティ症を併存することもある。米国での研究では，ボーダーラインパーソナリティ症患者のうち約

32. ボーダーラインパーソナリティ症と見誤った双極症

表2　軽躁状態でよく見られる症状

行動	普段より活動的 性的願望が強い 眠らなくてもよい 気が散りやすい 無作法
外見	普段より派手な服装 濃い化粧
話し方	気分が高揚して普段より大声でおしゃべり 自信満々で楽観的 いらいらしがち
話題	自慢話 会社や家族への攻撃的な不満 内容が散漫になりがち

10％は双極症Ⅰ型，さらに10％は双極症Ⅱ型を持つとされる[5]。逆に双極症患者のうち約2割にボーダーラインパーソナリティ症が併存するともいう[6]。そして両者が併存するほうが，当然それぞれの単独よりも精神医学的に重症なことから，治療上慎重な対応が求められることになる[6]。

3　今後の治療方針

　双極症と診断できたので前医の薬物療法を継続した。おそらく双極症Ⅱ型と思われるが，この場合うつ病エピソードに抗うつ薬を使うべきかについては議論のあるところである[7]。使用するとすれば，少なくとも気分安定薬の投与下に行うべきであろう[7]。また，今後のエピソードの急速な変化を防ぐ意味でも，疾病教育を丁寧に行い，生活のリズムや適切な対人関係を保つための工夫を話し合うこととした。

4　最終診断

　数ヵ月単位で気分の変動があり，高いと思われるときでも軽躁エピソードにとどまっている。転院後1年あまりの間ではうつ病エピソードは出現しなかった。したがって，現時点では双極症Ⅱ型と暫定的に診断しておくこととする。

Take Home Message

- 当然であるが患者の目立った容姿や言動などからすぐにボーダーラインパーソナリティ症と診断してはならない
- ボーダーラインパーソナリティ症患者は情動不安定になると抑うつ的となり，また衝動制御が不良になることがあり，双極症のように見えることもある
- 軽躁エピソードとボーダーラインパーソナリティ症の不機嫌との鑑別が重要
- ただしボーダーラインパーソナリティ症と双極症が併存する可能性もある

📖 本項をさらに知るための文献

双極症とボーダーラインパーソナリティ症の症状の相違点についての最近の系統的レビュー[8]

CANMAT/ISBD によるパーソナリティ障害と双極症の併存例へのタスクフォース[9]

わが国の現状を踏まえた上での併存例への対応法[10]

わが国での総説[11]

📖 Reference

1) 伊賀淳一：双極性障害診療を極める 躁病エピソードの正確な診断と鑑別方法．精神科治療学 **36**：501-506，2021
2) 永田利彦：境界性パーソナリティ障害に対する薬物療法の有効性と限界―双極スペクトラム障害，自閉症スペクトラム障害の視点から―．臨床精神薬理 **22**：683-691，2019
3) 日野哲耶，大前 晋：境界性パーソナリティ障害と双極Ⅱ型障害との鑑別．精神科治療学 **31**：373-379，2016
4) Russell JJ, Moskowitz DS, Zuroff DC, et al.：Stability and variability of affective experience and interpersonal behavior in borderline personality disorder. J Abnorm Psychol **116**：578-588, 2007
5) Zimmerman M, Morgan TA：Problematic boundaries in the diagnosis of bipolar disorder：the interface with borderline personality disorder. Curr Psychiatry Rep **15**：422, 2013
6) Fornaro M, Orsolini L, Marini S, et al.：The prevalence and predictors of bipolar and borderline personality disorders comorbidity：Systematic review and meta-analysis. J Affect Disord **195**：105-118, 2016
7) 日本うつ病学会：日本うつ病学会診療ガイドライン双極性障害（双極症）

32. ボーダーラインパーソナリティ症と見誤った双極症

2023. 2023 [cited ; Available from : https://www.secretariat.ne.jp/jsmd/iinkai/katsudou/data/guideline_sokyoku2023.pdf

8) Durdurak BB, Altaweel N, Upthegrove R, et al. : Understanding the development of bipolar disorder and borderline personality disorder in young people : a meta-review of systematic reviews. Psychol Med : 1-14, 2022

9) Rosenbluth M, Macqueen G, McIntyre RS, et al. : The Canadian Network for Mood and Anxiety Treatments (CANMAT) task force recommendations for the management of patients with mood disorders and comorbid personality disorders. Ann Clin Psychiatry **24** : 56-68, 2012

10) 戸田裕之：双極性障害診療を極める 双極性障害とパーソナリティ障害の併存に対する統合的治療．精神科治療学 **36**：563-568, 2021

11) 林直樹：鑑別しにくい精神症状や行動障害をどう診分けるか「気分が変わりやすい」を見分ける─パーソナリティ障害，双極性障害─．精神科治療学 **32**：5-9, 2017

33. 適応反応症の背後にある回避性パーソナリティ症
――おとなしいパーソナリティ症は見つけにくい――

KEY WORDS 回避性パーソナリティ症，社交不安症，適応反応症

症例の提示

　初診時35歳の男性。同胞7名の末子。地元の工業高校を卒業し，上京して技術系の公務員となる。未婚で長年アパートで一人暮らしをしている。毎日晩酌として日本酒を2合飲んでいるが，飲酒にまつわる問題をおこしたことはない。これという趣味はなく，帰宅後はぼんやりとテレビを見るだけの生活である。友人はおらず，年の離れた姉が近くに住んでおりよく訪ねてくれている。

　X年，仕事上で失敗して同僚に迷惑をかけてしまった。そのことを上司に叱責されて落ち込んでしまった。泣きながら「すまない。すまない」と何度も同僚に謝る様子を見た上司は，あまりに過剰で異様と感じ，精神科受診を本人に勧めた。

　数日後，本人は姉に連れられてA精神科クリニックを受診した。初診時は，おどおどとした態度や話し方で高い不安と緊張がうかがわれた。「現在の上司は高圧的な人なので，いつも失敗して怒られるのではないかとビクビクしていた。同僚にもまた失敗して迷惑をかけてしまうのではと心配である」という。自分でもふがいない性格だといって，うずくまったままぼそぼそと話していた。

　同伴した姉によると，幼少時から人前に出ることが苦手で，隣家の人ともうまく口をきけたことがないという。しかし，幼児期の言葉や運動の発達の遅れはなく，学業にも問題はなかった。姉は本人の性格をよく知っていたので，本人が小学生のころからずっと親代わりに面倒を見ていた。「最近元気がないので心配していたが，職場で問題があったことは今回初めて知った」という。

33. 適応反応症の背後にある回避性パーソナリティ症

診断のポイント

●ストレス反応のもとにあるパーソナリティの特徴に注意すること
●ときに平均よりも大きく偏位したパーソナリティはパーソナリティ症と診断され，治療する上で留意すべき点となる
●回避性パーソナリティ症と社交不安症には共通点が多い

1 症例について

1）まず何を考えたか

　今回のエピソードは上司による叱責というストレスによってもたらされた不安や抑うつ症状と考えられた。しかしその症状は通常の反応を超えて過剰なように見える。症状発現から数日しか経っておらず，うつ病の診断基準は現時点では下せそうもない。不安と抑うつ気分の混合を伴う適応反応症と考えた。また，一見して過大とも思われる症状や行動は本人のパーソナリティの特徴が関与していると考えた。幼少時から不安が高く自信のない性格であったこと，人付き合いを避ける生活を続けていることなどから，回避性パーソナリティ症を疑った。その後短期間の抗不安薬の投与と職場の環境調整により1ヵ月あまりで回復した。

2）さらに診察を進めると

　職場の勧めもあり，以後定期的に通院し現状を語っていた。X+3年に母親が脳梗塞で入院すると，「自分が頼りない性格だったので母親に心配をかけて病気にしてしまった」と，1ヵ月ほどやや抑うつ的になったが，自然に回復した。X+8年に再び異動となった。しかしこの異動では批判的・攻撃的な上司はいなかったことから，これ以降は人間関係で傷つくことなく過ごしている。

2 症例の説明

　本症例では，対人的な接触の回避，他からの否定的な評価や拒絶への過敏，姉以外に親しい人がいないこと，劣等感を抱きやすいなど，回避性パーソナリティ症の特徴が見られる。これらの症状は少なくとも思春期以降から見られると考えられるので，回避性パーソナリティ症と診断してよいであろう。依存性パーソナリティ症ほど他人に従属的ではなく，また孤立した生活ではあるがシゾイドパーソナリティ症とするほど冷淡な印象は与えない。した

がって本症例では，回避性パーソナリティ症を基盤に持つ人が，上司からの叱責というストレス状況下で適応反応症を発症したと考えられた。

回避性パーソナリティ症は DSM-5 のクラスター C に分類されており，劣等感と拒絶に対する恐れを特徴とする慢性で広汎な不適応的行動様式である。米国での疫学研究では人口の約 2％に見られるといわれ[1]，決して少ないわけではないが，おそらく他の不安症に紛れて診断されていないと考えられる。

また本症例は社交不安症と診断できるかもしれない。しかし，この症例では不安を惹起するような対人場面から回避するという行動パタンや生活様式は発病前からすでにできあがっており，そのため社交不安それ自体による社会生活上の困難は少ない。したがって，本人にとっては治療対象とならない可能性がある。回避性パーソナリティ症は重症の社交不安症と本質的には同じという意見[2,3]もある一方，相違点を指摘する研究[4]もあり，両者の関係については議論が多い[5]。メタアナリシスでは社交不安症の 46％は回避性パーソナリティ症と追加診断できるとされる[6]。しかし確かに併存する例が多いとしても，回避性パーソナリティ症の 3 分の 2 は社交不安症の診断基準を満たさないという研究もある[7]。

3 今後の治療方針

回避性パーソナリティの治療についての研究は少ないが，社交不安症の治療にならえば認知行動療法あるいは SSRI などの薬物療法が有効と考えられる。しかし，本症例ではまず職場の環境調整を優先とした。共感的な態度で患者の生活を援助するという立場をとり，治療関係を保つことが大切であろう。

4 その後の治療経過と最終診断

年齢が進むにつれ，人との関わりを求めることがさらに減少し，テレビを見たり散歩をしたりする以外は家にいるという自分なりの生活スタイルが固まってきている。公務員という安定した立場でもあり，周囲の理解を得ながら仕事も淡々と継続している。

最終的な診断としては回避性パーソナリティ症とし，仕事や生活環境の変化によるストレスによって短期間の適応反応症を生じるものとした。

33. 適応反応症の背後にある回避性パーソナリティ症

> **Take Home Message**
> - ストレス因が関連する適応反応症であるとしても，その人の基盤にあるパーソナリティの特徴を把握する必要がある
> - 時にその人の内的体験や行動上の持続様式が平均から大きく偏り，パーソナリティ症と診断できることがある

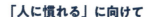

> **「人に慣れる」に向けて**
>
> 社交不安症の治療目標の1つとして「人に慣れる」必要はあるが，これは必ずしも「人と仲良くなって集団に溶け込む」という意味ではない。一方，本人には自分の特性を理解して肯定的に受け止め，必要であればその特性の一部を変えていく勇気を持ってもらうことになる。

本項をさらに知るための文献

社交不安症などとの鑑別[8]
回避性パーソナリティ症についての英文の総説[9]

Reference

1) Grant BF, Hasin DS, Stinson FS, et al.：Prevalence, correlates, and disability of personality disorders in the United States：results from the national epidemiologic survey on alcohol and related conditions. J Clin Psychiatry **65**：948-958, 2004
2) Ralevski E, Sanislow CA, Grilo CM, et al.：Avoidant personality disorder and social phobia：distinct enough to be separate disorders? Acta Psychiatr Scand **112**：208-214, 2005
3) Reich J：Avoidant personality disorder and its relationship to social phobia. Curr Psychiatry Rep **11**：89-93, 2009
4) Lampe L：Avoidant personality disorder as a social anxiety phenotype：risk factors, associations and treatment. Curr Opin Psychiatry **29**：64-69, 2016
5) Reichborn-Kjennerud T, Czajkowski N, Torgersen S, et al.：The relationship between avoidant personality disorder and social phobia：a population-based twin study. Am J Psychiatry **164**：1722-1728, 2007
6) Friborg O, Martinussen M, Kaiser S, et al.：Comorbidity of personality disorders in anxiety disorders：a meta-analysis of 30 years of research. J

Affect Disord **145** : 143-155, 2013

7) Cox BJ, Pagura J, Stein MB, et al. : The relationship between generalized social phobia and avoidant personality disorder in a national mental health survey. Depress Anxiety **26** : 354-362, 2009

8) 永田利彦 :「人前に出るのが怖い」. 精神科治療学 **32** : 31-36, 2017

9) Weinbrecht A, Schulze L, Boettcher J, et al. : Avoidant Personality Disorder : a Current Review. Curr Psychiatry Rep **18** : 29, 2016

34. 自己中心的な言動で周囲を困らせる認知症患者
―病前のパーソナリティ特性とBPSDは関係する？―

KEY WORDS アルツハイマー病，パーソナリティ症，認知症の行動・心理症状（BPSD）

症例の提示

　初診時75歳の女性。70歳ごろからものわすれが進行し，A総合病院でアルツハイマー病の診断をすでに受けている。夫は10年前に亡くなり，ひとり息子は結婚して本人と別のところに住んでいる。73歳までは孫娘が同居して介護していたが，孫娘の結婚に伴い，グループホームに入所することになった。入所当初は職員や利用者に対して非常に愛想よく，上機嫌に話しかけたりしていた。しかし徐々に利用者に対して過度なお節介が目立つようになり，それを職員が注意すると激昂するようになった。また不満があるとトイレに立てこもってしまったり，「私はいじめられている」と大声で泣き出してしまったりなど情緒が不安定で，グループホームでも対応に困ってしまった。そのためグループホームの職員が同伴してB精神科クリニックを受診した。
　面接時は上機嫌で愛想よく，子どもっぽく甘えたような話し方をしていた。グループホームでの生活には「皆さん親切で，自分は特別扱いされているから何も問題はない」と慇懃に応えた。長谷川式簡易知能評価スケールでは18点で，遅延再生が特に不良であった。

診断のポイント

- 認知症の行動・心理症状（BPSD）に病前のパーソナリティが影響することがある
- 病前のパーソナリティや行動特性を理解してBPSDに対応する

表1　Neuropsychiatric Inventory（NPI）の12項目

・妄想（事実でないことを信じ込んでいる）
・幻覚（実際にないものが聞こえたりみえたりする）
・興奮（介助を拒んだり，扱いにくくなるときがある）
・うつ（悲しそうであったり，落ち込んでいるようにみえたり，そのように言ったりする）
・不安（落ち着かない，息苦しさやため息，リラックスできない，過度に緊張しているなどの神経質さを示す）
・多幸（過度に機嫌がよかったり，幸せそうであることがある）
・無為/無関心（自身の日常生活や，他人の活動や計画に関心がなくなっているように見受けられる）
・脱抑制（見ず知らずの人にあたかも知人のように話しかけたり，他人の感情を傷つけることを言ったりする）
・易刺激性/不安定性（気難しくおこりっぽい。計画が遅れたり待たされたりすることが，がまんできなくなったりする）
・異常行動（家の周囲を歩いたり，ボタンやひもを弄んだりなど，同じ行為を綴り返すことがある）
・睡眠障害
・食行動異常

元来の使用法としてはこれらの項目ごとに，頻度，重症度，介護負担度を段階的に評価するものである。

1　症例について

1）まず何を考えたか

　行動の脱抑制や共感の欠如，常同的な行動ともみえる症状は前頭側頭型認知症の可能性も示唆された。しかし専門医による脳画像検査などからすでにアルツハイマー病の診断を受けており，受診の目的はグループホームにおける行動の問題を対処してもらいたいとのことであった。BPSD（Behavioral and Psychological Symptom of Dementia）の評価をまず行うこととした。BPSDの評価としては，すでに標準化されているNeuropsychiatric Inventory（NPI）の12項目（**表1**）に基づいて聞いていくともれがない（もちろん可能であればNPIを施行すべきである）。NPIの項目に沿って評価すると，幻覚や妄想などの精神病症状はなく，主として興奮，脱抑制，易刺激性/不安定性などが問題であり，その他の症状はあるとしても軽度であることがわかった。

2）さらに診療を進めてわかったこと

　グループホームの職員には認知症のBPSDであると伝え，まず職員の対応

でなにか工夫すべきことを考えてもらうことにした。抗精神病薬などの鎮静的な薬物を使用するかについては，息子と相談する必要があるとして，次回の診察では息子の同伴をお願いした。

息子からは患者の次のような生活史が語られた。

■ 患者は裕福な商家の6人きょうだいの末子として生まれ，両親からあまやかされて育てられた。わがままで自分の思いどおりにならないと，かんしゃくを起こして暴れたり，逆に大泣きしたりしていた。体調が悪いといっては，数日家で寝込んでしまうことが多く，そのときには，多忙な両親に変わってお手伝いが面倒を見ていた。家の外では社交的で明るい人とみられていたが，しばしば友人と衝突していた。26歳で婿養子を迎えて結婚した後も実家で両親と同居し，ひとり息子の養育はほとんどお手伝いと両親が行っていた。40歳ごろに両親が相次いで亡くなったあとは，機嫌が変わりやすいことや対人関係の不安定さが著明になり，友人も少なくなった。店は夫が継いだ。夫は非常に優しい人で，本人の言動に対していつも許容的であった。

2 症例の説明

パーソナリティ症は青年期に始まりそのまま高齢に至るまで続くと考えられる。実際に高齢者におけるパーソナリティ症の割合は1割強という[1]。パーソナリティに偏りのある人たちも，高齢に至れば認知症になる可能性もある。そのときのさまざまな精神症状や行動の問題を，認知症に伴うBPSDとみるか，あるいは元来のパーソナリティの偏りによるかは考慮する必要があるであろう。

パーソナリティの偏りがある人は，もともと安定した人間関係を保ちづらく，感情の統制にも問題がある。そのため，老化に伴う問題への対処もうまくなく，介護を素直に受けることにも困難が伴うであろう。患者の特異なパーソナリティの対処に困惑して疲労していた入所施設との関係も絡んでくる。

アルツハイマー病の初期に見られるパーソナリティの変化については研究があり，NEO-Personality Inventory（NEO-PI）を用いた分析では，神経症傾向が高くなり，外向性，開放性，調和性が低くなり，誠実性は変わらないという[2]。さらに病前の性格傾向が認知症のリスク因子となるかについての研究もいくつか行われている。アルツハイマー病では病前のクラスターAの

表2　BPSD への対応に関する指導

- BPSD は，種々の要因によって生ずることが多いので，症状の背景にある原因や意味は何かを考える
- あわてて BPSD を修正しようとはせず，まずは受容し，根気強い対応をはかるように指導する
- 認知症の人の自尊心を傷つけないような対応を求める
- 介護者が健康であるかどうかを確認する
- BPSD は永遠に続くものではないと説明する
- ひとりで抱え込まないことが重要であり，介護サービス，レスパイト・ケアを利用するように勧める

(原田和佳：精神科治療学 33：1217-1221，2018[3])

パーソナリティ傾向（猜疑性，シゾイド，統合失調型）などが関係する[4]。病前の性格傾向のうち，クラスター A（孤立/猜疑性）は BPSD における抑うつと幻覚に，クラスター C（不安/抑うつ）は抑うつに関連する[5]。わが国の Tabata らの研究[6]では，アルツハイマー病では病前の神経症傾向は NPI で評価したときの抑うつに正の相関，病前の誠実性は興奮，アパシー，易怒性などに負の相関があるという。すなわち，ある程度病前の性格傾向は認知症になったときの BPSD に関連するとされる。

　本症例の病前の性格傾向は NEO-PI の項目に準じて評価すれば，高い神経症傾向，外向性，低い調和性と誠実性ということになろうか。DSM-5 ではおそらく自己愛性パーソナリティ症と診断できるかもしれない。グループホームではお節介や自己中心的な行動などで周囲を困惑させているが，活動的で社交的な面（外向性）もあることは元来の性格傾向が現れているとも考えられる。

3　初診後の治療方針

　自分への扱いに不満があると，施設職員や利用者に対して暴力的になることもあった。施設での対応には限界があると考えられ，薬物療法を検討すべき状態と考えた。そこで息子の了解を得て少量の抗精神病薬（クエチアピンの少量）を就寝前に投与することとした。また施設や家族の側にも本人の生活歴や性格傾向を伝え，表2 のような方針を参考にして対応してもらうこととした。

4 その後の治療経過と最終診断

抗精神病薬を漸増していくうちに,入居者に対するお節介は変わらないが攻撃的なところは少なくなってきた。施設側も本人に「手伝いをお願いする」などとして,本人の自尊心を上手に扱うなど対応に慣れてきているようである。クエチアピンは時期を見て減量中止する予定である。

最終診断は「アルツハイマー型認知症のBPSD」(DSM-5によれば「アルツハイマー病による認知症,行動障害を伴う」)であるが,もともとの性格傾向(自己愛性パーソナリティ症の可能性)も大きく影響していると考えられた。

> **Take Home Message**
>
> ・認知症のBPSDに本人の元来の性格傾向が影響することがある
> ・攻撃的なBPSDがあるとしても,すぐに鎮静的な抗精神病薬を投与せず,心理社会的な対応を工夫する
> ・その際に本人の性格や行動様式を理解することが助けになる

自己愛性パーソナリティ症と前頭側頭型認知症

病前に自己愛性パーソナリティ症であった人が,前頭側頭型認知症とされるに至ったという症例報告は複数なされており[7]、パーソナリティ症に伴う神経生物学的な脆弱性が,前頭側頭型認知症の危険因子となる可能性が示唆されている。

📖 本項をさらに知るための文献

パーソナリティ症と認知症についての総説[7,8]
認知症患者の怒りや衝動性に対する対応[9]
家族や介護・医療職向けのBPSDの対応法を説明した指針[10]

Reference

1) Penders KAP, Peeters IGP, Metsemakers JFM, et al.：Personality Disorders in Older Adults：a Review of Epidemiology, Assessment, and Treatment. Curr Psychiatry Rep **22**：14, 2020
2) Pocnet C, Rossier J, Antonietti JP, et al.：Personality changes in patients with beginning Alzheimer disease. Can J Psychiatry **56**：408-417, 2011
3) 原田和佳：認知症診療における精神科クリニックの役割. 精神科治療学 **33**：1217-1221, 2018
4) Nicholas H, Moran P, Foy C, et al.：Are abnormal premorbid personality traits associated with Alzheimer's disease? A case-control study. Int J Geriatr Psychiatry **25**：345-351, 2010
5) Prior J, Abraham R, Nicholas H, et al.：Are premorbid abnormal personality traits associated with behavioural and psychological symptoms in dementia? Int J Geriatr Psychiatry **31**：1050-1055, 2016
6) Tabata K, Saijo Y, Morikawa F, et al.：Association of premorbid personality with behavioral and psychological symptoms in dementia with Lewy bodies：Comparison with Alzheimer's disease patients. Psychiatry Clin Neurosci **71**：409-416, 2017
7) Cipriani G, Borin G, Del Debbio A, et al.：Personality and dementia. J Nerv Ment Dis **203**：210-214, 2015
8) 松岡広子, 山口英彦：パーソナリティ障害と認知症. 臨床精神医学 **42**：129-135, 2013
9) 谷向　仁：怒り・衝動行為とその対応. 臨床精神医学 **49**：1943-1952, 2020
10) 高知大学医学部神経精神科学講座：認知症の方の行動・心理症状（BPSD）を包括的に予防・治療するための指針. 2020 [cited；Available from：https://www.bpsd-web.com/

35. うつ病になって受診した自閉スペクトラム症
―職場への不適応からうつ病を発症―

KEY WORDS 自閉スペクトラム症（ASD），うつ病

症例の提示

22歳の工場勤務の独身男性。職場の産業医から紹介され，A精神科クリニックを初診した。紹介状によると，仕事に出るのがつらいといって出勤してこなくなり，うつ病が疑われるとあった。患者は地元の高校を卒業し，大規模工場に就職して3年目である。資材管理を5人のグループで行っている。患者によれば，グループの仕事の仕方は能率的ではないので，より能率的と思う自分の方法でさっさと先回りして処理していたところ，「そのやり方ではだめだ」とリーダーに強く叱られてしまったという。だめな理由を聞いてもはっきり教えてくれないので，そのまま自分の方法でやり続けたところ，さらにひどく怒られてしまった。「どうして叱られるのかわからなく混乱してしまった。仕事に自信が持てなくて，自宅に引きこもってしまった」という。

診断のポイント

- 診察時に，コミュニケーションの様式，表情や体の動き，診察室や待合での行動観察などから自閉スペクトラム症を疑う
- 抑うつの発症状況を詳しく聞く。本人の発達特性に関連して状況依存的に生じているか（例えば，会社には行けなくても好きな趣味はできるなど）
- 生育歴の確認。幼少時期からの失敗経験が低い自己評価につながっていないか

1 症例について

1）まず何を考えたか

　診察場面では，抑うつ気分や精神運動抑制が認められ，不眠や食欲不振などの症状も見られることから，中等症のうつ病エピソードと診断してよいと考えられた。しかし，面接では自分の方法がいかに能率的であるかをモノトーンに語る一方，視線を合わさずどこか不自然な笑顔を浮かべ続けているのが特徴であった。仕事内容をきくと，「どうして自分のやり方が悪いのか，まったく理解ができない。みながやっている方法は不合理だ」とやや怒ったように主張した。

2）さらに診療を進めてわかったこと

　休職の診断書を提出したところ，産業医を経て職場からの情報が得られ詳しい事情が判明した。それによると，患者が行った方法は確かに能率的なのではあるが，他のグループとの協調上絶対にしてはならないことなのだそうである。それを何度も注意しても，自分の方法に固執するので，ついにリーダーは「何度いっても人のいうことを無視する生意気なやつだ」と激怒したのだそうである。入社直後から作業法へのこだわりが強く，他の同僚とのコミュニケーションも下手で協調できず，周囲からは扱いにくく変わった人とみられていた。

　その後の診察では生育歴を本人から詳しく聞くことにした。言葉の発達はやや遅く，幼稚園でも友だちと遊ぶことが少なく一人で遊んでいたこと，中学校では理系科目は平均的な成績であった一方，国語や英語がひどく苦手であったことなどが判明した。下町に生まれ育ったにもかかわらず，本人は騒々しいといって嫌い，わざわざ通勤に2時間近くかかる郊外の新興住宅地にアパートを借り，そこから出勤するなど，独特の生活スタイルであった。

2 症例の説明

1）成人における自閉スペクトラム症の診断

　自閉スペクトラム症（autism spectrum disorder：ASD）は，DSM-5 では，A）複数の状況下における社会的コミュニケーションおよび対人的相互反応の持続的な欠陥，B）行動・興味・活動の限局された反復的・常同的な様式の2つの主要徴候が幼少期早期に出現する発達障害と定義されている。診察場面で**表1**のような特徴を捉えることができれば，ASD の診断に近づくことができるであろう。確定診断するためには幼児期の行動特性を知ることが必

35. うつ病になって受診した自閉スペクトラム症

表1 大人のASDの主な特徴

(1) 対人交渉の質的な問題
 ・距離感がつかめない
  親密なつきあいが苦手, 心理的にも物理的にも極端になれなれしい
 ・他人への関心が乏しい
  人と共感しない, 同年齢の仲間関係を作れない
 ・二次的に：自己評価の低下, うつ状態
(2) コミュニケーションの質的問題
 ・常同的で反復的な言葉の使用, または独特な言い回し
  たとえ話や冗談がわからず, 字義どおりに受けとってしまう
  抑揚なく話す, 表情や身振り, 手振りを読み取れない
 ・二次的に：うつ状態, 極端な対人緊張
(3) イマジネーション障害
 ・自分なりの日課や手順があり, 変更や変化を嫌がる。想定外のことが起きる
  と思わぬ反応をする
 ・自分の世界に没頭することがあり, 切り替えが難しい, 融通がきかない
(4) 感覚過敏, 感覚の鈍さ
  聴覚：ティッシュペーパーの音, エアコンの音を極端に気にする
  触覚：服のタグ, 本綿の下着を紙やすりのように感じる
  痛覚：痛みを訴えない

(宮岡 等ほか：心身医学 59：416-421, 2019[1])

須である。心理検査（WAIS–IV や AQ–J など）も補助的に利用できるが, 心理検査のみで診断はできない。

 しかし, 成人における ASD の診断はしばしば困難である。それは, 幼少時期の情報を得にくいこと, 社会生活を送ることによって症状がカモフラージュされてしまうこと（例えば, 会話中のアイコンタクト, よく使う決まり文句を覚える, 笑顔やジェスチャーをまねる練習をするなど), 併存症の多いことなどの理由による。成人期になって初めて ASD と診断される患者が, 以前どのような診断をされていたかの研究がイタリアでなされている[2]。それによれば, 過去の診断名は知的発達症, 精神症, パーソナリティ症, うつ病の順であった（図）。ただし併存症を考慮しなければならないのでこれが必ずしも誤診というわけではない。

2) 自閉スペクトラム症の併存症

 最近のメタアナリシスでは ASD の併存症として, 多い順に ADHD, 不安症, 睡眠覚醒障害, 破壊的・衝動制御あるいは行動障害, 抑うつ症, 強迫症, 双極症, 統合失調スペクトラム症が示されている（表2)[3]。生涯有病率でも

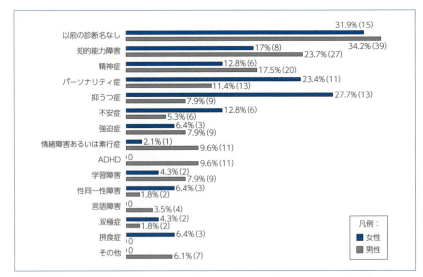

図 ASDの成人男女における過去の精神医学的診断の割合（%）および整数値（n）
（Fusar-Poli L, et al.：Eur Arch Psychiatry Clin Neurosci 272：187-198, 2022[2]）より引用）

表2 ASDで見られる併存症の有病率

	ASDでの有病率	一般住民での有病率
ADHD	28%	7.2%
不安症	20%	7.3%
抑うつ症群	11%	4.7%
双極症および関連症群	5%	1.21%
統合失調スペクトラム症および精神症群	4%	0.46%
強迫症および関連症群	9%	0.7%
秩序破壊的・衝動制御および素行症群	12%	8.9%
睡眠・覚醒障害群	13%	3.7%

（Lai M-C, et al.：Lancet Psychiatry 6：819-829, 2019[3]）より引用）

ASDの約3割はうつ病を経験するという[4]）。

　ASD患者は自身の感情を自発的に言語化することが難しいため，治療者に患者の苦悩を伝えにくく，ASD患者のうつ病を見逃しやすいことにつなが

る。一方，ASD患者の表情変化の乏しさ，対人関心の低さ，限局された興味などの特徴は，一見するとうつ病のように見えてしまうことがある。したがって，ASDにおける抑うつ症状を確認するためには，睡眠や食欲などのバイタルな症状のほかに，活動量の低下や動作の緩慢さの有無，こだわり行動の変化などの情報収集に努める必要がある。また，ASDでは悲しみや憂うつ感などの感情よりも身体症状が訴えられやすい。

ASDにおけるうつ病は彼らの社会的な不適応，失敗を重ねることで生じる自己否定感などが誘因となることがあると推測される。したがって，うつ病の併存があるかどうかについては，ASDの特性以外に，その患者の個人的な発達特性，性格や気質，それに環境要因（家族，友人，学校・職場など）が，現在の症状にどのように関係しているかを考える必要がある。

3　今後の治療方針

まず心理社会的治療として，環境要因への介入が必要である。うつ病であるからといって休息を勧めるだけでは不十分である。本人の持つ行動特性を職場で理解してもらえるように産業医を介して指導してもらった。本人にも適切な疾病教育を行った。薬物療法に関しては，抗うつ薬を少量から開始し，易怒性や衝動性などの賦活症状に注意しながら経過を見ていくことにした[5]。

4　その後の治療経過と最終診断

本症例ではASDに特徴的な行動特性が見られ，発育歴もASDに特徴的である。ASDの特徴であるこだわりと協調性の乏しさから生じた職場での不適応が，うつ病の誘因となっていると考えられた。最終的な診断としては，「自閉スペクトラム症に生じた中等症うつ病エピソード」（両者の併存）となる。

> ## Take Home Message
> ・ASDには併存症が多いので，そちらに目をとられてASDを見逃さないこと
> ・診察時の特徴的な様子が行動の特徴からASDの可能性を疑った場合は，幼少時からの発達特性を詳しく聞いて診断すること
> ・ASDとうつ病が併存している場合は，本人の特性と環境との関係を考える

テーマ6　神経発達症との鑑別が必要な症例

漠然とした「発達障害」の診断はしない

最近発達障害の過剰診断が問題となっている。「空気が読めない」とか「対人関係が苦手」というだけで診断するのは乱暴すぎる。なんらかの「こだわり」がある，あるいは治療者とのコミュニケーションがとりづらいなどの理由で安易に診断されることもあれば，逆に心理検査所見の特徴だけから診断されることもある。もっとも問題なのは，診断困難な場合に患者に対して「グレーゾーン」などとあいまいな説明をすることであろう。まずは幼少時期の特徴をできるだけ十分かつ客観的に収集し，それらがASDの診断基準に適合するかを吟味することが大切である。また，漠然と「発達障害」と診断せず，ADHD，ASD，学習症（learning disorder：LD）のいずれか，あるいは知的発達症との重畳の有無まで鑑別しておきたい。

📖Reference

1）宮岡　等，小川陽子：大人の発達障害と精神疾患の鑑別と合併―その意義―．心身医学 **59**：416-421，2019
2）Fusar-Poli L, Brondino N, Politi P, et al.：Missed diagnoses and misdiagnoses of adults with autism spectrum disorder. Eur Arch Psychiatry Clin Neurosci **272**：187-198, 2022
3）Lai M-C, Kassee C, Besney R, et al.：Prevalence of co-occurring mental health diagnoses in the autism population：a systematic review and meta-analysis. Lancet Psychiatry **6**：819-829, 2019
4）Pehlivanidis A, Papanikolaou K, Mantas V, et al.：Lifetime co-occurring psychiatric disorders in newly diagnosed adults with attention deficit hyperactivity disorder（ADHD）or/and autism spectrum disorder（ASD）. BMC Psychiatry **20**：423, 2020
5）石飛　信，荻野和雄，高橋秀俊ほか：自閉スペクトラム症と精神科的併存症．臨床精神医学 **44**：37-43，2015

36. 繰り返す気分変動から双極症と見誤ったADHD

―状況依存性の気分変動は双極症ではなくADHD？―

KEY WORDS 双極症，双極症Ⅱ型，注意欠如多動症（ADHD）

症例の提示

初診時19歳の男性。高卒後コンビニエンスストアの店員をしている。最近，気分が落ち込む，寝付きが悪い，食欲がなく体重が減ったなどの訴えでA精神科クリニックを受診した。きっかけがあるかを聞くと，「仕事がうまくいかないせい」という。しかし，その内容を聞いても曖昧であった。仕事はなんとか継続できているが，気分が晴れないので飲酒してしまうことが多くなったという。軽症のうつ病エピソードと考え，抗うつ薬は投与せず，生活上の指導をしながら経過を観察していた。

受診から半年後には気分は徐々に改善してきた。しかし今度は職場の同僚に「勝手にしゃべりすぎてうるさい」といわれるようになったという。人に対してお節介になりすぎて煩わしがられているようであった。日によってあるいは1日の中でも気持ちの揺れが大きいという。このような状態が2ヵ月ほど続いた後，いったん症状は落ち着いたように見えた。しかし数ヵ月後には再び抑うつ症状が悪化し，希死念慮まで述べるようになった。食欲不振，不眠などのほかにイライラする傾向が強くなり，同僚と言い合いになることもあった。再び飲酒が開始された。

診断のポイント

- 注意欠如多動症（ADHD）の症状が軽躁エピソードと診断されることはまれでない
- 双極症かADHDか，あるいは両者の併存症かをまず鑑別する
- うつ状態や躁状態の状況依存性や持続性が鑑別に重要である
- 寛解期に不注意，多動・衝動性が見られるかが鑑別点である

1 症例について

1）まず何を考えたか

軽症のうつ病から軽躁を経て再びうつ病という経過から，双極症（特に双極症II型）を疑い，気分安定薬を開始した。2ヵ月後には症状は安定し，やや気分が低めの状態であるが，仕事には支障がない程度となった。しかし，半年後には再び抑うつ症状が悪化し仕事に出られなくなった。

2）さらに診察・治療を進めてわかったこと

薬物療法の効果は限定的なうえ，診察時も初診時から一貫してそわそわと落ち着かない態度が目立った。この時点で何らかの神経発達症を疑ったが，本人に生育歴を聞いてもはっきりしなかった。そのため生育歴を詳しく聞くためになんとか母親に来院してもらった。すると以下のような情報が得られた。

■ 小学生のころからものわすれやうっかりミスが多く，片付けができず段取りが悪かった。いつも貧乏ゆすりをしていた。成績もよくなかった。ものの置き場所などに過度にこだわり，冗談が通じないために，同級生からは変わり者とみられていた。

ADHDや自閉スペクトラム症を疑い，診断をさらに確定するためにWAIS-IV，日本語版自閉症スペクトラム指数（Autism-Spectrum Quotient：AQ-J），コナーズ成人ADHD評価スケール（Conners' Adult ADHD Rating Scales：CAARS）などの心理検査を施行した。IQは68と軽度知的発達症のレベル（下位項目のばらつきは少ない），CAARSでは強いADHD傾向，AQ-Jでは軽度の自閉傾向が示唆された。

この時点で軽度知的発達症を伴うADHDと診断した。本人と相談の上，インチュニブを開始したところ，自覚的には「落ち着きがでて，人の話を最後まで聞けるようになった」という。軽症のうつ病と診断されたときは，実は仕事の内容が変わり不注意によるミスが多発して店長から厳しく叱られていたことがわかった。また，軽躁エピソードのように見えたときは，もとの仕事に戻らせてもらい本人の負担が小さくなったことがきっかけのようであった。しかし今度は調子に乗りすぎてかえって不注意のミスが多くなり，そのため同僚から反発され，さらには無視されるようになったため，再度抑うつ的になったらしかった。

36. 繰り返す気分変動から双極症と見誤った ADHD

表1　ADHDと双極症の主要な相違点

ADHD	双極症
小児期または青年期早期発症	青年期/成人期発症
形質的，病前状態から変化なし	エピソード的な経過，病前状態からの変化
興奮しやすいが，尊大さや高揚はない	尊大/高揚
機能不全を訴える	機能の向上を訴えるが，行動を反映していない
慢性的な自尊心の低さ	抑うつのエピソード
通常，洞察力がある	洞察力を欠く傾向がある
入眠困難	睡眠の必要性の低下
集中できないと訴える	精神能力が研ぎ澄まされているという主観的な感覚
落ち着きのなさ（そわそわする，じっとしていられない）	顕著な過活動と激越

(Asherson P, et al.：Curr Med Res Opin 30：1657-1672, 2014[1]より引用)

2　症例の説明

　ADHDの主な症状である注意散漫，落ち着きのなさ，多動，多弁などは，横断的に見れば種々の精神疾患でも認められる。例えば，統合失調症や認知症，パーソナリティ症における不安・焦燥・激越・興奮の表現としても現れる。したがって，落ち着きのなさや多動を示すだけでADHDと診断すると大きな陥穽に陥ってしまう。とくにボーダーラインパーソナリティ症と双極症はこの症状が縦断的に見られることがあるので，鑑別上重要である。表1にADHDと双極症の鑑別点を示した。

　診断の際の注意点として，他の併存症でも同様であるが，双極症患者であればその正常気分のときに，ADHDと診断できるかを考慮しなければならない。また，ADHDの治療薬である中枢神経刺激薬を服用している場合などは，薬剤の影響も考慮すべきであり，双極症の診断についてもさらに注意を要するであろう。

　一方，ADHDと双極症やボーダーラインパーソナリティ症はある割合で併存することもあり得る。ADHD成人の約10％に双極症が併存し[2]，また双極症の成人の17％にADHDが併存しているというメタアナリシス[3]がある。当然併存例のほうが社会機能や生活機能は非併存例よりも悪い[4]。ADHDや自閉スペクトラム症などの神経発達症と双極症が併存したときの気分エピソードの特徴を表2に示した。

　ADHDと併存症との関係は複雑である，ADHDを持つために生活上の困難

表2　神経発達症と双極症の気分エピソードの特徴

	併存のない双極症	ADHD併存の双極症	ASD併存の双極症
気分エピソードの出現背景	睡眠不足や心理的ストレスなどが要因となることはある	過活動 不注意によるミスの頻発 段取りの悪さ など	融通のきかなさ 感覚面の特異性 タイムスリップ現象 など
気分エピソードの出現様式	周期性	状況依存性	状況依存性
治療	薬物療法が主 心理療法も併用される	心理社会的アプローチが主 薬物療法も併用される	心理社会的アプローチが主 薬物療法も併用される

ASD：自閉スペクトラム症，タイムスリップ現象：杉山登志郎が提唱した概念で，ASDの患者が突然に遠い過去の出来事を思い出し，その想起した内容をあたかもそれが今あるかのように感じ行動することをいう

（由井寿美江ほか：精神科 Resident 2：41-42, 2021[5]）より改変引用）

が多くなり反応性に抑うつや不安症状を引き起こす可能性もある。またADHDと併存症の間で生物学的な素因を共有しているのかもしれない。あるいは，多くの疫学研究ではDSM-5による操作的な診断基準を用いているので，項目が重複して見かけの診断が増えているのかもしれない[6]。ADHDの併存を疑った場合には，いきなりADHDの診断を下さず，まず当初の障害の治療を継続しながら過去や現在の生活状況を知り，症状の軽快後もADHDらしい症状が残っているかを見ていくべきであろう。

3　今後の治療方針

　本人としてはインチュニブによって生活機能の改善が見られたことに満足しており，就業状況は以前よりも改善しているようである。このまま生活上の指導をしながら，薬物療法を継続することとした。また軽度の知的発達症もあることから，職場での理解も必要であろうと考えた。

　しかし抗うつ薬や中枢神経刺激薬の投与は，ADHDと双極症が併存していると判断できる場合は，気分安定薬の未投薬下では病相の不安定や気分変動をきたしやすいので，慎重に行うべきであろう[7]。まず双極症の治療を開始し，その後ADHDの診断が確定できればその治療を開始することになる[4]。

なお中枢神経刺激薬の躁転への影響については議論は一致しないが，気分安定薬の投与は継続したほうがよいようである[1]。

4　その後の治療経過と最終診断

最終診断としては「ADHD」としたが，なおも双極症が併存している可能性は残る。慎重に経過を観察し，状況によらない抑うつや躁病エピソードが見られたときには，双極症の併存として治療法を再考する必要があるであろう。

Take Home Message

- ADHDの患者では抑うつや軽躁が反復しているように見えることがある
- 周囲との人間関係などで気落ちしたり上機嫌になったりすると，双極症と誤りやすい
- 一方で，ADHDと双極症の併存率が高いことにも注意する

ADHDと他の精神疾患の遺伝学的関連，および過剰診断

- 双極症は遺伝学的には統合失調症との関連が強く，ADHDや神経性やせ症，自閉スペクトラム症との関連は弱いとされている[8]。一方で，GWASでは双極症とADHDの遺伝学的な類似性が示されている[9]。おそらく症状の類似性からADHDと双極症の鑑別が必要になるのであろう[3]。
- ADHDの過剰診断は，ADHDに対する薬物が開発されたことと無関係とはいえないであろう。効く薬があるのだから，疑い例にも使ってみようとしてしまうのである。治療的診断などという便利な言い訳もある。臨床家はこのような落とし穴に陥らないようにしなければならない。

📖 本項をさらに知るための文献

ADHDとBPDや双極症との関連についての広汎な総説[1]
ADHDと双極症との共通点や相違点についての理論的な総説[10]
わが国の現状を踏まえた上での実際的な対応を説明[11]

📖Reference

1) Asherson P, Young AH, Eich-Höchli D, et al.：Differential diagnosis, comorbidity, and treatment of attention-deficit/hyperactivity disorder in relation to bipolar disorder or borderline personality disorder in adults. Curr Med Res Opin **30**：1657-1672, 2014

2) Nierenberg AA, Miyahara S, Spencer T, et al.：Clinical and diagnostic implications of lifetime attention-deficit/hyperactivity disorder comorbidity in adults with bipolar disorder：data from the first 1000 STEP-BD participants. Biol Psychiatry **57**：1467-1473, 2005

3) Sandstrom A, Perroud N, Alda M, et al.：Prevalence of attention-deficit/hyperactivity disorder in people with mood disorders：A systematic review and meta-analysis. Acta Psychiatr Scand **143**：380-391, 2021

4) Bond DJ, Hadjipavlou G, Lam RW, et al.：The Canadian Network for Mood and Anxiety Treatments (CANMAT) task force recommendations for the management of patients with mood disorders and comorbid attention-deficit/hyperactivity disorder. Ann Clin Psychiatry **24**：23-37, 2012

5) 由井寿美江, 萩原徹也, 本田秀夫：発達障害と双極性障害. 精神科 Resident **2**：41-42, 2021

6) Kooij JJ, Huss M, Asherson P, et al.：Distinguishing comorbidity and successful management of adult ADHD. J Atten Disord **16**：3S-19S, 2012

7) Viktorin A, Ryden E, Thase ME, et al.：The Risk of Treatment-Emergent Mania With Methylphenidate in Bipolar Disorder. Am J Psychiatry **174**：341-348, 2017

8) Mullins N, Forstner AJ, O'Connell KS, et al.：Genome-wide association study of more than 40,000 bipolar disorder cases provides new insights into the underlying biology. Nat Genet **53**：817-829, 2021

9) van Hulzen KJE, Scholz CJ, Franke B, et al.：Genetic Overlap Between Attention-Deficit/Hyperactivity Disorder and Bipolar Disorder：Evidence From Genome-wide Association Study Meta-analysis. Biol Psychiatry **82**：634-641, 2017

10) Comparelli A, Polidori L, Sarli G, et al.：Differentiation and comorbidity of bipolar disorder and attention deficit and hyperactivity disorder in children, adolescents, and adults：A clinical and nosological perspective. Front Psychiatry **13**：949375, 2022

11) 桑原　斉, 池谷　和：双極性障害と神経発達症の併存に対する統合的治療. 精神科治療学 **36**：557-562, 2021

37. 過剰に落ち着かないのを ADHD と見誤った不安症

―不安の強い患者は一見 ADHD に見える―

KEY WORDS 注意欠如多動症（ADHD），不安症

症例の提示

　初診時 40 歳の主婦。小学生の子ども 2 人と夫との 4 人暮らし。2 人の子どもに「ADHD の傾向がある」といわれ，定期的に小児科の療育通院に付き添わなければならなくなった。夫は乱暴な人で気に入らないことがあると怒鳴ったり殴ったりすることが多く，日常生活でもビクビクして落ち着くことのできない毎日であった。最近，子どもの目の前でも本人に暴力を振るうようになってきた。たまらず子どもと家を出て地域のシェルターに避難した。夜になると不安が高まり，動悸や呼吸困難感が出現し，「このまま死ぬのではないか」「脳が違う世界に行ってしまい，変なことをしてしまうのではないか」という考えが頻回に出現し始めた。次第に夜になるのが怖くなり，夕方から飲酒してしまうことも増えた。今後の生活について福祉職員と相談している時，あまりにも落ち着きがなくそわそわし，集中して話を聞くことができないことから，本人も ADHD ではないかと言われた。自分でも子どものころからそそっかしく，落ち着きがないことは自覚していたために，ADHD を心配して紹介された A 精神科クリニックを受診した。

診断のポイント

- 強い不安や焦燥は ADHD の症状と混同しやすい
- ADHD の診断には発達期の情報が必須である
- 心理検査は診断の補助にはなるが，その結果だけでは診断できない

表 1　大人の ADHD を疑うサイン

疑われるサインは多様

- 低い自己価値
- 集中の困難
- 日常生活の決まりを作ったり
  維持するのが困難
- 忘れっぽさ
- 記憶できない
- 眠い
- 意欲のなさ

- 気分の易変性
- 権威者との葛藤
- 夫婦やその他の対人関係
- 頻回の転職
- おしゃべり
- じーっとしていられない
- 長時間の仕事を選ぶ

(齊藤卓弥：精神科治療学 31：359-364, 2016[1])

1　症例について

1）まず何を考えたか

　「これから私はどうすればいいんですか」「頭が変になりそうです。なんとかしてください」と身振り手振りで訴える。一見すると確かに ADHD のように落ち着きはないが，不安のあまりそわそわしているようにも見える。おそらく ADHD でよく見られる症状（**表 1**）を見，また家族歴のあることから相談員も ADHD を疑ったのであろうと推測された。しかし暴力的な夫からはとりあえず離れられたものの，将来への不安の中で暮らしている状況も考慮する必要があると考え，ADHD の診断は保留とした。

2）さらに診療を進めてわかったこと

　子どものころの様子を詳しく聞くことにした。小学生のころから外から持ち込んだものは汚く感じて必ず洗っていたこと，いやなことがあるとそれを打ち消すために「頭の中でおまじないをとなえる」などの癖のあることがわかった。最近でも時々このような「おまじない」をしてしまうという。初対面の人に対しては緊張感が強く，それを補おうとして過剰に話し続けたり，身振り手振りが大きくなったり，つくり笑いをしがちなことは自覚している。35歳のころには閉鎖空間でパニック発作がよく起きていたが，最近は見られなくなったという。診察時も話しぶりや表情などに強い緊張が感じられた。外から見ると，それが落ち着かない様子に見えたようである。

　ADHD を心配する本人の希望もあり，いくつかの心理検査も行った。心理検査では，WAIS-IVでは全検査 IQ 106（言語理解 100，知覚推理 103，ワーキングメモリー 117，処理速度 96），コナーズ成人 ADHD 評価スケール

（Conners' Adult ADHD Rating Scales：CAARS）ではすべての項目でカットオフ値を超えていたが，日本語版自閉症スペクトラム指数（Autism-Spectrum Quotient：AQ-J）ではカットオフ値以下であった。

2 症例の説明

　本症例は子どものころからすべての場面で非常に不安が高く，閉所恐怖，社交不安，強迫症状なども伴っている。一般に，ADHD と他の疾患（気分症，不安症，パーソナリティ症など）との鑑別や併存は，生育歴を確認し症状の増悪前後の情報を確認すればよいはずである。実際は成人の場合は，本人だけからでは情報を収集することが難しいのが現実であるが，本症例では幼少時からの性格傾向も含め詳しく聞くことができた。**表 2** を参考にして ADHD と不安症を鑑別していった。

　現在の症状としては，パニック発作，浮動性の全般的な不安，対人的な緊張感，軽度の強迫傾向などが見られ，全体としては不安症の範疇と思われる。ただし，特定の下位診断に限定するのは困難で，いくつかの不安症の下位診断が併存しているように見える。重症の不安症の患者では，不安が強すぎるために行動が落ち着かず注意力も低下し集中することができなくなる。この点が ADHD の症状と類似してくる。なお心理検査では CAARS で ADHD が示唆されたが，自記式の検査では当然このような不安の高い患者では実際よりも高い点をつけがちであることに留意する。

　一方，本症例では ADHD と不安症（とくに全般不安症）が併存している可能性も考えられる。しかし，このように強い不安が ADHD 症状と類似してくると，併存率が高く見積もられやすい可能性も否定できないであろう[2]。

3 今後の治療方針

　ADHD と拙速に診断せず，現時点で治療対象となる不安症を優先して治療することとした。ていねいな疾病教育の後，ADHD の可能性よりも不安が過度に強くなっていること，また不安の原因としては現在の生活状況と元来の不安の高いパーソナリティが考えられると説明した。生活の安全についてはしばらくシェルター生活を続けながら地域の福祉の援助を仰ぐこととし，過剰な不安に対しては薬物療法が有効であることを説明した。

表2 ADHDと不安症の鑑別

不安症とは異なる ADHD の特徴	ADHD とは異なる不安症の特徴
感情状態とは無関係の不注意症状 感情状態とは無関係のそわそわ感 社交上の脱抑制 「思考を停止させる」ことが困難なために起こる早期不眠 自覚的な身体症状はない	不安時の不注意症状 不安時のそわそわ感 社交上の抑制 反芻やその他の不安症状による早期不眠 動悸，吐き気，呼吸困難，ふるえなどの身体症状
事前および実際の機能障害に関連した一過性で現実的な不安（例えば，パフォーマンス不安）	非現実的な特定の状況や思考に焦点を当てた，強い恐怖または憂慮の持続的な認知症状

（CADDRA：Canadian ADHD Practice Guidelines, 4.1 Edition. 2020[3]より引用）

4 その後の治療経過と最終診断

　シェルターで生活の安全が図られるようになってからは，ADHD のように見えた不安症状は軽減してきた。この時点の診断としては，DSM-5 にならえば特定の不安症に当てはめるのは困難なので，「特定不能の不安症」となるであろうか。もし拙速に ADHD の薬物療法を開始していた場合，中枢神経刺激薬の投与によってさらに不安症状を増悪させてしまう可能性があったかもしれない。

　実際に ADHD が併存しているかの最終的な診断については，治療経過を観察していきながら判断していくことにした。ある程度不安が軽減した時点でもなお ADHD の症状が見られれば，不安症と ADHD の併存ということになるであろう。

Take Home Message

・面接時の落ち着きのなさだけから，ADHD と即断しない
・不安が強い患者では自記式の検査では ADHD 陽性となりがちである
・幼少時期からの生活史を振り返っていけば ADHD と不安症の鑑別が可能である

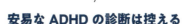

安易な ADHD の診断は控える

ADHD の診断は生育歴を知ることは必須であるが，成人例では家族の協力を得ることがむずかしい場合もある。日常の様子は配偶者がいればよい情報源である。成人の ADHD に特化した心理検査としては，CAARS や CAADID（Conners' Adult ADHD Diagnostic Interview for DSM-IV）による評価が有用である。しかしその結果だけで安易に ADHD の診断をしないこと。私見によるが，ネットなどの情報から ADHD と自己判断して来院する患者を対象とすると，自記式の検査では偽陽性が多くなるようである。

本項をさらに知るための文献

発達障害患者における不安症についての総説[4]

Reference

1) 齊藤卓弥：大人の ADHD と双極性障害，神経症性障害．精神科治療学 **31**：359-364, 2016
2) Katzman MA, Bilkey TS, Chokka PR, et al.：Adult ADHD and comorbid disorders：clinical implications of a dimensional approach. BMC Psychiatry **17**：302, 2017
3) CADDRA（Canadian ADHD Resource Alliance）：Canadian ADHD Practice Guidelines, 4.1 Edition. 2020［cited；Available from：https://adhdlearn.caddra.ca/
4) 蔵満彩結実, 岡 琢哉, 塩入俊樹：成人不安症患者の背景に潜む神経発達症のインパクト—対応を含めて—．精神科治療学 **37**：53-60, 2022

38. ADHDとされているがボーダーラインパーソナリティ症？

― あるいは両者の併存？ ―

KEY WORDS 注意欠如多動症（ADHD），ボーダーラインパーソナリティ症

症例の提示

　受診時は25歳の女性。今回，転居にあたってA精神科クリニックを初診した。すでに転院前にB精神科クリニックでADHDの診断を受け，メチルフェニデート製剤の処方を受けている。そこからの紹介状には宛先がなく，本人はあちこち電話してメチルフェニデート製剤を処方できるクリニックを探したという。紹介状によるとすでに心理テストとして，WAIS-IVとコナーズ成人ADHD評価スケール（Conners' Adult ADHD Rating Scales：CAARS）などが行われていた。WAIS-IVでは全検査IQが78，ワーキングメモリーと処理速度が他の項目より低いという判定であった。CAARSは83点で，特に多動の項目で高値であったが，矛盾指標の高いことも指摘されていた。また過去にも複数の精神科クリニックの受診歴があるとされていた。

　初診時には無職で，街で知り合ったという女性宅に泊めてもらっており，昼夜逆転の生活であった。受診時の態度は乱暴で，からだを揺らしながら友だち口調で話す。なにかイライラした様子である。付き添っていた友人が本人の勝手な生活ぶりに困っていることを指摘すると，診察室内で二人が口論になってしまった。

　幼少時の様子をより詳しく聞くこととした。幼少時から落ち着きがなく，小学校は支援級に通っていた。中学校は普通級であった。高卒後は専門学校に進んだが中退した。アルバイトをしていたが，どこでも「仕事のミスが多い。いちどに複数の仕事ができない」などといわれ，長続きできなかった。このときから両親と生活や仕事ぶりをめぐって喧嘩が多くなった。複数の友人宅を転々とし，実家とは疎遠となった。

　突然怒ったり泣き出したりするなど気分が不安定なため，友人からADHDではないかといわれた。そのためB精神科クリニックを受診したところ，ADHDと診断された。メチルフェニデート製剤が処方され，落ち着かないと訴えると抗不安薬や少量の抗精神病薬も処方された。

38. ADHDとされているがボーダーラインパーソナリティ症？

診断のポイント

◉ADHDで見られる衝動性や攻撃性はボーダーラインパーソナリティ症でも見られる
◉両者を鑑別する一方，併存の可能性も考える
◉ADHDを心理検査だけから診断すると，過剰診断になりがちである

1 症例について

1）まず何を考えたか

　すでにADHD（attention deficit/hyperactivity disorder）の診断名がついていて薬物も処方されていた。しかし，受診時の態度や精神科受診歴などを見ると，対人関係の問題や衝動性の高さも示唆された。双極性躁病やボーダーラインパーソナリティ症との鑑別や併存が問題となるのではと考えた。また知的にはいわゆる境界知能の範囲であることにも留意した。

2）さらに診療を進めてわかったこと

　メチルフェニデート製剤のほかに，昼夜逆転なのですぐに眠れる睡眠薬を欲しいという。薬よりもまず生活リズムを整えるのが先ではというと，求める薬を処方してくれないといってそのまま憤然と席を立って退出してしまった。その後の受診はない。

2 症例の説明

1）ADHDとボーダーラインパーソナリティ症の相違点と類似点

　ADHDとボーダーラインパーソナリティ症には類似した点が多い（表1）。受診時に見られた衝動性や攻撃性はADHDによるものか，パーソナリティ症によるものか，あるいはその併存によるものか鑑別が必要である。表2〜3に注意すべき鑑別点を示した。

　ADHDの成人は自尊心が低く不安が高い。そのために思ったような助言が周囲から得られないと，攻撃に転じてしまうことがある。ADHDの衝動性は順番が待てない，出し抜いて話す，他人を妨害・邪魔するなどとして現れる。一方，ボーダーラインパーソナリティ症の衝動性や攻撃性は青年期から成人早期に明らかになる。患者は，治療者への依存の一方で，自らの傷つきに敏感であり，それを指摘すると攻撃的になる。ボーダーラインパーソナリティ症の衝動性は主として自らを傷つける可能性があるもの（浪費，性行為，過

テーマ6

神経発達症との鑑別が必要な症例

213

表1　ADHD とボーダーラインパーソナリティ症の成人の類似した臨床的特徴

- ・注意欠如
- ・情動制御の欠如
- ・衝動制御の欠如
- ・物質乱用
- ・対人関係の障害
- ・低い自尊心
- ・不快な内的緊張状態

(Philipsen A：Eur Arch Psychiatry Clin Neurosci 256 (Suppl 1)：i42-46, 2006[1])より引用)

表2　ADHD とボーダーラインパーソナリティ症の主な類似点と相違点のまとめ

ADHD	ボーダーラインパーソナリティ症
小児期発症または青年早期発症	早期成人/青年期発症。小児期に徴候を示す場合もある
障害によって定義される	障害によって定義される
慢性様の特性	慢性様の特性
状況全般にわたって広範	状況全般にわたって広範
情緒不安定性	情緒不安定性
衝動的	衝動的
不注意	不注意は中核的特徴ではない。現実または想像上の見捨てられから逃れようとする必死の努力
	再発性の自殺行動

(Asherson P, et al.：Curr Med Res Opin 30 1657-1672, 2014[2])より引用)

表3　ADHD のボーダーラインパーソナリティ症からの鑑別

ADHD と重なるボーダーラインパーソナリティ症の症状	ADHD とは異なるボーダーラインパーソナリティ症の特徴
人間関係における課題/障害のパターン	しばしば「白か黒か」の反応と，見捨てられることへの強い恐怖が根底にある，激しい人間関係を持っている
	自己同一性と自己イメージの急激な変化
衝動性と危険な行動（例：ギャンブル，無謀な運転，危険なセックス，散財，むちゃ食い，薬物乱用）	
気分の変動	ストレスに関連した被害妄想や現実との接点喪失の期間
	自殺の脅し，行動，自傷行為
不適切で激しい怒り	継続する空虚感

(CADDRA：Canadian ADHD Practice Guidelines, 4.1 Edition. 2020[3])より引用)

38. ADHD とされているがボーダーラインパーソナリティ症？

食など）のことが多い。一方，ボーダーラインパーソナリティ症にあり ADHD にはない症状には，現実や想像上の見捨てられを必死に避ける，自殺行為，自傷行為，慢性的な虚無感，ストレスに関連した被害妄想や重度の解離などがある[2]。

2) ADHD とボーダーラインパーソナリティ症の併存

ADHD では生育上の問題から，低い自己評価や不安定な情緒，親子や友人関係の不安定性など，ボーダーラインパーソナリティ症の特徴であるパーソナリティ上の問題を示しやすくなる。さらに ADHD の衝動性が重なると，自傷行為，過食，薬物乱用などの行動化を引き起こしやすい。また，幼少時からみられる ADHD の症状のために，親との良好な関係を築けず，虐待や強い叱責を受けて育つこともある。このような生育環境がボーダーラインパーソナリティ症を生み出すこともあろう。このときには ADHD とボーダーラインパーソナリティ症の併存と診断してもよいかもしれない。

海外の報告を見ると ADHD 患者ではボーダーラインパーソナリティ症の生涯有病率は 37.7 %[4]とされ，小児期の ADHD 患者は成人期にボーダーラインパーソナリティ症となるリスクが高く，それには ADHD の症状のうちの衝動性や幼少期のトラウマ体験が強く関係しているという[5]。

3) 診断における心理検査の落とし穴

心理検査だけから ADHD を診断しようとすると，抑うつ症状，躁症状，不安，焦燥を伴う患者では質問項目が高値となるので，偽陽性となりがちである。本症例でも CAADS（自記式）の疑問指標の高いことに注意すべきであろう。また，ASRS-v1.1（Adult ADHD Self-Report Scale-V1.1）も同様で，ボーダーラインパーソナリティ症の中から ADHD をスクリーニングするには，偽陽性率が高すぎるので適切ではない[6]。

3 今後の治療方針と治療経過

反省点としては，ボーダーラインパーソナリティ症の可能性が考えられた時点で，より注意深い診察が必要であったことである。もし定期的に通院するとすれば，治療の目標は衝動性と気分の易変性をコントロールし，ストレス耐性を高めることになる。ボーダーラインパーソナリティ症であれば中枢神経刺激薬の投与は不適切である。しかし，ADHD にボーダーラインパーソナリティ症が合併した場合の中枢神経刺激薬の効果については，プラセボ対照試験はないがボーダーラインパーソナリティ症に特化した精神療法と合わ

せ，何らかの治療効果が期待できるかもしれないとされる[2]。

4 最終診断

　治療が中断したのでADHDかボーダーラインパーソナリティ症かの鑑別はむずかしくなった。本来ならば両者の併存と一応見なし，経過を見ながら鑑別していくことになろう。

Take Home Message

・衝動性や攻撃性は ADHD でもボーダーラインパーソナリティ症でも生じるので，両者は混同しやすい
・CAARS や ASRS など自記式の心理検査だけから ADHD と診断しない
・ADHD では幼少時期からの問題でパーソナリティ上の問題が起こりやすくなり，ボーダーラインパーソナリティ症に見られる行動を示すことがある
・どちらかを鑑別する一方，併存の可能性も考慮して診断する

📖 本項をさらに知るための文献

ボーダーラインパーソナリティ症とADHDの関連についての最近の総説[7〜9]
ADHD とボーダーラインパーソナリティ症や双極性障害との関連についての広汎な総説[2]

📖 Reference

1) Philipsen A：Differential diagnosis and comorbidity of attention-deficit/hyperactivity disorder (ADHD) and borderline personality disorder (BPD) in adults. Eur Arch Psychiatry Clin Neurosci 256 (Suppl 1)：i42-46, 2006
2) Asherson P, Young AH, Eich-Höchli D, et al.：Differential diagnosis, comorbidity, and treatment of attention-deficit/hyperactivity disorder in relation to bipolar disorder or borderline personality disorder in adults. Curr Med Res Opin 30：1657-1672, 2014
3) CADDRA (Canadian ADHD Resource Alliance)：Canadian ADHD Practice Guidelines, 4.1 Edition. 2020 [cited；Available from：https://adhd learn.caddra.ca/
4) Bernardi S, Faraone SV, Cortese S, et al.：The lifetime impact of attention

deficit hyperactivity disorder : results from the National Epidemiologic Survey on Alcohol and Related Conditions（NESARC）. Psychol Med **42** : 875-887, 2012

5）Tiger A, Ohlis A, Bjureberg J, et al. : Childhood symptoms of attention-deficit/hyperactivity disorder and borderline personality disorder. Acta Psychiatr Scand **146** : 370-380, 2022

6）Weibel S, Nicastro R, Prada P, et al. : Screening for attention-deficit/hyper-activity disorder in borderline personality disorder. J Affect Disord **226** : 85-91, 2018

7）Ditrich I, Philipsen A, Matthies S : Borderline personality disorder（BPD）and attention deficit hyperactivity disorder（ADHD）revisited- a review-update on common grounds and subtle distinctions. Borderline Personal Disord Emot Dysregul **8** : 22, 2021

8）Weiner L, Perroud N, Weibel S : Attention Deficit Hyperactivity Disorder And Borderline Personality Disorder In Adults : A Review Of Their Links And Risks. Neuropsychiatr Dis Treat **15** : 3115-3129, 2019

9）岩波　明，幾瀬大介，佐賀信之ほか：ADHD 概念の普及はおとなの精神科診療をどう変えたか―ADHD と併存疾患の関連―. 臨床精神医学 **48** : 1149-1158, 2019

39. 被害関係妄想を呈した成人 ADHD
―神経発達症に出現した幻覚・妄想―

KEY WORDS 神経発達症，注意欠如多動症（ADHD），統合失調症

症例の提示

21歳の独身女性。専門学校を卒業し，高齢者施設で介護士として働き始めて1年になる。「仕事をしているときの様子がおかしい。精神科を受診するように」と上司に半ば命令されたとのことで，A精神科クリニックを母親と一緒に受診した。

事情を聞くと，「就職して1年も経つのに仕事の手順を覚えられない。それだけでなく周りを見ずに自分勝手に仕事をしていると職場の先輩から叱られ続けている」という。せかせかした話し方で，話はあちこちに飛びがちであるが，さらに話を続けると次のようなことが語られた。

同僚がみな自分につらく当たってくるので職場に行くのが怖い。どうも1人の先輩が自分に目をつけていて，辞めさせようとして同僚に自分の悪口を言い広めているのではないかと思う。仕事場でざわざわしているときなどに，「あいつは使えない。バカだ」というその人の声が聞こえる。グルになって周りの人たちが自分を辞めさせようとしている。行動が廊下にあるモニターで観察されているのかもしれない。怖いので家を出るときにはトレーナーのフードで顔を隠している。

診断のポイント

- 自閉スペクトラム症やADHDなどの神経発達症の患者に幻覚や妄想などの精神病症状が出現することがある
- 一過性のことが多いが，統合失調症と即断しないこと
- 多くは明らかな誘因やストレスに対する反応として急性に生じる

39. 被害関係妄想を呈した成人ADHD

1 症例について

1）まず何を考えたか

　若年であることから統合失調症を発症した可能性も否定できない。しかし入社までの社会適応は悪くなく，統合失調症の陰性症状も感じられなかったため，統合失調症発症のリスクは低いように思えた。身振りや話し方に落ち着きがなく，神経発達症の可能性も考えられた。そこで，幼少時期からの様子を家族や本人からさらに聴取することとした。

2）さらに診療を進めてわかったこと

　母親によると小さいころから落ち着きのない子どもで，小学校低学年では教室内を動き回り，高学年になってからも授業中の私語が多く教師に怒られることが多かった。しかし元気で明るい性格であったためか，周囲からは人気者であった。中学校では忘れ物が頻回にあり，家が学校の近くにあったこともあり，1日に3回も忘れ物を家に取りに帰らされたこともあった。高校の成績は中の下くらいで，介護士を目指して専門学校に進んだ。専門学校でも不注意での失敗は多かったがなんとか卒業した。思いつきで発言して行動しがちであった。周囲からはその行動パタンを「○○ワールド」（○○は本人の名前）とよばれて，「変わっているがおもしろく憎めない人」と見られていた。そのため学生時代の人間関係では意地悪をされることもなくきていたようである。

2 症例の説明

　神経発達症の患者が精神病症状を示したときには次のようなことを考えなければならない。まずADHDに限らず神経発達症者は強いストレス状況に置かれたときに，一過性の精神病症状を示しやすい[1]。しかし典型的な統合失調症と異なり，明らかな誘因やストレスに反応するように急性に発症し，環境調整や入院などによって急激に改善することが多い。また妄想の対象が特定の人物で，その人物との関係から妄想も了解できる。

　一方，ADHDの多動性・衝動性は統合失調症の過敏性・衝動性亢進・易刺激性に似ることがある。とくにADHDでは不安や緊張が高まると，話がまとまらなくなり，統合失調症の思考障害のように見えることがある。鑑別点としてはADHDではいわゆる自我障害（思考奪取や思考伝播，させられ体験など）は通常見られないことがあげられる。

　神経発達症と双極症や統合失調症との併存を検討したスウェーデンでの研

テーマ 6

神経発達症との鑑別が必要な症例

究では，ADHD（寛解中と非寛解中を含め）の5％に統合失調症やその他の精神症（短期精神症を含む）が見られている[1]。わが国での研究でもADHDの17.2％に精神病症状が見られたが，一過性で統合失調症と診断されることはなかったという[2]。また，疫学的には幼少期のADHDはその後の精神症の危険因子というメタアナリシスがある[3]。実際，ADHDと精神症はどちらも生化学的には脳内ドパミンの関与が強く示唆されている病態である。

3 今後の治療方針

本人にADHDが疑われることを伝え，職場での適切な環境の調整を依頼することとした。しばらく病気休職としその間に少量の抗精神病薬を投与した。精神病症状が収まった後には，中枢神経刺激薬による薬物療法も試みる意義はあると伝えた。

4 その後の治療経過と最終診断

家族は直属の上司に病状の説明をしたが受け入れられず，結局退職となった。抗精神病薬の効果か，あるいは退職によるストレス軽減のどちらかは不明であるが，精神病症状は半年未満で消失した。

最終診断としては，「ADHDと統合失調様症（精神病症状は1ヵ月以上持続したため）の併存」とした。

Take Home Message

・ADHDを含め神経発達症では幻覚や妄想などの精神病症状が出現することがある
・ストレス状況で出現することが多いので，それに注目して環境調整を行う

ADHD適用薬と成人期の精神病症状

成人のADHDに精神病症状が出現した場合，小児期からの中枢神経刺激薬の投与によってひきおこされた可能性はどうであろうか。たしかに理論的にはメチルフェニデートやアンフェタミン類はドパミン遊離作用を

持つので，長期にわたる中枢ドパミン刺激が成人期になってからの精神病症状発症のリスクになるという仮説は成り立ちそうである[4]。しかし現時点では一定の結論は得られていない。

📖 本項をさらに知るための文献
ADHD と統合失調症やパーソナリティ症との併存の総説[5]

📖 Reference
1) Stahlberg O, Soderstrom H, Rastam M, et al.：Bipolar disorder, schizophrenia, and other psychotic disorders in adults with childhood onset AD/HD and/or autism spectrum disorders. J Neural Transm（Vienna）**111**：891-902, 2004
2) Uno H, Hayashi W, Nakagawa A, et al.：Psychosis in adults with autism spectrum disorder and attention deficit hyperactivity disorder at acute psychiatric wards. Eur J Psychiatry **37**：182-189, 2023
3) Nourredine M, Gering A, Fourneret P, et al.：Association of Attention-Deficit/Hyperactivity Disorder in Childhood and Adolescence With the Risk of Subsequent Psychotic Disorder：A Systematic Review and Meta-analysis. JAMA Psychiatry **78**：519-529, 2021
4) Hollis C, Chen Q, Chang Z, et al.：Methylphenidate and the risk of psychosis in adolescents and young adults：a population-based cohort study. Lancet Psychiatry **6**：651-658, 2019
5) 岩波　明，幾瀬大介，佐賀信之ほか：ADHD 概念の普及はおとなの精神科診療をどう変えたか—ADHD と併存疾患の関連—．臨床精神医学 **48**：1149-1158，2019

40.「ヒステリー発作」とみられていた前頭葉てんかん
―意識障害がなく複雑な運動を示すてんかん―

KEY WORDS 前頭葉てんかん，側頭葉てんかん，異常運動を伴う機能性神経学的症状症（変換症），心因性非てんかん発作

症例の提示

　職場でめまいを起こしたとしてA総合病院に救急搬送された35歳の女性。来院時にはめまいはすでになくなったというが，救急医との会話が要領を得ず，また病名はわからないが精神科クリニックに通院中ということもあり，精神科の診察が要請された。
　精神科での診察時にはほぼ意識は清明で受診までの様子を次のように話すことができた。

　仕事場の事務所でひとりでデスクワークをしていた。そのときに突然「めまい」がして，体が右側に回って止まらなくなってしまった。慌てて携帯電話で119番にかけようとしたところ，なぜか弟に電話してしまった。頭が混乱して言葉が出ず，弟との話もうまくできなかった。電話の向こうで心配した弟が代わりに119番を要請してくれた。救急車に乗るときにはすでに「めまい」は収まっていて，病院に到着するころには頭もすっきりしていた。
　A精神科クリニックには3年前から通院している。以前仕事中に変なことをしたことがあるといわれ，会社から精神科受診を勧められたので通っている。どんなことをしていたのかは聞いていない。今は仕事が忙しく夜眠れないことがあるので受診を継続し，睡眠薬を処方してもらっている。詳しい病名は説明されたことがない。

　「めまい」の持続は携帯の送信記録からみて長くて数分と思われた。念のために本人の了解を得てAクリニックに連絡して診断名を尋ねた。すると「ヒステリー」と診断していたとのことであった。職場で奇妙な動きをする「ヒステリー発作」があったため受診を継続しているが，本人には病名は伝えていないという。

40.「ヒステリー発作」とみられていた前頭葉てんかん

診断のポイント

◉いわゆる「ヒステリー発作」（変換症）と診断する前に，てんかん発作の可能性を考慮すること
◉てんかん発作のなかには必ずしも前兆や意識障害（意識減損）を伴わない前頭葉てんかんがある

1 症例について

1）まず何を考えたか

　おっとりとした女性で受診時には焦りや不安は見られなかった。「めまい」について詳しく聞いても要領を得ず，自分でも何が起きたのかわからず困惑している。どうも「回転性のめまい」ではなく，顔が勝手に右に反ってそのあと体が回って止まらなくなってしまったようである。部屋にいたのは自分一人きりで，「めまい」の前には特に変わったことを感じることはなかったという。

　「ヒステリー発作」（DSM-5 でいうのならば「異常運動を伴う機能性神経学的症状症（変換症）」）とするには，はっきりしたストレス要因はないように思われた。頭が混乱して言葉が出なかったというのは，短時間の意識障害や失語の可能性もある。前兆の有無は不明であるが，てんかん性発作の可能性も疑われた。

2）さらに診療を進めてわかったこと

　いわゆる「めまい」ではなくてんかん発作が疑われるとして，急遽脳 CT の検査が行われた。その結果，前頭葉運動野に占拠性病変が発見され，髄膜腫が疑われた。その後の脳波検査では左前頭葉に棘徐波が見られ，髄膜腫による mass effect によりてんかん発作が生じていると考えられた[1]。

2 症例の説明

　本症例では患者が顔面の向反発作（頭部の偏向の仕方が持続性で力強く不自然な形の発作）を「めまい」と表現し，また側頭葉てんかんに見られるような意識減損もなかったため，救急場面ではすぐにはてんかん発作が疑われなかった。精神科受診のきっかけはこの発作によるものかは明確ではないが，いわゆる「ヒステリー発作」が起きたと見なされたのであろう[2]。

　前頭葉てんかんは局在関連てんかんのうち，側頭葉てんかんに次いで多

い[3]。前頭葉てんかんの発作は側頭葉てんかんとは異なり，明らかな前兆がなく突然発作が見られることが多い。左右のどちらか一方に頭頸部を回旋し，両上肢をフェンシングの選手の構えのように強直させる発作や，自転車をこぐように両下肢をバタバタさせるなどの特徴的な動作が見られる[4]。発作内容を覚えていることが多く，発作後は側頭葉てんかんのような意識減損を残さない。またこの発作は突然始まり短時間で突然終わる。背外側系前頭葉てんかんでは，意識がある状態で前兆なく頭部の強直性の向反が生じる。本症例もこれに相当するかもしれない。てんかん焦点が前頭葉の内側面や下面にあるため，脳の表面で記憶する脳波では異常波が出にくい。したがってよく心因性非てんかん発作（psychogenic non-epileptic seizure：PNES）と間違われる[2,4]。

3 今後の治療方針

髄膜腫に対して脳神経外科で摘出術が施行された。

4 その後の治療経過と最終診断

術後は「めまい」の発作は出現していない。最終診断は，「髄膜腫による前頭葉てんかん」である。

Take Home Message

・局在性関連てんかんの中では側頭葉てんかんに次いで前頭葉てんかんがある
・前頭葉てんかんでは側頭葉てんかんのような前兆や意識減損が見られないことが多い
・そのため心因性非てんかん発作と見なされやすい
・診断のためには詳しい症状や病歴の聴取が重要である

📖 本項をさらに知るための文献

精神科医の視点から見たてんかんのモノグラフ[3]
てんかん診療のガイドライン[5]の第14章

40. 「ヒステリー発作」とみられていた前頭葉てんかん

📖 Reference

1) Elbadry Ahmed R, Tang H, Asemota A, et al. : Meningioma Related Epilepsy- Pathophysiology, Pre/postoperative Seizures Predicators and Treatment. Front Oncol **12** : 905976, 2022

2) Gold JA, Sher Y, Maldonado JR : Frontal Lobe Epilepsy : A Primer for Psychiatrists and a Systematic Review of Psychiatric Manifestations. Psychosomatics **57** : 445-464, 2016

3) 兼本浩祐 : てんかん学ハンドブック第 4 版. 医学書院, 東京, 2018

4) Vermilion J, Mink JW : Pearls & Oy-sters : Frontal lobe epilepsy presenting as complex stereotyped movements. Neurology **89** : e124-e125, 2017

5) 日本神経学会監 : てんかん診療ガイドライン 2018. 2018 [cited ; Available from : https://neurology-jp.org/guidelinem/tenkan_2018.html

41. 救急受診患者の発作はてんかん発作か変換症か？

―両者は併存することも―

KEY WORDS　てんかん，心因性非てんかん発作（PNES），心因性発作

症例の提示

　けいれん発作でA総合病院に救急搬送された50歳代の女性。それまでもけいれん発作を起こして同病院救急に搬送されることが数多くあり，いわゆる頻回利用者であった。発作が30分以上続くこと，発作を起こしながらときどき発語があることなどから，心因性の発作が強く疑われていた。実際過去に発作中の脳波検査が行われ，てんかん発作は否定されていた。しかし，てんかんとして他病院で投薬をされているという情報もあり（持参していたお薬手帳から推測），受診ごとにジアゼパムの静注を行っていた。そうすると発作はすぐに治まり，いったん落ち着いたのちは，そのつど家族を呼んで一緒に帰宅することを繰り返していた。しかし，今回の救急受診では発作が従来と異なり静注後も1時間以上も継続するために，明らかな「心因性発作」と見なされて，精神科による診察が要請された。

　精神科の診察時には，患者はベッド上に仰臥し，両目を閉じて手足を不規則にバタバタさせ，ときどき腹部を持ち上げるような動作をしていた。うなりながら家族の名前をつぶやいていた。

診断のポイント

- 心因性非てんかん発作（精神科では変換症や解離症となる）とてんかん発作を鑑別すること
- そのうえで，両者の併存する可能性もあることを知っておくこと
- 心因性の発作といっても必ずしも明確な心因はわからないことが多い

41. 救急受診患者の発作はてんかん発作か変換症か？

表 1　心因性非てんかん発作（PNES）の特徴

より PNES を示唆する現病歴のポイント
・10 歳未満の PNES 発症は少ない（3 歳未満での発症は否定的） ・医師の前で発作を起こす ・発作頻度が高い（日単位） ・重積を繰り返す ・抗てんかん薬が奏効しない ・心理的ストレスがかかった後に発作が起こることが多い ・複数の説明できない身体症状を呈する
より PNES を示唆する症状
・閉眼 ・経過中強さが変動する ・長時間続く ・緩徐に始まり症状のピークに至るまで 70 秒以上かかる ・左右非同期の動き（ただし前頭葉てんかんとの鑑別が必要） ・骨盤を前後に動かす（ただし前頭葉てんかんとの鑑別が必要） ・頭部を左右に振る ・発作中に痛みの訴え，発作時に泣く ・全身強直間代発作様の症状を呈するが，発作中のことを後に想起できる ・一見睡眠中に発症しても脳波は覚醒である（PNES は覚醒時のみの発作である）

（原　恵子：CLINICIAN 67：595-600，2020[1]）

1　症例について

1）まず何を考えたか

　発作の様子からてんかん発作の可能性は低いと考えた（**表 1**）。心因性の発作でよいであろうと救急医に伝え，従来の対応にならって家族の来院を待つことにした。しかし今回家族はなかなか来院しなかった。そのうち発作は治まり，目をつぶって入眠しているようであった。診察は休止して家族の来院を待つこととした。

2）さらに診察・治療を進めてわかったこと

　30 分後に再び診察に行くと，今度は今までとは異なった発作が生じていた。頭部を左に傾け，左の顔面がけいれんし，眼球が上転したのち，両側性の強直間代けいれんが起きていた。数分で落ち着きぼんやりしているうちに，再び同様の発作が繰り返された。けいれん性てんかん重積状態と診断し

227

て，急遽ポータブル脳波計を装着すると，てんかん性突発波の所見が得られた。直ちにジアゼパムの静注を行い発作は抑制された。

迎えに来た成人した子どもに聞くと，患者は子どものころからてんかん発作があったこと，結婚と離婚を繰り返すという複雑な生活史のあることなどがわかった。子どもとしては周囲に迷惑をかけてばかりいる母親とはもう関わり合いたくないといい，本人は孤立した状況にあることが判明した。

2 症例の説明

てんかん発作に類似する精神・身体症状を示すが，てんかんのような脳内の電気生理的な病態と関連していないものを，正式には心因性非てんかん発作（psychogenic non-epileptic seizure：PNES）と呼ぶ。心因性発作や偽発作などとよばれたこともある。PNES はてんかん学での用語で，DSM-5 ではほとんどの場合，変換症や解離症とされるであろう[2]。真性のてんかん発作とPNES の特徴については**表 1** が参考になる。本症例でも，救急受診当初の症状は PNES の特徴によく合致している。

PNES はてんかん専門外来に受診する患者の 5〜20％にみられるという[3]。「心因性」といっても，実際の臨床場面では明らかな疾病利得のような心因は推測できないことが多い。一方，真のてんかんにも PNES は 12％合併するといわれている[4]。とくに，知的発達症や若年層に多い。パーソナリティ症や知的発達症が伴うと，慢性化しやすく難治である。変換症や解離症の患者でも見られるように，PNES でも性的および身体的な被虐待歴が多い[5]。家族が本人の症状に巻き込まれていたり，詐病であると逆に突き放して患者は孤立していたりすることもまれではない。またこの症例のように，複数の病院の救急を受診していたり，転医を繰り返したりしていることもある。

長時間のビデオ脳波モニタリングで，「発作」時にてんかん性の所見がなければ確定できるが，本症例のようにもともとてんかんがある場合は注意が必要である。

3 今後の治療方針

発作終了後に本人と家族に，心因性の発作のあとに実際のてんかん発作が生じていたことを説明した。抗てんかん薬の静注を追加し，一晩入院として経過を見ることとした。

一般に PNES の場合は，診断を確定して，本人および家族に適切に説明して疾病教育を行うことである（**表 2** に谷口による具体的な説明方法を示し

41. 救急受診患者の発作はてんかん発作か変換症か？

表2　心因性非てんかん発作病状説明のポイント

・てんかん発作ではないので，抗てんかん薬は有効ではないことを説明する
・わざとやっているわけではないこと，生活に支障を与えている深刻な発作症状であり専門的な治療が必要であることを説明する
・心因性非てんかん発作の病態に関して説明する
　例）てんかんとは異なる原因だが，脳に負荷がかかりすぎて体の機能をコントロールできなくなっている状態
・原因（心因）はすぐにはわからないこと，特定できないことが多いことを説明する
・精神科的治療によって症状が改善する可能性が高いので一度精神科を受診したほうがよいと思われることを伝える
・精神科通院が安定するまで，てんかん専門医のフォローアップも継続することを伝える

(谷口　豪：精神神経学雑誌 122：87-104，2020[7])

た）。環境調整と患者本人の考え方を変えることが治療の目標となる[6]。心因性を「わざとやっている偽の発作」のようにネガティヴな伝え方をしない。抗てんかん薬の必要はないことを伝える。PNES そのものに対して有効な薬物療法のエビデンスはない。患者はしばしば「難治のてんかん患者」としてのアイデンティティーで生活しているために，このような説明のあとの精神医学的な支援も重要である。

　PNES を頻回に引き起こしている患者では，発作による救急受診が多くなる。PNES であれば本来はジアゼパムなどの静注で対処することは好ましくないが，情報の少ない救急場面では重積発作を恐れて実行されてしまうのもやむをえないかもしれない。

4　その後の治療経過と最終診断

　てんかん（おそらく側頭葉てんかん）および心因性非てんかん発作の合併。DSM-5 では後者は「機能性神経学的症状症（転換症），発作またはけいれんを伴う」となる。

Take Home Message

- 表1を参考にしながら，てんかん発作と心因性非てんかん発作の鑑別を行う
- しかし，てんかん患者では一定の割合で心因性非てんかん発作も併存することがある
- 適切な疾病教育を行い，環境調整を行いながら本人の内省を得ることを目標とする

てんかん発作へのタイプ別対応法

兼本は心因性非てんかん発作の治療に当たって，3つの場合に分けて対応することを勧めている[8]。①てんかん発作および知的障害を伴わない場合（フロイト型）は内省的な心理療法，②知的障害を伴う場合（クレッチマー型）ではてんかんでないことを保証した上で環境整備，③てんかん発作が併存する場合は，心因性の発作を鑑別して安心感を与えて，環境整備を行う。

Reference

1) 原　恵子：心因性非てんかん性発作（PNES）．CLINICIAN **67**：595-600，2020
2) Marchetti RL, Kurcgant D, Neto JG, et al.：Psychiatric diagnoses of patients with psychogenic non-epileptic seizures. Seizure **17**：247-253, 2008
3) Asadi-Pooya AA, Sperling MR：Epidemiology of psychogenic nonepileptic seizures. Epilepsy Behav **46**：60-65, 2015
4) Kutlubaev MA, Xu Y, Hackett ML, et al.：Dual diagnosis of epilepsy and psychogenic nonepileptic seizures：Systematic review and meta-analysis of frequency, correlates, and outcomes. Epilepsy Behav **89**：70-78, 2018
5) Elliott JO, Charyton C：Biopsychosocial predictors of psychogenic non-epileptic seizures. Epilepsy Res **108**：1543-1553, 2014
6) 兼本浩祐，日本てんかん学会ガイドライン作成委員会：心因性非てんかん性発作（いわゆる偽発作）に関する診断・治療ガイドライン［cited；Available from：https://jes-jp.org/pdf/pgszgl.pdf
7) 谷口　豪：心因性非てんかん性発作（PNES）再考―包括的なPNES診療の構築に向けて―．精神神経学雑誌 **122**：87-104，2020
8) 兼本浩祐：てんかん学ハンドブック，第4版．医学書院，東京，2018

42. シャルル・ボネ症候群から レビー小体型認知症への移行
― 高齢の視力障害者の幻覚 ―

KEY WORDS 幻視，シャルル・ボネ症候群（Charles Bonnet syndrome），レビー小体型認知症

症例の提示

　初診時 80 歳の女性。独身の娘と長年 2 人で暮らしている。数年前から視力低下が進行しており，加齢黄斑変性症と診断されている。1 年ほど前から夕方になると亡くなった夫が部屋の中に入ってくる姿がありありと見えるようになった。視野の背景に 2 色の格子縞のような模様がくっきり見えることもあった。幻視は実際に目で見えるものよりも鮮明であった。時にはいろいろな色をした樹木や動物が見えて，音のない映画を見ているようであった。自分でも奇妙とは感じたが怖くはなかった。しかし当初はこの体験を娘に話すと「頭がおかしくなった」と思われそうなのでいわなかったという。あるときこのような幻覚のあることを娘に話したところ，認知症を心配した娘が A 精神科クリニックに連れてきた。

　受診時の表情や話し方は穏やかで，不安や抑うつは感じられなかった。周囲はぼんやりと見える程度であったが，娘の助けを得ながらほぼ自立した生活をしていた。認知機能を調べると MMSE では 25 点（視力低下があるのでいくつかの項目は施行できず）。神経学的な異常所見も見られなかった。血液検査でも異常は見られず，脳 MRI では年齢相応の全般的な萎縮であり，アルツハイマー病を示唆する海馬の萎縮も見られなかった。

診断のポイント

- 意識清明で精神疾患のない人に幻視が見られることがあり，シャルル・ボネ症候群（Charles Bonnet syndrome）とよぶ
- もともとは視力障害者に見られるとされていたが，現在ではこの条件はなくなっている
- 高齢者に多いことから認知症への移行に注意する

1 症例について

1）まず何を考えたか

　認知症が否定されたので，「視力低下による幻視」（シャルル・ボネ症候群）と説明し，幻視自体は危険な症状ではないと伝えた。脳血流SPECTなどの検査も提案したが家族はこれ以上の検査を希望しなかった。しかし，年齢を考慮すると認知症への移行も危惧されることから，半年ごとの定期通院とした。

2）さらに診療を進めてわかったこと

　2年後にはさらに視力低下が進行した。徐々に幻視が増えてゆき，それに基づくと思われる行動も増えてきた。ベッドの周辺に人がいるといって娘を呼びに来たりした。認知機能も低下しているようであり，再検したMMSEでは20点と低下していた。動作緩慢，四肢の固縮，転倒しやすさなどが見られるようになり，神経学的にもパーキンソン症状が目立つようになってきた。MIBG心筋シンチグラフィーを施行すると，著明な取り込みの低下を示した。意識レベルの変動は視覚障害のためもありはっきりと把握することはできなかったが，以上の所見を合わせレビー小体型認知症と診断した。

2 症例の説明

　シャルル・ボネ症候群とは，意識清明で精神疾患のない人に幻視が見られる体験をいう。スイスの博物学者であるシャルル・ボネにちなんで名づけられた。幻視はありありとした動きを持った複雑なイメージとして現れ，夜間に多いとされる（**表1**）。現在は視力障害は診断の必要条件とはされていないが，視力が低下した高齢者によく見られることが知られている。一方で，この症候群に認知障害の有無を含めるかについては研究者ごとに意見が異なり，やや混乱した状況にある[1]。現時点でシャルル・ボネ症候群に確定した診断基準はないが広く使われているTeunisseら[2]の定義を**表2**に示した。シャルル・ボネ症候群の予後として，わが国のTeraoはそれぞれ，自然に軽快，不変のまま，認知症への発展を示している[3]。

　シャルル・ボネ症候群の病因としては，外界から中枢への感覚入力の低下による大脳皮質の脱抑制，ないし大脳皮質の過剰興奮によって感覚出力が増大して幻視が現れるのであろうと考えられている[4]。

　鑑別診断としてはごく珍しい疾患も含め**表3**を参照されたい。高齢者の幻視のうち精神科で問題となることは，パーキンソン病とレビー小体型認知症やアルツハイマー病などの認知症との鑑別であろう。幻視について見れば，

42. シャルル・ボネ症候群からレビー小体型認知症への移行

表1　シャルル・ボネ症候群の幻覚に共通する特徴

- ・単純な幾何学図形
- ・形が認識できる複雑な図形（顔，一般的な物）
- ・Tessellopsia（規則的な重なり模様が見える）
- ・Prosopometamorphopsia（顔が歪んで見える）
- ・Eendropisia（枝分かれした形に見える）
- ・Hyperchromatopsia（訳注：色彩が過剰にはっきり見える）
- ・多視症 polypsia（1つの像が複数の形に見える）
- ・小視症 micropsia
- ・大視症 macropsia

（Kester EM：Optometry 80：360-366, 2009[5]）より引用）

表2　Teunisse らによるシャルル・ボネ症候群の定義

1. 過去4週間以内に少なくとも1回の複合幻視がある
2. 最初の幻視と最後の幻視との間隔が4週間以上ある
3. 幻視の非現実性について十分あるいは部分的な自覚がある
4. 他の知覚領域の幻覚（訳注：幻聴など）がない
5. 妄想がない

（Teunisse RJ, et al.：Lancet 347：794-797, 1996[2]）より引用）

レビー小体型認知症の幻視はシャルル・ボネ症候群に比べて人や動物が多く，より侵入的で脅威的なニュアンスを持つとされている。

　シャルル・ボネ症候群の患者の認知機能については多くの研究があるが，診断基準が確定していないこともあり結果は一様でない[6,7]。しかし，認知症への移行例は多く[8]，同じように幻視などを訴えるレビー小体型認知症への移行が指摘されている[3,6,9,10]。とくに幻視に対して内省や病識の乏しい症例では認知症へ発展するリスクが高いかもしれない[7]。シャルル・ボネ症候群とレビー小体型認知症のどちらにも幻視という症状が共通していることを考えると，幻視の病因として両者に共通する点があるのかもしれない。

　本症例でみられたようなレビー小体型認知症への移行については，項目21「高齢者の身体症状症が前駆したレビー小体型認知症」の症例で示したように，その前駆症状に注目すべきであったかもしれない。視力障害による限定された生活環境下では，これらの前駆症状に気づきにくいことに留意すべきであったかもしれない。

表3 幻視の原因

神経疾患
大脳半球病変 パーキンソン病 レビー小体型認知症 脳幹病変 てんかん 片頭痛 ナルコレプシー–カタプレキシー症候群
精神疾患
急性精神病 せん妄 統合失調症 感情障害 変換反応 conversion reaction
中毒性および代謝性障害
心肺機能不全，尿毒症，肝疾患，内分泌疾患，ビタミン欠乏状態，炎症性疾患および感染性疾患による代謝性脳症 幻覚剤 薬物およびアルコール離脱症候群 薬物または毒物の副作用
その他の状態
感覚遮断および睡眠遮断 覚醒時または入眠時 激しい情動体験（ストレス，悲嘆） シャルル・ボネ症候群

(Kester EM：Optometry 80：360-366, 2009[5]より引用)

3 今後の治療方針

　シャルル・ボネ症候群では，幻視に対する安全性の保証や生活上の孤立を防ぐことなどが心理社会的な治療となるであろう。薬物療法については，エビデンスの高い治療法は定まっていない。少量の第2世代抗精神病薬やドネペジルなどのコリンエステラーゼ阻害薬が使われることがある。

　本症例ではレビー小体型認知症の診断を確定した時点で，本人や家族と話

し合ってコリンエステラーゼ阻害薬を開始した。しかし幻視に対する効果は限定的であった。

4 その後の治療経過と最終診断

徐々に認知機能が低下し家庭での介護が難しいとのことで，グループホームに移ることになった。幻視は認知機能の低下とともに語られることが少なくなってきた。

最終診断としてはレビー小体型認知症である。初診時診断はシャルル・ボネ症候群であったが，これがレビー小体型認知症の前駆症状であった可能性は否定できない。

Take Home Message

- 視覚障害を持ち認知機能障害のない高齢者に生き生きとした幻覚が体験されることがあり，シャルル・ボネ症候群とよばれる
- 経過観察すると一部は認知症に移行する
- 特にレビー小体型認知症への移行が危惧されるため，慎重な経過観察が必要である

本項をさらに知るための文献

幻視の神経機序についての最近の総説[4]

Reference

1) Hamedani AG, Pelak VS：The Charles Bonnet Syndrome：a Systematic Review of Diagnostic Criteria. Curr Treat Options Neurol **21**：41, 2019
2) Teunisse RJ, Cruysberg JR, Hoefnagels WH, et al.：Visual hallucinations in psychologically normal people：Charles Bonnet's syndrome. Lancet **347**：794-797, 1996
3) Terao T：The present state of Charles Bonnet syndrome. Psychogeriatrics **2**：6-14, 2002
4) Collerton D, Barnes J, Diederich NJ, et al.：Understanding visual hallucinations：a new synthesis. Neurosci Biobehav Rev **150**：105208, 2023
5) Kester EM：Charles Bonnet syndrome：case presentation and literature review. Optometry **80**：360-366, 2009
6) Lapid MI, Burton MC, Chang MT, et al.：Clinical phenomenology and mortality in Charles Bonnet syndrome. J Geriatr Psychiatry Neurol **26**：3-9, 2013
7) Russell G, Burns A：Charles Bonnet syndrome and cognitive impair-

ment : a systematic review. Int Psychogeriatr : 1-13, 2014

8) Pliskin NH, Kiolbasa TA, Towle VL, et al. : Charles Bonnet syndrome : an early marker for dementia? J Am Geriatr Soc **44** : 1055-1061, 1996

9) Abbate C, Trimarchi PD, Inglese S, et al. : Preclinical polymodal hallucinations for 13 years before dementia with Lewy bodies. Behav Neurol **2014** : 694296, 2014

10) Hanyu H, Takasaki A, Sato T, et al. : Is Charles Bonnet syndrome an early stage of dementia with Lewy bodies? J Am Geriatr Soc **56** : 1763-1764, 2008

めずらしい診断名のつく症例報告

43. 成人になって診断された結節性硬化症の精神症状
—シゾイドパーソナリティ症か自閉スペクトラム症の併存か—

KEY WORDS 結節性硬化症, 自閉スペクトラム症, シゾイドパーソナリティ症

症例の提示

　30歳代後半の男性。独身で両親との3人暮らし。有名大学卒の高学歴であるが, 卒業後は就職せず, 十数年間自宅に引きこもっている。食欲不振, 悪心・嘔吐が出現してA病院の救急を受診したところ, 血液検査で重度の腎不全が判明し内科に入院となった。その原因を調べているうちに結節性硬化症の診断が最終的になされた。頭部CTで脳室上衣下結節, MRIで皮質結節, 多発性腎嚢胞と腎臓の血管筋脂肪腫（angiomyolipoma）などが発見された。幼少時にてんかん発作を思わせる症状もあったが未確定である。しかし, 本人は入院中は診療には非協力的で, 内科病棟では検査を拒否し, 両親がなだめてようやく検査を施行した。治療拒否や医療者とのコミュニケーションが難しいことを理由に精神科の往診が依頼された。

　往診するとベッドを囲むカーテンはすべて閉じられ, 薄暗いなか黙ってベッド上に座っている。表情は厳しく不機嫌な表情で声をかけても返事はない。看護師からの声かけにもハイ・イイエと無愛想に答えるだけである。往診の意図を説明するが話は深まらなかった。かろうじて自宅で特に何もせず生活していること, 親とは必要なこと以外は喋らないこと, 友人はいないがさみしくはないことなどが語られた。

診断のポイント

- 結節性硬化症は小児期から多彩な精神・身体症状を示す
- 時に成人になって発見されることがある
- 精神疾患（症状）としては, 知的発達障害に続き, 自閉スペクトラム症や注意欠如多動症（ADHD）の合併が多く, 時に精神病症状などの報告がある

1 症例について

1）まず何を考えたか

　親しい人のいないこと，孤立を好んで他からの評価に無関心なこと，冷淡で拒絶的な印象などはシゾイドパーソナリティ症を思わせた。統合失調症を思わせる幻覚や妄想などの既往や思考障害はなく，青年期以降からずっとこのような様子であれば，シゾイドパーソナリティ症の診断基準を満たすと思われた。少なくとも現在の生活に本人は不満を感じていないようであった。また現在の病状や予後についても無関心であるかのように見えた。しかし，いわゆる「高機能の自閉症」として自閉スペクトラム症の可能性も否定できないと考えて，両親から幼少時の情報を得ようと試みた。

2）さらに診察を進めると

　両親から詳しい生育歴などを得ようとするが本人は精神科医と両親との面会を拒否。しかし，明らかな幻覚や妄想など統合失調症を思わせるエピソードはないようであった。3回目の診察以降は「必要ないから」と診察を拒否された。最終的には内科担当医が本人と家族に病気と予後について説明し，このまま外来で経過を観察することとして退院となった。担当医によると両親も精神科の関与は希望しなかったという。

2 症例の説明

　結節性硬化症（tuberous sclerosis complex：TSC）の病因は9番染色体上のTSC1あるいは16番染色体上のTSC2遺伝子のいずれか一方に生じた機能消失変異である。常染色体優性遺伝であるが，多くは孤発例である。TSCの臨床症状は皮膚，大脳，眼球，心臓，肺，腎臓などの多臓器にわたる異形成と過誤腫である。古典的な3主徴は知的能力低下，てんかん，顔面の血管線維腫（angiofibroma）であるが，実際の症状や病変の発現は年齢依存性できわめて多彩である。わが国におけるTSCの頻度は約1万人に1人で，小児科医にとってはさほどまれな疾患ではないようである。

　TSCには遺伝学的および臨床的診断基準があるが，前者は容易でないので一般には後者の臨床的診断基準が用いられる[1]。大症状として11，小症状として6つの病変がリストされており，definiteあるいはprobableとする組み合わせが定義されている[2]。本症例では，大症状のうち，顔面血管線維腫（幼少時からあったがあまり目立たず），皮質異形成，上衣下巨細胞性星細胞腫の3つ，および小症状として多発性腎嚢胞の1つから，診断基準に則りdefinite

43. 成人になって診断された結節性硬化症の精神症状

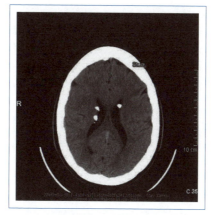

図　脳 CT 所見の一例
脳室上衣下結節がみられる
(Rabens CR：Tuberous Sclerosis Complex (TSC)[3]より引用)

TSC と診断された。

　TSC の症状のうち，TSC-associated neuropsychiatric disorders（TAND）とよばれる神経精神症状は，TSC 患者の生活機能を損なう大きな要因であるといわれる[4]。TAND のうち，神経学的症状ではてんかん発作（8 割以上），精神症状では知的発達障害（5 割），自閉性障害（2 割），ADHD（2 割）を伴う[5,6]。これにより，行動上の問題（攻撃性，自傷），精神症状（不安や抑うつ，精神病症状など）がみられることがあり，その種類や程度，発症時期は患者ごとに異なる。したがって成人に移行した TAND 患者に対しては精神科医を含む多職種による対応が求められる[7]。成人の精神症状としては不安，抑うつ，気分易変性などが多い[8]。

　一般に TSC は幼少時期では知的発達障害やてんかん発作を契機に診断されることが多いが，本症例ではいずれも見られなかったことから，成人になって腎障害が進行して初めて診断されたことになる。また本症例の精神症状としては，不安・抑うつあるいは幻覚や妄想などの精神病症状などは見られなかった。特徴的であったのはシゾイドパーソナリティ症ともいうべき，対人関係への冷淡さである。シゾイドパーソナリティ症と自閉スペクトラム症との近縁性を考えると[9]，幼少時の情報が少なく確定できないが，本症例も自閉スペクトラム症と診断できたかもしれない。海外では TSC と自閉スペクトラム症との関連が注目されている[10]。

3 今後の治療方針

　内科担当医に本人の特異なパーソナリティと行動様式を説明し，必要時には精神科として対応可能と伝えた。また本人のこのような生活を長年許容している家族関係の特徴も指摘しておいた。

4 その後の治療経過と最終診断

　最終診断としては「結節性硬化症を伴うシゾイドパーソナリティ症」とするが，自閉スペクトラム症と見ることが可能かもしれない。

Take Home Message

- まれではあるが成人で発見される結節性硬化症がある
- 本症例では知的発達症がなかったこと，てんかんの既往がはっきりしなかったことなどが例外的な特徴であった
- 精神医学的にはシゾイドパーソナリティ症の様相を示していたが，幼少期の病歴をさらに詳しく探れば自閉スペクトラム症と診断できたかもしれない

本項をさらに知るための文献

TSC の広汎な総説[11]

Reference

1) Northrup H, Aronow ME, Bebin EM, et al.：Updated International Tuberous Sclerosis Complex Diagnostic Criteria and Surveillance and Management Recommendations. Pediatr Neurol **123**：50-66, 2021
2) 難病情報センター：158 結節性硬化症 ［cited；Available from：https://www.nanbyou.or.jp/wp-content/uploads/upload_files/File/158-201704-kijyun.pdf
3) Rabens CR：Tuberous Sclerosis Complex（TSC）.[cited；Available from：https://openi.nlm.nih.gov/detailedresult?img=MPX2421_synpic27127&query=tuberous%20sclerosis&it=xg,c&req=4&npos=22
4) de Vries PJ, Leclezio L, Gardner-Lubbe S, et al.：Multivariate data analysis identifies natural clusters of Tuberous Sclerosis Complex Associated Neuropsychiatric Disorders（TAND）. Orphanet J Rare Dis **16**：447, 2021
5) Capal JK, Williams ME, Pearson DA, et al.：Profile of Autism Spectrum

43. 成人になって診断された結節性硬化症の精神症状

Disorder in Tuberous Sclerosis Complex：Results from a Longitudinal, Prospective, Multisite Study. Ann Neurol **90**：874-886, 2021

6) Kingswood JC, d'Augeres GB, Belousova E, et al.：TuberOus SClerosis registry to increase disease Awareness（TOSCA）-baseline data on 2093 patients. Orphanet J Rare Dis **12**：2, 2017

7) 水口　雅：結節性硬化症. 小児内科 **54**：1568-1572, 2022

8) Alperin S, Krueger DA, Franz DN, et al.：Symptom rates and profile clustering in tuberous sclerosis complex-associated neuropsychiatric disorders（TAND）. J Neurodev Disord **13**：60, 2021

9) Cook ML, Zhang Y, Constantino JN：On the Continuity Between Autistic and Schizoid Personality Disorder Trait Burden：A Prospective Study in Adolescence. J Nerv Ment Dis **208**：94-100, 2020

10) Richards C, Jones C, Groves L, et al.：Prevalence of autism spectrum disorder phenomenology in genetic disorders：a systematic review and meta-analysis. Lancet Psychiatry **2**：909-916, 2015

11) Curatolo P, Specchio N, Aronica E：Advances in the genetics and neuropathology of tuberous sclerosis complex：edging closer to targeted therapy. Lancet Neurol **21**：843-856, 2022

めずらしい診断名のつく症例報告

44. 意識障害の診断から高齢者のカタトニアへ
―いわゆる遅発緊張病―

KEY WORDS 意識障害，カタトニア（緊張病），遅発緊張病

症例の提示

　初診時80歳の一人ぐらしの女性。夫はすでに亡くなり，子どもたちは独立してみな近くに住んでいる。娘が様子を見に来ることはあっても，ほぼ自立した生活を数年間送っていた。しかし，娘は最近本人の気力や意欲が衰えていることを気にかけていた。ある日娘が訪問すると，印鑑を紛失したといい，不安そうに家の中をうろうろしていた。以降，知らない人が家に入って来てものを盗むのではないかと，頻回に庭に出ては警戒するように動き回るようになった。認知症を疑った家族がA病院を受診させたが，認知機能検査や脳画像検査から認知症は否定された。しかし，その後徐々に食事をしなくなり夜もあまり寝られなくなってきた。自宅でぼんやりして何もできなくなってきたため，家族はB総合病院内科を受診させたところ，そのまま脳炎による意識障害の疑いがあるとのことで入院となった。当初の脱水は補液により2，3日で回復したが，閉眼したまま声かけに対しても無言で，ほとんどベッドから動かなくなってしまった。身体を固くして緊張しており，手足を他力で動かそうとすると同じ位置を保とうと力をいれるように感じさせた。MRIやSPECTなどの脳画像検査，髄液検査，脳波などでは意識障害を説明できる所見は得られなかったため，精神疾患が疑われて精神科へ往診が依頼された。

診断のポイント

- 内科でいう「意識障害」とカタトニア（緊張病）を区別すること
- 身体疾患を諸検査で除外できたときには，精神疾患によるカタトニアを考える
- 高齢初発のカタトニアには，遅発緊張病とよばれる一群がある

44. 意識障害の診断から高齢者のカタトニアへ

表1 カタトニアの症状リスト（DSM-5）

・昏迷	・わざとらしさ
・カタレプシー	・常同症
・蝋屈症	・外的刺激によらない興奮
・無言症	・しかめ面
・拒絶症	・反響言語
・姿勢保持	・反響動作

DSM-5ではこのうち3つ以上の症状のあることがカタトニアと診断するうえで必要とされる。

1 症例について

1）まず何を考えたか

　内科による身体所見の検索では異常所見は見つからなかった。病像から見ると**表1**に示したようにカタトニアによる昏迷状態であることがわかった。昏迷は統合失調症，うつ病，解離症などいくつかの精神疾患や身体疾患で出現するため鑑別が必要である（**表2**）。本症例では発病まではひとり暮らしができており，比較的急速な経過をとっていること，入院前に認知症を疑わせるような「ものとられ妄想」はあっても認知症はいったん否定されたこと，不安・焦燥，食欲低下や不眠などの抑うつ症状があることから，うつ病性昏迷をまず疑った。

2）さらに診療を進めてわかったこと

　身体疾患の検索をさらに進めてほしいという家族の希望があり，内科病棟での治療を継続することになった。この間，経鼻胃管で栄養補給がなされていた。時にひとことふたこと簡単な会話ができることがあり，周囲をある程度認識しているらしいことがうかがわれた。抗精神病薬やベンゾジアゼピン系抗不安薬などを経鼻胃管から投与するが反応がなかった。最終的に家族も精神科での治療を了解し，電気けいれん療法が施行可能な病院への転院が検討された。

　しかし，入院後1ヵ月過ぎたころから急速にカタトニアは軽快し始め，入院2ヵ月目には病前の水準まで回復した。やや活気がないものの明らかな抑うつ症状はなく，長谷川式簡易知能評価スケール（HDS-R）では25であった。入院前後の記憶は曖昧であった。

表2　昏迷の鑑別

	統合失調症圏	うつ病	解離症
誘因/状況因	主観的危急的事態（中安）	うつ病の精神運動制止から徐々に悪化していく	葛藤の最中や直後。明らかな誘因がある
発症	数時間から数日	数週間から数ヵ月と，ゆっくりと進む	葛藤後に突然発症
性状	緊張病性興奮，幻覚妄想状態，筋緊張，カタレプシー，一点凝視，しかめ面を伴いやすい	抑うつ気分，気力の低下，精神運動制止，微小妄想，自律神経症状，食欲低下，睡眠障害を伴う。弛緩性昏迷であることが多い	健忘，遁走，トランス状態，交代人格，退行を伴う。一般的に弛緩性昏迷である
予後	改善までには時間がかかる。悪性緊張病に至ることは少なくなく，致死性緊張病に至ることさえある	改善までは時間がかかる	数時間から長くても数日以内に改善する
病前の状態/家族歴	しばしば家族歴を認める。低い認知機能であることが少なくない	几帳面，責任感が強い，他人に同調したり他人のためを考えがち。メランコリー親和性人格など	外傷体験，抑圧するタイプ

（船山道隆：精神科治療学 32：15-19，2017[1]）

2　症例の説明

　本症例は，当初はものとられ妄想のような訴えをしたため家族は認知症を疑ったが，その後抑うつ症状が出現しはじめ，比較的急速に昏迷状態に陥ったケースである。内科での徹底的な「意識障害」の原因検索でも異常は見つからず，最終的に精神疾患によるカタトニアと診断された。

　このような症例は遅発緊張病と呼ばれ，歴史的には Sommer によって1910年に報告された。わが国では古茶[2]が自験例を交えて症候学をまとめている。初期抑うつ，不安・焦燥期，幻覚・妄想期，カタトニア症状群，残遺期の順に病状が推移する[2]。初期の抑うつは生活や家族関係などの悩みに始まっているように見え，不安・焦燥期には入院治療が必要になる程度であるという。断片的な幻覚・妄想を訴える時期を経て，臨床的にもっとも顕著

なカタトニアを呈する時期に至る。カタトニア症状（**表1**）の中で，もっとも頻度が高いのは拒絶症と昏迷である[1]。高齢者では身体疾患を持つこともあり，遷延したカタトニアは身体的に危険である。カタトニアの回復後にも何らかの残遺症状が残ることが多いとされるが，本症例では残遺症状はほとんど見られなかった。

3 今後の治療方針

カタトニアの治療としては過剰な抗精神病薬の投与は避け，ベンゾジアゼピン投与が適切で，重篤な自律神経症状などが出現したときには，ためらわず電気けいれん療法を施行するとされている[1]。

4 その後の治療経過と最終診断

退院後の様子は，娘によればやや意欲が低下しているがほぼ従前の生活を送れるとのことであった。ひとり暮らしの不安から，しばらくして患者は老人ホームに入所した。退院3年後の受診時も認知機能の低下は見られなかった（HDS-R 27）。

最終診断としていわゆる古茶のいう遅発緊張病[3]に相当すると思われた。あえてDSM-5の診断名を持ち出せば，「精神病症状を伴う重症うつ病エピソード，カタトニアを伴う」，あるいは発症前をうつ病と診断できなければ，「カタトニアを伴う（晩発性の）統合失調症」となるであろう。

> **Take Home Message**
> ・高齢初発の昏迷状態には，遅発緊張病という特異な疾患がある
> ・初期抑うつ，不安・焦燥期，幻覚・妄想期，カタトニア症状群，残遺期の順に病状が推移する
> ・治療としては最終的に電気けいれん療法が必要なこともある

高齢者の統合失調症

統合失調症は従来から青年期に発症するものとされているが，中高年に初発する精神病の存在も指摘されていた。DSM-5では初発年齢は診断

基準から除外されているので，これらの症例は高齢初発の統合失調症と診断される。しかし，60歳以上で発症する場合は最遅発性統合失調症様精神病（very late-onset schizophrenia-like psychosis：VLOSLP）と呼ぶことがある[4]。もちろんVLOSLPにはレビー小体型認知症との鑑別や異同など，今後解決すべき問題が残されている。

本項をさらに知るための文献

遅発緊張病の総説[1,3]

Reference

1) 船山道隆：昏迷と緊張病．精神科治療学 **32**：15-19，2017
2) 古茶大樹：遅発緊張病について―自験例に基づく症状，経過，下位群，治療の臨床精神病理学的検討―．精神神経学雑誌 **100**：24-50，1998
3) 古茶大樹：遅発緊張病．精神科治療学 **25**：479-483，2010
4) Howard R, Rabins PV, Seeman MV, et al.：Late-onset schizophrenia and very-late-onset schizophrenia-like psychosis：an international consensus. The International Late-Onset Schizophrenia Group. Am J Psychiatry **157**：172-178, 2000

> 知っていると自慢できる病名

45. アルコール使用症から生じたマルキアファーバ・ビミャーミ病

―アルコール使用症に合併するのはウェルニッケ脳症だけではない―

KEY WORDS　マルキアファーバ・ビミャーミ（Marchiafava-Bignami）病，ウェルニッケ脳症，アルコール使用症，チアミン

症例の提示

40歳代の事務職の女性。アパートで一人暮らしをしている。しばしば飲酒しすぎて2, 3日職場を休むことがあり, 職場ではアルコールの問題を持つ人と認識されていた。最近は仕事上のミスが多発しており, ほとんど仕事ができていなかった。無断欠勤が1週間以上続いた日に, 心配した同僚が本人のアパートを訪問しに行った。呼んでも返事はなかったが, 部屋にいる様子があるために大家の許可を得て部屋に入ったところ, 布団の上でぼんやりと無言で座っている本人を発見した。周囲には空の酒瓶が散乱していたという。親戚に連絡し, アルコール問題でかつて通院歴があったというA精神科病院に入院となった。

診断のポイント

- アルコール使用症患者の意識障害では, ウェルニッケ脳症のほかに, 稀ではあるがマルキアファーバ・ビミャーミ病の可能性も考えておくこと
- MRI所見を得て確定診断される
- 早期にチアミンの大量投与を行う

1 症例について

1）まず何を考えたか

　入院時にはぼんやりしており十分なコミュニケーションはとれず，言葉の発音は不明瞭で歩行もできなかった。バイタルサインは正常，血液検査では著明な肝障害の所見が見られた。神経学的には運動失調，失行，失認，構音障害などが見られた。頭部 CT では脳梁がやや低密度であった。アルコール離脱せん妄と診断して，十分な補液のもとにチアミンを投与した。経過中けいれん発作は見られなかった。

2）さらに診察を進めてわかったこと

　そのまま経過を見ていたが，7 日経っても意識障害は改善せず，アルコール離脱せん妄の通常の経過とは異なっていた。そのため，ウェルニッケ脳症の三徴（眼球運動障害，意識障害，運動失調）は揃わないものの，ウェルニッケ脳症を疑い，関連の病院で脳 MRI 撮影を行うことにした。その結果，脳梁に特徴的な脱髄所見が得られ，マルキアファーバ・ビミャーミ（Marchi-afava-Bignami）病と診断された。そのままチアミンの投与を続け，意識は徐々に回復したが，高度の認知機能障害と軽度のれん縮は残存した。

2 症例の説明

　アルコール使用症者に意識障害が出現するものとしては，ウェルニッケ脳症のほかにも，肝性脳症，ペラグラ脳症，アルコール離脱せん妄などが鑑別に上がる。もちろん，脳外傷や脳卒中などが偶発的に生じる可能性はあるが，後者は臨床症状や脳 CT などで容易に鑑別可能である。アルコール離脱せん妄は飲酒中止後数日間で消退するはずなので，本例のように長く意識障害が継続することはない。

　アルコール使用症に伴う脳器質疾患としてはビタミン B_1（チアミン）欠乏によるウェルニッケ脳症が有名であるが，これ以外にも稀ではあるが本症例のマルキアファーバ・ビミャーミ病（発見者のイタリアの病理学者にちなむ）もあることを知っておきたい。マルキアファーバ・ビミャーミ病は MRI で脳梁膨大部に脱髄性壊死が見られるのが特徴である（図）。これに対して，ウェルニッケ脳症では視床内側核，視床下部，乳頭体，中脳水道周囲灰白質などが障害される。マルキアファーバ・ビミャーミ病の急性型ではけいれんやさまざまな様式の意識障害が見られ，致死率が高い。一方，亜急性〜慢性型では一見認知症様の経過を示し，痙縮，構音障害，運動失調などの神経学的な

45. アルコール使用症から生じたマルキアファーバ・ビミャーミ病

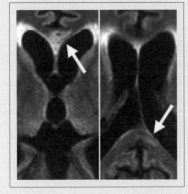

図　マルキアファーバ・ビミャーミ病の脳 MRI 所見
脳梁に高信号がみられている
（Yoshizaki T, et al.：Case Rep Neurol 2：19-23, 2010[1]より引用）

徴候，幻視や幻覚などが見られる。半側失認や失行などの特徴的な半球間断裂症状が見られることがある[2]。

マルキアファーバ・ビミャーミ病の症状に特異的なものはなく，ウェルニッケ・コルサコフ症候群やアルコール離脱症状と一部重複する。したがって，これらの状態との鑑別が必要である[3]。最終的な診断は脳 MRI における T2 強調像および FLAIR 像での脳梁の高信号である。CT では有意な所見を得ることはむずかしい。一般の精神科病院では MRI 撮影ができるところは少なく，治療のハードルとなる可能性がある。

3　今後の治療方針

確定した治療はないが，ウェルニッケ・コルサコフ症候群やアルコール使用症の治療と同様に，高用量のチアミンを回復が見られるまで投与する。発症早期（2 週間以内）に投与することが死亡率改善につながる[2]。そのため，早期の診断と治療が重要である。

4　その後の治療経過と最終診断

本症例では残念ながらチアミンの投与による改善は見られず，認知機能障害は残存し，療養型病院への転院となった。最終診断としては，マルキアファーバ・ビミャーミ病の急性期型。DSM-5 診断では，「アルコール使用症，

重度のアルコール誘発性認知症を伴う，持続性」となろう。

Take Home Message

・アルコール使用症患者の遷延する意識障害には，ウェルニッケ脳症のほかに，稀ではあるがマルキアファーバ・ビミャーミ病の可能性も考えておくこと
・MRI による脳梁部の脱髄所見で確定診断される
・早期にチアミンの投与を開始する

本項をさらに知るための文献

日本語の総説[4]
最近の英文の総説[5]

Reference

1) Yoshizaki T, Hashimoto T, Fujimoto K, et al.：Evolution of Callosal and Cortical Lesions on MRI in Marchiafava-Bignami Disease. Case Rep Neurol **2**：19-23, 2010
2) Hillbom M, Saloheimo P, Fujioka S, et al.：Diagnosis and management of Marchiafava-Bignami disease：a review of CT/MRI confirmed cases. J Neurol Neurosurg Psychiatry **85**：168-173, 2014
3) 真栄里　仁，松下幸生，樋口　進：アルコール依存症に合併し，精神症状を残遺する疾患．精神科治療学 **30**：785-789，2015
4) 黒田岳志，河村　満：Marchiafava-Bignami 病．神経症候群（第 2 版）V —その他の精神疾患を含む—．日本臨牀社，東京，p.772-775，2014
5) Singer E, Bhatt K, Prashad A, et al.：Diagnosis and Management of Marchiafava-Bignami Disease, a Rare Neurological Complication of Long-term Alcohol Abuse. Discoveries（Craiova）**11**：e168, 2023

46. 下半身の落ち着きのなさは レストレスレッグス症候群, それともアカシジア？

―薬剤性の不随意運動を鑑別する―

KEY WORDS レストレスレッグス症候群, アカシジア, 遅発性アカシジア

症例の提示

　初診時45歳の主婦。気持ちが沈むことと意欲の低下を訴えてA精神科クリニックを受診した。高卒後工場勤務を長年続け, 結婚して退職。現在は子どもと夫の3人暮らしである。当初は軽症のうつ病と診断されて, 抗うつ薬と抗不安薬が投与されていた。夫の失職などによる家計の困難などの状況もあり, 症状はそのまま浮動性に経過していた。

　50歳のころ, 「いろいろな人が自分の悪口をいう声が聞こえる。何々するなという命令のこともある。自分が動くとそれをいちいち説明する」という幻聴が出現するようになってきた。特に夕食後から就寝時に多く出現するので, なかなか眠れなかった。アルコールや覚せい剤などによる幻覚症は否定できたため, この時点で診断名が遅発性の統合失調症に変更され, 第1世代の抗精神病薬が追加された。2年間投与するうちに, 「午後になると下半身がざわざわして落ち着かない」と訴えるようになった。アカシジアやレストレスレッグス症候群が疑われ, 抗コリン薬やクロナゼパムなどが追加投与された。変更当初は軽快したというが, 2週間も経つと再燃した。また幻聴も抗精神病薬の増量や変更によっても著効することはなかった。そのため, 抗精神病薬の変更やバルプロ酸などの追加を繰り返しているうちに, 抗精神病薬3種, 抗コリン系の抗パーキンソン病薬2種, 睡眠薬2種, 抗うつ薬, クロナゼパムなどの多剤併用となってしまった。しかし下半身がざわざわするという症状は不変であった。

　55歳になった時点で担当医が変更となり, 症状を再評価することになった。

診断のポイント

●下肢の不快な感覚は，レストレスレッグス症候群や抗精神病薬によるアカシジアなどでも見られる
●両者は発現様式（出現する時間帯，動くことで軽快するかなど）が異なる
●抗精神病薬によるアカシジアは投与初期だけでなく，長期投与後にも出現することがある

1　症例について

1）まず何を考えたか

　患者によると，「症状は昼間もあるが午後になるとひどくなる。幻聴が増えてくるのに伴って，両足首から腰部，さらには胸部までゾクゾクした感じが上ってくる。落ち着かなくなるので部屋の中を動いたり体を揺らしたりしているが消えはしない。しかし夜は処方された睡眠薬を飲んで就寝している」という。不眠は主として熟眠感がないという訴えであった。鑑別としてアカシジア，レストレスレッグス症候群，あるいは精神症状としての不穏を考慮した。しかし現状の多剤併用下では鑑別は困難と考えて，まず可能な限り投与されている向精神薬を整理することとした。

2）さらに診療を進めてわかったこと

　その後服薬を整理し，抗精神病薬2種，ベンゾジアゼピン系睡眠薬2種まで減量できたが，症状は不変であった。表1の鑑別点などを参照して，現時点ではレストレスレッグス症候群の可能性は低いと考えた。また幻聴の軽快と増悪に伴って症状が変化することはなく一定していたことから，精神症状によるものでもなく，最終的にアカシジアの可能性が高いと考えた。長期にわたる経過をたどっていることから，急性のアカシジアではなく遅発性のアカシジアと思われた。

2　症例の説明

　むずむずする，ざわざわするなどの下肢の不快な感覚は，抗精神病薬を投与している患者でよく訴えられる。しかしそれだけではこれをすぐに抗精神病薬によるアカシジアと即断できない。鑑別としては，①精神症状による焦燥，②アカシジア，③レストレスレッグス症候群などがあげられる。アカシジアは抗精神病薬によって出現するが，レストレスレッグス症候群も抗精神

46. 下半身の落ち着きのなさはレストレスレッグス症候群，それともアカシジア？

表1　レストレスレッグス症候群とアカシジアの鑑別

レストレスレッグス症候群	アカシジア
・通常ふくらはぎの不快な感覚 ・脚や腕の奥深くにある内部感覚の障害として経験する（例えば，アリがはうような感じ，チクチクする，電気が走る） ・内的というよりも感覚的な不快感	・下肢に必ずしも限定しない，体の一部あるいは全部を動かしたくなるような落ち着かない感覚 ・しばしば過剰な動作（例えば，貧乏ゆすり，立ち上がって歩き回る，何度も足を組み直す，足のそわそわした動き） ・感覚的というよりも内的不穏を経験
・家族歴のあることが多い ・鉄欠乏と関連 ・夕方から就寝前にかけて悪化 ・歩いたり体勢を変えたりすると軽快 ・動き続ければ軽減は持続	・抗精神病薬投与後に開始・増量後2，3日から2週以内に発症 ・日内変動がない ・動きで軽快しない

下線部が特に重要

病薬の副作用として出現することがある[1]。両者は落ち着かない感覚，動きたくなる衝動，安静で症状悪化などの共通点があるが，アカシジアでは内的焦燥感があり歩き回っても症状は軽快しにくい。一方レストレスレッグス症候群では夕方から夜に多く，歩くことで症状が軽快するなどが鑑別の要点である（**表1**）。

アカシジアは患者によってさまざまな訴え方をされるので，**表2**のように主観的な症状と客観的な症状に分けて評価すると診断しやすくなる。さらにアカシジアが持続している場合は，急性アカシジアかあるいは遅発性アカシジアであるかの鑑別が必要である（**表3**）。遅発性アカシジアはあまり臨床場面で議論になることは多くはない。遅発性ジスキネジアの1つの表れと見てもよいかもしれない。実際両者が同時に出現することもある[2]。遅発性アカシジアの平均発症年令は58歳と遅く，抗精神病薬の曝露期間の平均は4.5年で，半数は2年以内である[3]。抗精神病薬の投与が長く続いている患者で数ヵ月以上アカシジアが継続する場合は，遅発性アカシジアと判断すべきである。

遅発性のアカシジアの治療に対して急性アカシジアと同じような対処法をとると，難治であるため複数で大量の抗パーキンソン薬が処方されがちである。しかし，高齢者では抗コリン作用による副作用（口渇・便秘さらには認知機能低下）などの副作用が出現してしまいやすい。遅発性アカシジアの治療法については，症例報告レベルにとどまり，系統だった研究は見られない。

表2 アカシジアの症状・徴候

A. 主観的な症状

内的不隠（不安感，焦燥感）
手足や身体全体を動かしたいとする強い衝動
知覚異常
歩行や下肢を動かすことである程度は症状が軽減

患者の訴え
「体や足がソワソワしたりイライラして，じっと座っていたり，横になっていたりできず，動きたくなる」
「じっとしておれず，歩きたくなる」
「体や足を動かしたくなる」
「足がむずむずする感じ」
「じっと立ってもおれず，足踏みしたくなる」

B. 客観的な徴候

座位姿勢の場合
目的の明らかでない下肢の運動
目的の明らかでない手/腕，あるいは体幹の運動
体の位置をしばしば変える
数分間でさえ座っていられず，立ち上がったり歩き回ったりする

立位の場合
目的の明らかでない腕/下肢，手/腕，体幹の運動
体の重心を片足から他足へ移動させたり，足踏みをしたりする
1ヵ所に立っていられず歩き出すなど，背部と下肢の運動亢進
アカシジアと遅発性ジスキネジアが同時に出現することもある

(Sachdev P：Psychopharmacology（Berl）114：181-186, 1994[4]より引用)

抗コリン系抗パーキンソン病薬，β遮断薬，クロナゼパムなど急性アカシジアにならった治療法が援用されているのが現状である（わが国ではいずれも適用外使用）[6]。したがって現時点では，原因薬剤の減量・中止やアカシジアを引き起こしにくい第2世代抗精神病薬への置換が適切であろう。

3 今後の治療方針

　多剤併用となっていた向精神薬を整理し，より錐体外路症状の少ない第2世代抗精神病薬への置換を進めることとした。客観的に日常面での行動を観察することや，Barnesアカシジア評価尺度やDIEPSS（薬原性錐体外路症

46. 下半身の落ち着きのなさはレストレスレッグス症候群，それともアカシジア？

表3　発症時期による抗精神病薬誘発性アカシジアの分類

診断名	症状
急性アカシジア	抗精神病薬による曝露後，数時間から数日以内に急速に発症する。ほとんどの場合，治療開始後3日から2週間以内に起こる。
遅発性アカシジア	症状は抗精神病薬の投与開始から少なくとも3ヵ月後に始まる。発症前6週間に薬剤の増量や種類の変更がないこと。発症前2週間に同時に投与された治療薬が減量または中止されていないこと。
離脱性アカシジア	抗精神病薬の中止または大幅な減量後6週間以内に始まること。さらに，症状発現前2週間以内に併用薬が中止されていないこと。
慢性アカシジア	アカシジア症状が3ヵ月以上持続していること。この用語は，症状の始まりが急性か遅発性か離脱性かを表すものではない。この用語は症状の持続期間のみを表す。

（Miller CH, et al.：Drug Saf 22：73-81, 2000[5]より引用）

評価尺度）などの評価尺度を適切に用いながら経時的に症状を評価していく必要もあると考えた。

4　その後の治療経過と最終診断

最終的な診断は「抗精神病薬による遅発性アカシジア」である。

Take Home Message

・難治の幻聴や下肢の不快な症状が持続する統合失調症に対しては，抗精神病薬や抗パーキンソン薬などが多剤併用になりがちである
・そのため下肢の不快な症状がアカシジアかレストレスレッグス症候群かの鑑別が困難になる
・アカシジアには急性だけでなく遅発性のものもあることに留意する

レストレスレッグス症候群と抗精神病薬

向精神薬によってもレストレスレッグス症候群が生じるという症例報告がなされている。抗精神病薬としては，オランザピン，クエチアピン，クロザピンなど，抗うつ薬としてはミルタザピン，抗てんかん薬（気分安定薬）としてトピラマートがあげられている[7]。通常のレストレスレッグス症候群であれば，ドパミンアゴニストを用いるが，抗精神病薬投与中の患者では統合失調症が多いので，ドパミンアゴニスト投与は適切ではないかもしれない。

Reference

1) Saber WK, Almuallim AR, Algahtani R：Restless Legs Syndrome and the Use of Antipsychotic Medication：An Updated Literature Review. Cureus **14**：e27821, 2022

2) Savitt D, Jankovic J：Tardive syndromes. J Neurol Sci **389**：35-42, 2018

3) Burke RE, Kang UJ, Jankovic J, et al.：Tardive akathisia：an analysis of clinical features and response to open therapeutic trials. Mov Disord **4**：157-175, 1989

4) Sachdev P：Research diagnostic criteria for drug-induced akathisia：conceptualization, rationale and proposal. Psychopharmacology（Berl）**114**：181-186, 1994

5) Miller CH, Fleischhacker WW：Managing antipsychotic-induced acute and chronic akathisia. Drug Saf **22**：73-81, 2000

6) Morgan JC：Treatment of Tardive Akathisia. Therapy of Movement Disorders：A Case-Based Approach. Cham（Reich SG, Factor SA, Eds）. Springer International Publishing, p.297-299, 2019

7) Patatanian E, Claborn MK：Drug-Induced Restless Legs Syndrome. Ann Pharmacother **52**：662-672, 2018

47. じっとしていられないのは統合失調症の精神症状，それとも遅発性ジスキネジア？

―抗精神病薬長期投与による遅発性運動症候群―

KEY WORDS 遅発性ジスキネジア，アカシジア，遅発性運動症候群

症例の提示

　現在40歳の独身男性。母は亡くなり父親との2人暮らしである。高校1年生の時に「自分を責める声が聞こえる」という幻聴から，突発的に家を飛び出すなどの行動があった。統合失調症の診断で精神科病院に3ヵ月間入院し，退院後はA精神科クリニックに通院している。高校は中退し，その後は時々アルバイトをするくらいで就職せず，ほぼ自宅で家事の手伝いをする生活を続けていた。通院は不規則であった。世間を驚かすような事件があると，そのたびに「自分がその事件に関係している」という妄想や幻聴が出現し，不安や焦燥が出現するために，抗精神病薬の増量や変更がなされていた。30歳ごろからは陽性症状は少なくなり，社会的な活動は乏しいが家庭内では安定している状態となった。数年前からは第2世代抗精神病薬が投与されており，そのころから「じっとしていられない」と落ち着かずさかんに動き回るために，難治のアカシジアと診断されて多種類の抗パーキンソン薬が長期に併用されていた。

　40歳のある日父親が本人を連れてクリニックを緊急受診し，当日の当番医が対応することになった。父親は患者がここ数日ひどく落ち着かないので心配して連れてきたという。父親によると「家でテレビを見ていると，座ったまま足を広げ，体を左右に動かしている。落ち着きがなくすぐに立ち上がって歩き回っている」という。父親はまた精神症状が悪化したのではないかと心配している。本人に聞くと，「足がざわざわとして落ち着かない。特に午前中になりやすく，ビペリデンを飲むと10分から20分で効いてきて少し楽になる。同時にお酒を飲むと落ち着く」という。

診断のポイント

● 抗精神病薬の長期投与によって遅発性のアカシジアやジスキネジアなどの運動症候群が出現することがある

● 急性のアカシジアと長期投与後に出現するアカシジアやジスキネジアとを鑑別する

● 遅発性運動症候群に対しては，抗パーキンソン薬は必ずしも有効ではない

1 症例について

1）まず何を考えたか

　精神症状としては妄想や不安の増悪は見られず安定していることから，落ち着かないのは精神症状による不穏とは考えづらかった。父親の心配する症状はアカシジアの増悪と思われた。しかし，診察場面では体をゆらしたり動き回ったりする行動は観察されないため，遅発性ジスキネジアの可能性も否定できないと考えた。そこで落ち着いてリラックスできるように待合室にしばらくいてもらい，患者の様子を観察することにした。

2）さらに診察を進めると

　患者が落ち着いてくるころに様子を観察すると，両膝に手をのせてから太ももをさする動作を繰り返し，両肩をヒクヒクと横に動かしている。それぞれの指も不規則に小さく動いている。そのような動作を指摘しても本人は気づいておらず，気持ちもとくにそわそわしているわけではないという。これらの症状はアカシジアというよりも，遅発性ジスキネジアと考えられた。

2 症例の説明

　父親の心配する症状はアカシジアの増悪と思われるが，安静時の診察では手足にジスキネジアが見られている。いずれも抗精神病薬の長期投与後に生じる運動系の副作用（遅発性運動症候群）に含まれるものである。遅発性ジスキネジアでは口唇周囲のジスキネジアが目立つためか有名であるが，四肢にも本症例のようなジスキネジアが見られることがある（表参照）。

　アカシジアは主観的な不穏と，外的に観察される主として下肢の運動を特徴としている。主観的には，じっとしていられず下肢を動かしたいとする強い内的な緊張感や衝動があり，なんらかの知覚異常を伴っている。外的には，足踏みしたり，体を左右に動かしたりなどの常同的な行動がみられる。アカ

47. じっとしていられないのは統合失調症の精神症状，それとも遅発性ジスキネジア？

シジアは一般に錐体外路症状の一種ととらえられているが，精神面での苦痛を伴うことが他の錐体外路症状と異なっている。したがって，精神疾患患者の持つ焦燥・不安・落ち着きのなさなどの精神症状との鑑別が難しいことがある。

アカシジアは出現時期から，急性アカシジア，遅発性アカシジア，離脱性アカシジア，慢性アカシジアなどに分類することができる[1]（項目46の表3を参照）。薬物誘発性の急性アカシジアが典型的なアカシジアである。投与開始あるいは増量後，早ければ数時間後，通常3日から2週以内に生じることが多い。年齢や性別による発症頻度の違いはないとされる。本症例では自宅での落ち着かない様子は，遅発性アカシジアの急激な増悪と思われた。

遅発性運動症候群には遅発性アカシジアの他に遅発性ジスキネジアや遅発性ジストニアなどが含まれる。遅発性運動症候群は通常は最短でも3ヵ月以上の投与後に初めて出現するものをいう（薬物の種類や用量を最近変更した場合は除かれる）。遅発性アカシジアは，身体全体または身体の特定の部位を巻き込んだ内的な落ち着きのなさの感覚である。患者はしばしば落ち着かない気持ちを和らげようとして，反復的で定型的な動き（椅子の上で揺れる，座っているときに足を組む/組まない，その場で歩き回る，立っているときに片足ずつ体重を移動させる，顔や頭皮を触ったり掻いたりする）をする。このような動きは遅発性ジスキネジアの四肢や体幹の常同運動に似ていることがあるが，遅発性ジスキネジアの常同運動にはアカシジアのような感覚的要素はない[2]。ただし，遅発性アカシジアは遅発性ジスキネジアと類似点も多いことが指摘されており[3]，両者が併存することはあり得る。**表**に急性および遅発性運動症候群の特徴と鑑別を示した。

古い報告ではあるが遅発性運動症候群患者100人を対象とした研究では，さまざまなタイプの運動障害が以下の頻度でみられたと報告している。72%が口部・頬部・舌ジスキネジア（古典的遅発性ジスキネジア），30%が遅発性振戦，22%が遅発性アカシジア，16%が遅発性ジストニア，4%と1%がそれぞれ遅発性チックとミオクローヌスであった。35%の患者は2つ以上の遅発性症候群の組み合わせを持っていたという[4]。ただし当時は主として第1世代の抗精神病薬が使われているので，現在の事情とは異なるかもしれない。

3 今後の治療方針

遅発性アカシジアに対する治療法は確立していない。抗精神病薬のできるだけの減量と，より錐体外路症状の少ない抗精神病薬への変更が適切であろ

テーマ 8 薬物の副作用と精神疾患との鑑別が必要な症例

表　急性および遅発性運動症候群の特徴と鑑別

特徴	急性アカシジア	ジストニア	錐体外路症状
症状開始	急性—投与開始あるいは増量後，数時間から数日	急性—投与開始あるいは増量後，通常 24〜48 時間（ただし 7 日まで）	急性—投与開始あるいは継続投与中の抗精神病薬の増量後，数日から数週間
症状	内面的な落ち着きのなさ。不安。イライラ感や不快感。症状を和らげるために動きたくなる。症状は 1 日中持続し，概日パタンはない（ただし症状は睡眠中に改善することがある）	関係する筋群を突然弛緩できなくなる。例えば，首を正中線に戻す，視線を中心に置くなど。患側筋群の不快感および疼痛	抑うつ。動きが鈍いまたはできないとの主観的感覚
徴候	歩きまわる。座位または立位での揺れ。その場で行ったり来たりする。脚を組んだりほどいたりする。そわそわするなどの目的のない反復行動	首，四肢，体幹の固定した異常な姿位。眼球偏位の固定（眼球回転発作）。突出した舌の固定。顎収縮の固定（開口障害）。収縮は数秒から数時間続くが，抗コリン薬による治療ですぐに緩和する	振戦（低周期，安静時，「ピル転がし」様）。四肢や体幹の硬直（非対称のこともあり，しばしば歯車様硬直）。運動緩慢（自発運動や活動の減少，表情の減少，声が柔らかくなる，運動を開始または停止する能力の低下）
鑑別診断	一次性不安 精神病性激越 遅発性ジスキネジア 遅発性アカシジア レストレスレッグス症候群	詐病 てんかん発作 変換反応	パーキンソン病 遅発性ジスキネジア ジストニア

47. じっとしていられないのは統合失調症の精神症状, それとも遅発性ジスキネジア?

レストレスレッグス症候群	遅発性ジスキネジア	遅発性アカシジア
しばしば抗精神病薬使用と関係しない	遅発性で, 通常, 薬物投与開始または増量後3ヵ月を超えない	薬物の開始や増量とは無関係な遅発性発症。薬物離脱によってマスクされなくなることがある
安静時, 睡眠時, リラックス時に, 手足 (脚を含むこと) を動かしたくなる内的衝動。じっとしているがはっきり覚醒しているときは症状が出ない。動くと不快感が和らぐ。症状には一般的に概日パタンがある (夜間に悪化する)	異常な動きに対する意識は患者によって大きく異なる	内的な落ち着きのなさ。不安感。イライラ感や不快感。症状を和らげるために動きたくなる。症状が1日中持続し, 概日パタンはない (ただし, 症状は睡眠中に改善することがある)
診察中に明らかになることが多いアカシジアとは異なり, レストレスレッグス症候群の患者は通常, 診察中は覚醒しており, したがって無症状である	舌, 体幹, 上・下肢, 特に手指と足指の舞踏病様の動き (ピアノを弾くような動き)。唇を鳴らす, 口を尖らせる, 噛む。顔のひきつり, 急速または誇張されたまばたき	急性アカシジアの徴候と同じである。時に, 舞踏病アテトーシス様の四肢ジスキネジアや口腔顔面ジスキネジアを伴うことがある
薬物誘発性アカシジア 落ち着きのない不眠 末梢神経障害および血管機能不全	錐体外路症状 アカシジア ジストニア 特発性ジスキネジア 遺伝性および代謝性ジスキネジア	一次性不安 精神病性激越 遅発性ジスキネジア 急性アカシジア レストレスレッグス症候群

(Bratti IM, et al.：Am J Psychiatry 164：1648-1654, 2007[5]より改変引用)

テーマ8 薬物の副作用と精神疾患との鑑別が必要な症例

う。本症例では本人の自覚としては抗コリン系の抗パーキンソン薬が有効のようであるが，抗パーキンソン薬の有効性は必ずしも示されていない。ただしWalnらはゾルピデムやプロプラノロールを経験的に推奨している[2]。また遅発性ジスキネジアに対しては最近バルベナジンがわが国でも承認されたため，これを試みることもできるであろう。

4 最終診断

本症例では遅発性アカシジアと遅発性ジスキネジアの両方が出現している病態と判断された。受診の直接の症状は遅発性アカシジアであるが，潜在的に遅発性ジスキネジアも出現していたと考えられる。

Take Home Message

・抗精神病薬の投与中に急性あるいは慢性の運動障害がみられることがある
・アカシジアとジスキネジアの鑑別がまず重要である
・遅発性アカシジアと遅発性ジスキネジアの併存はしばしばありうる

本項をさらに知るための文献

Walnらによる総説[2]〔Tardive akathisiaの患者videoも見ることができる（https://tremorjournal.org/articles/10.5334/tohm.165）〕

Reference

1) Burke RE, Kang UJ, Jankovic J, et al.：Tardive akathisia：an analysis of clinical features and response to open therapeutic trials. Mov Disord **4**：157-175, 1989
2) Waln O, Jankovic J：An Update on Tardive Dyskinesia：From Phenomenology to Treatment. Tremor Other Hyperkinet Mov, New York, 2013
3) Miller CH, Fleischhacker WW：Managing antipsychotic-induced acute and chronic akathisia. Drug Saf **22**：73-81, 2000
4) Ortí-Pareja M, Jiménez-Jiménez FJ, Vázquez A, et al.：Drug-induced tardive syndromes. Parkinsonism Relat Disord **5**：59-65, 1999
5) Bratti IM, Kane JM, Marder SR：Chronic restlessness with antipsychotics. Am J Psychiatry **164**：1648-1654, 2007

めずらしい診断名のつく症例報告

48. 向精神薬によるメージュ症候群
―目をパチパチさせるうつ病患者―

KEY WORDS メージュ症候群（Meige syndrome），眼瞼けいれん（blepharospasm），向精神薬，抗精神病薬

症例の提示

　初診時50歳代後半の既婚男性。タクシーの運転手をしていたが，結核治療中にストレプトマイシンによる平衡神経障害となってからは，同じ会社で事務職に異動となった。几帳面で神経質な性格で，以前から身体の異変にはこだわりがちであった。数ヵ月前から夜間勤務になることが増え，自宅に戻ってからも不眠がちで疲労が募っていた。不眠の治療を求めてA精神科クリニックを受診した。

　受診時には意欲低下や抑うつ気分，倦怠感，早朝の起床困難などがみられ，単なる不眠症ではなくうつ病と診断された。仕事を休職とし抗うつ薬の治療を開始したが，口渇，動悸感，嘔気，後頭部のしびれ，顔が上気するなどの身体愁訴が執拗に訴えられた。抗うつ薬の変更にも反応せず，受診後半年後からは症状が横ばいとなり，復職の予定が立たない状態となった。増強療法として第2世代抗精神病薬を追加し，2ヵ月経過したころから，口が自然にとがってしまうと訴えるようになった。

診断のポイント

- ●向精神薬の投与中に遅発性の神経症状が出現することがある
- ●まれであるが，向精神薬の長期投与によるメージュ症候群がある

1　症例について

1）まず何を考えたか

　うつ病が遷延して，心気症状としてこのような身体症状が訴えられたとも思われたが，慎重に経過を見ることとした。詳しく聞くと，「口の症状以外に両目のまばたきが多くなり，まぶたが勝手にパチパチしてしまうためにものが見にくい。そのため食事もしにくい」という。安静にした状態で観察すると額にしわを寄せ，口をとがらせた表情になっており，他覚的にも眼瞼けいれん（blepharospasm）のあることが明らかになった。この時点で抗精神病薬の長期投与によるメージュ（Meige）症候群の可能性を考えた。

2）さらに診療を進めてわかったこと

　抗精神病薬を漸減中止したものの症状は不変であった。患者の希望で紹介した脳神経内科で，眼瞼けいれんに対して，カルバマゼピン・バルプロ酸などの抗てんかん薬やジアゼパム・クロナゼパムなどのベンゾジアゼピン系薬物，トリヘキシフェニジルなどの抗コリン系抗パーキンソン病薬などが次々と処方されたが，いずれも安定した効果を得ることはできなかった。なおこの時点ではボツリヌス療法は承認されていなかった。

2　症例の説明

　メージュ症候群は 1910 年 Meige（仏）によって報告された，左右両側の眼瞼けいれんを主症状とし，口や下顎のジストニア（oromandibular dystonia）が出現するものをいう[1]。広義には眼瞼けいれんをメージュ症候群と呼ぶこともある〔ただし，日本神経学会のジストニア診療ガイドラインによれば，メージュ症候群は眼瞼けいれんに加えて，他の頭部（顔面）およびこれに隣接する下顎・舌・咽頭・喉頭・頸部のいずれかにジストニアを認める場合とするのが正しいとされる[2]〕。患者は眼瞼が勝手にけいれんし，目があけられないといい，顎や口が無意識に動くので，口がとがって食事がしにくくなることもある。特発性のメージュ症候群は中年以降の女性に多いとされるが，精神科領域で問題となるのは薬物誘発性のものであろう（**表**）。薬剤性のメージュ症候群は遅発性ジストニアの一種と考えられる。睡眠中には消失し，ストレスで悪化することから，転換症と誤診されることもある。

　本症例では抗精神病薬によるメージュ症候群[1,3]がもっとも考えられるが，他の疾患によるもの（片側の顔面けいれん，開眼失行症，眼瞼下垂）などの可能性もあり，精密な診断は脳神経内科に紹介するのが賢明である。

48. 向精神薬によるメージュ症候群

表 眼瞼けいれんやメージュ症候群をもたらす可能性のある薬物

・ドパミンアゴニスト（パーキンソン病薬など）
・ベンゾジアゼピン系薬物
・抗ヒスタミン薬
・カルシウムチャネルアンタゴニスト（降圧薬，抗不整脈薬など）
・抗精神病薬

（症例報告などによる著者のまとめ）

3 今後の治療方針

現在は専門医によるボツリヌス療法の有効性が示されている[2]。しかしその前に，向精神薬によるものの可能性が高ければ，薬剤性ジストニアにならって薬剤の変更を試みるべきであろう。抗コリン薬，抗けいれん薬，クロナゼパムなどのベンゾジアゼピン系薬物が試みらたが，その効果は患者によって一致せず，定式化された薬物療法は現在ない[2,4]。

4 その後の治療経過と最終診断

抗精神病薬の中止後も眼瞼けいれんが継続したことから，最終的に抗うつ薬の関与を疑った。しかし，抗うつ薬を中止した場合うつ病の増悪が懸念されることから，患者と話し合い抗うつ薬はそのまま継続することとした。抗うつ薬を最小用量としつつ，生活指導などによるうつ病症状の改善を図った。この間症状は浮動性に変化したものの，受診後3年目になり眼瞼けいれんと抑うつ症状も軽快し始めた。結局休職のままに定年退職となってしまったが，安定した引退後生活を営み寛解状態を保っている。眼瞼けいれんは消失はしないものの受容できる程度となった。最終的な診断としてはメージュ症候群で，おそらく薬物誘発性のものと考えた。しかし，これが抗うつ薬の長期投与によって出現したのか，あるいは抗精神病薬による増強によって誘発されたのかは確定できなかった。

Take Home Message

・抗精神病薬を含む向精神薬の長期投与による神経学的な副作用に，眼瞼けいれんを主徴とするメージュ症候群がある
・薬物療法には抵抗性であったが，慎重な薬物減量により軽快したと考えられる

薬剤と遅発性の不随意運動

遅発性ジスキネジアなどの遅発性の不随意運動は抗精神病薬によるものが多いが，抗うつ薬などの併用が多いとリスクはさらに高まるとされている[5]。第2世代抗精神病薬は適応外使用を含めうつ病の増強療法として用いられることが増えている。そのため，遅発性の不随意運動も増加していく可能性もある。ちなみに双極症は統合失調症よりも遅発性ジスキネジアを起こしやすいという報告もある[6]。

本項をさらに知るための文献
邦文によるメージュ症候群の総説[7]

Reference

1) Pandey S, Sharma S：Meige's syndrome：History, epidemiology, clinical features, pathogenesis and treatment. J Neurol Sci **372**：162-170, 2017
2) 日本神経学会監：ジストニア診療ガイドライン 2018. 2018［cited；Available from：https://www.neurology-jp.org/guidelinem/dystonia/dystonia_2018.pdf
3) Mauriello Jr J, Carbonaro P, Dhillon S, et al.：Drug-associated facial dyskinesias--a study of 238 patients. J Neuroophthalmol **18**：153-157, 1998
4) 日本神経眼科学会眼瞼痙攣診療ガイドライン委員会：眼瞼けいれん診療ガイドライン. 日本眼科学会雑誌 **115**：617-628, 2011
5) Revet A, Montastruc F, Roussin A, et al.：Antidepressants and movement disorders：a postmarketing study in the world pharmacovigilance database. BMC Psychiatry **20**：308, 2020
6) McEvoy J, Gandhi SK, Rizio AA, et al.：Effect of tardive dyskinesia on quality of life in patients with bipolar disorder, major depressive disorder, and schizophrenia. Qual Life Res **28**：3303-3312, 2019
7) 坪井貴嗣：Meige 症候群. 精神医学症候群（第2版）I―発達障害・統合失調症・双極性障害・抑うつ障害―（武田雅俊編）. 日本臨牀社, 東京, p.389-392, 2017

49. うつ病の悪化あるいは抗うつ薬による賦活症候群？
—衝動性の亢進には双極症の可能性も—

KEY WORDS 抗うつ薬，賦活症候群（アクチベーション），躁病，軽躁病

症例の提示

　30歳代後半の主婦。2人の小学生の子供と会社員の夫との4人暮らしである。パート先の人間関係がこじれたことを誘因として，息苦しさやめまい，食欲低下などの漠然とした体調不良が出現し始めた。受診したかかりつけの内科では異常はなく，そこからのすすめでA精神科クリニックを初診した。うつ病と診断され抗うつ薬投与が開始された。夫によれば，つらそうではあったがほぼ日常の家事はできていたという。体調は徐々に改善していくように見えた。しかし，受診後3週目くらいから突然些細な理由で怒り出すことが増えてきた。それを夫が主治医に伝えると抗うつ薬や抗不安薬が次々に増量されていった。しかしさらに機嫌が悪くなり，イライラしはじめ，夜は遅くまで眠れていなかったようだという。発作的に外出してしまったり，2, 3日分の薬をまとめて服用したりするなどの衝動的な行動がみられるようになった。精神科受診後6週目の夜，家族の見ている前で薬を1錠ずつ連続して飲み込むという衝動的な行動をして，過量服薬でB病院救急に搬送され入院となった。翌日の意識回復後，同院の精神科が往診した。

　3種類の抗うつ薬，3種類の抗不安薬とベンゾジアゼピン系睡眠薬が，それぞれ上限の用量で処方されていた。往診時には覚醒して落ち着いた状態となっており，過量服薬のエピソードについては，「イライラして過量服薬してしまった。死のうとまでは考えていなかった」と自分の行動を反省するようであった。しかし全体として活気がなく暗い表情で意気消沈していた。

診断のポイント

- うつ病治療中の衝動性亢進は自殺企図などを引き起こし治療上大きな問題となる
- 患者が本来もつ衝動性の顕在化，隠された双極症，あるいは抗うつ薬による賦活などを考慮する
- 患者の性格や躁（軽躁）の既往などを周囲から聞き取る

1　症例について

1）まず何を考えたか

　うつ病の治療中に衝動性が亢進して過量服薬したものと考えた。必ずしも強い自殺念慮はなかったようである。衝動性が亢進した原因としては，①うつ病の症状そのものの増悪，②潜在的な双極症があり，抗うつ薬による躁病相（あるいは混合病相）の誘発，③抗うつ薬による賦活症候群などを疑った。本人および家族に生活史を詳しく聞いたが，元来おっとりとした柔和で控えめな性格であり，双極症を思わせるような気分の変動は確認できなかった。夫によれば今回の行動は普段の妻からはまったく想像できないものであったという。うつ病の発症は今回初めてで，双極症の家族歴などもないことから，この時点で双極症の可能性は低いと思われた。また夫によれば抑うつ症状としては軽快傾向にあったということから，衝動性の亢進は単にうつ病の増悪によるとも考えにくかった。これらのことから，抗うつ薬による賦活症候群の可能性が高いと考えた。

2）さらに診療を進めてわかったこと

　抗うつ薬と抗不安薬を含むすべての薬物を，離脱症状に注意しながらいったん中止し，数日経過をみた。しかし抑うつ症状の悪化は見られなかった。慎重に抗うつ薬を単剤で開始して外来通院へとつなげた。抑うつ症状はそのまま軽快していき，1ヵ月後にはほぼ寛解となった。その後2年間経過を観察し治療終了となった。さらに3年後に経過を確認したが，うつ病や躁病を思わせるエピソードは報告されなかった。

2　症例の説明

　うつ病治療中の衝動性亢進が危険な問題行動を引き起こした症例である。抗うつ薬による賦活症候群（activation syndrome）はわが国では抗うつ薬に

表1 米国食品医薬品局（FDA）による賦活症候群 (activation syndrome) のリスト（2004）

・不安	・攻撃性
・焦燥	・衝動性
・パニック発作	・アカシジア
・不眠	・軽躁
・易刺激性	・躁
・敵意	

よる精神面への副作用としてしばしば言及されている。しかしこの用語に正式の定義はなく，海外ではあまり使われていない。一般には活動性や衝動性の亢進，脱抑制，落ち着きのなさ，イライラ，焦燥，および不眠などを特徴とする状態を指しているようである（表1）。このような症状は小児・青年期患者に多く出現し，一部は自殺の危険性を高めるとされている。そのためわが国でも抗うつ薬の添付文書では24歳以下の患者では慎重に投与すべきとされている。しかし，実際の臨床場面ではこれらの症状が薬物によるものか，あるいは元来の症状の悪化なのかは判断しづらいことが多い[1]。

Sinclairらは抗うつ薬による不安の増悪，焦燥やイライラなどをjitteriness/anxiety syndromeと名付けて広汎なレビューを行っている[2]。この命名にならってわが国で行われたnaturalistic studyでは，jitteriness/anxiety syndromeの出現率は7％で，その内容は，不眠，イライラ，不安・焦燥，パニック発作，衝動性，アカシジアと軽躁などであったという[3]。

一般に衝動性は精神疾患に広く見られる症状であり，うつ病においても自殺企図などのような衝動行為として現れることがある。しかし最近の系統的レビューによれば，うつ病での衝動性は元来の性格傾向が強く反映されるとされている[4]。本症例の衝動行為は本人の元来の性格からはありえないと周囲から見られていることから考えると，単なるうつ病の悪化によるものとは考えにくく，急激に増量された抗うつ薬の関与が疑われる。

一方，最近では，抗うつ薬によると見られている賦活症候群は，大うつ病患者よりも双極症II型患者で多く見られていることから[5,6]，潜在している双極症が抗うつ薬によって賦活化された可能性も考えなければならない（表2）。むしろ賦活症候群が見られたときには積極的に潜在している双極症を疑うほうが賢明であろう。

表2　抗うつ薬による賦活症状

・中枢の賦活症状としての不眠・不安・いらいらなどの増悪
・ときにパニック発作の誘発
・アカシジアないし jitteriness
・自分あるいは他者への敵意や攻撃性の亢進
・躁病あるいは軽躁病の誘発（双極症への移行）
・躁うつ混合状態への移行

3　今後の治療方針

　賦活症候群の治療については系統だった研究はないが，原則は抗うつ薬の減量・中止であろう[7]。

4　その後の治療経過と最終診断

　本症例の最終診断としては，軽症のうつ病単一エピソードの患者において，抗うつ薬治療中に出現した賦活症候群と考えた。

Take Home Message

・抗うつ薬の開始や増量後に，今まで見られなかった易怒性・焦燥・重度の不眠，不機嫌などの症状が見られたときには，抗うつ薬による賦活症候群（躁転を含む）に注意する
・その場合は，抗うつ薬の減量や中止，また双極症が疑われたときには気分安定薬への変更などを考慮する。

Reference

1) Amitai M, Chen A, Weizman A, et al. : SSRI-Induced Activation Syndrome in Children and Adolescents—What Is Next? Curr Treat Options Psychiatry **2** : 28-37, 2015

2) Sinclair LI, Christmas DM, Hood SD, et al. : Antidepressant-induced jitteriness/anxiety syndrome : systematic review. Br J Psychiatry **194** : 483-490, 2009

3) Harada T, Inada K, Yamada K, et al. : A prospective naturalistic study of antidepressant-induced jitteriness/anxiety syndrome. Neuropsychiatr Dis Treat **10** : 2115-2121, 2014

4) Fields SA, Schueler J, Arthur KM, et al. : The Role of Impulsivity in Major

Depression：A Systematic Review. Current Behavioral Neuroscience Reports **8**：38-50, 2021

5）Takeshima M, Oka T：Association between the so-called "activation syndrome" and bipolar Ⅱ disorder, a related disorder, and bipolar suggestive features in outpatients with depression. J Affect Disord **151**：196-202, 2013

6）武島　稔：精神科における困難事例にどう対処するか？　Ⅰ　抗うつ薬治療中に不機嫌，易怒性，不眠が出現したうつ病の事例．精神科治療学 **29**：1113-1118，2014

7）梅村征宏，稲田　健：知っておきたい稀な精神症候・症候群―症例から学ぶ―44. 抗うつ薬の activation syndrome. 精神科治療学 **34**：139-141, 2019

50. せん妄と見誤られた薬剤性の過眠
―抗真菌薬とベンゾジアゼピン系睡眠薬の相互作用―

KEY WORDS ベンゾジアゼピン系薬物，CYP3A4，アゾール系抗真菌薬，薬物相互作用

症例の提示

　A総合病院血液内科で急性骨髄性白血病の治療が開始されたばかりの50歳の男性が精神科に紹介された。2日前からシタラビンとアントラサイクリン系薬剤の組み合わせによる寛解導入が始まったばかりである。ところが，当日は昼ごろになっても目が覚めず，なんとか覚醒させてもぼんやりして元気がないという。診察依頼書には，先日まではこのような様子はまったくなかったため，せん妄やうつ病など精神症状を疑っているとあった。

　14時ごろにベッドサイドに往診した。ぼんやりとした表情で話しかけていないと入眠しそうになる。しかし場所や時間の見当識は保たれており，抑うつ的な発言や不安などは訴えられなかった。

診断のポイント

- 新規に薬物を投与するときには，すでに投与されている薬物との相互作用に留意する
- ベンゾジアゼピン系薬物は多くの診療科で広く使用されているので特に注意が必要である
- ベンゾジアゼピン系薬物はCYP3A4で代謝されることが多いので，この酵素の阻害薬であるアゾール系抗真菌薬やマクロライド系抗菌薬との併用に注意する

50. せん妄と見誤られた薬剤性の過眠

1　症例について

1）まず何を考えたか

　刺激がないと入眠しがちではあるが，認知機能障害を伴う意識障害ではなく，強い眠気のように見えた。白血病の治療で入院しているが，前日までの看護記録を見ても病気に対する抑うつや不安などの症状は訴えられていない。したがって，覚醒レベルは低いが，せん妄や急性の精神疾患は考えにくいと思われた。入院前の外来カルテに遡って患者の様子についての記載がないか調べたところ，しばしば強い不眠を訴えて主治医がトリアゾラムを処方していることがわかった。

2）さらに診療を進めてわかったこと

　前日の睡眠薬の使用を確認してみた。すると昨晩，病棟で眠れなかったために，外来でも使用されていたトリアゾラムが頓用として投与されたことがわかった（この病棟での不眠時の約束処方になっていた）。現在血液内科で投与中の薬物をチェックしたところ，抗がん剤のほかに抗菌薬や抗真菌薬としてイトラコナゾールが予防投与されていた。おそらくトリアゾラムとイトラコナゾールの併用によりトリアゾラムの血中濃度が上昇し，日中の過度の眠気になったと考えられた。

2　症例の説明

　イトラコナゾールは薬物代謝酵素であるCYP3A4によって代謝されると同時に，この酵素を強力に阻害する。睡眠薬のトリアゾラムはこの酵素によって代謝されるため，トリアゾラムとイトラコナゾールを併用すると，トリアゾラムの濃度が増大する。4日間連続してケトコナゾール400 mg，あるいはイトラコナゾール200 mgを毎日投与した後，トリアゾラム0.25 mgを単回投与したところ，トリアゾラムのAUC（薬物血中濃度時間曲線下面積）はそれぞれ22，27倍，消失半減期も6，7倍に増加するという研究がある（図）[1]。イトラコナゾール200 mgとトリアゾラム0.25 mgの同時投与でも，AUCは約4倍，消失半減期は約3倍延長した[2]。イトラコナゾールはトリアゾラムのほか，ミダゾラムやゾルピデムなどのベンゾジアゼピン系薬物の代謝も阻害するが，トリアゾラムへの影響は特に大きく臨床的にも重要である。

　イトラコナゾールは抗真菌薬でしばしば白癬症などに使われる一方，急性骨髄性白血病の寛解導入時に，真菌症（カンジダ，アスペルギルスなど）の予防のために投与される。このほかにも抗菌薬や抗ウイルス薬も予防投与さ

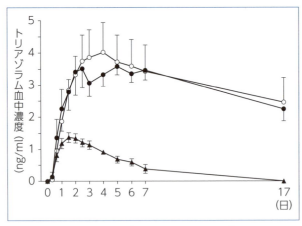

図 健常人に4日間連続して経口でケトコナゾール400 mg（●）、イトラコナゾール200 mg（○）、プラセボ（▲）を毎日投与した後、トリアゾラム0.25 mgを単回投与したときのトリアゾラムの血中濃度の推移

(Varhe A, et al.：Clin Pharmacol Ther 56：601-607, 1994[1])より引用）

れることがある。

　ベンゾジアゼピン受容体作動薬は今なお睡眠薬として頻用されている。使用にあたっては作用時間に関連する血中半減期が注目されているが、他の薬物との相互作用にも留意しなければならない。**表1**に代表的な睡眠薬の代謝経路を示した。

　睡眠薬を投与するときには患者が他の薬物を使用していないか調べておくことが必要である。特に高齢者はさまざまな内科系の薬物が処方されていることが多い。このうちアゾール系抗真菌薬は強力なCYP3A4の阻害作用を持つので、睡眠薬の処方では注意深く行う。ちなみに強力なCYP3A4の阻害作用を持つアゾール系抗真菌薬、HIVプロテアーゼ阻害薬、テラプレビル、エファビレンツとトリアゾラムの併用は添付文書上禁忌となっている。代表的なCYP3A4の阻害薬と誘導薬を**表2**に示した。

3　今後の治療方針

　睡眠薬は多くの診療科で使用されており、不眠を訴える患者に安易に投与されがちである。本症例は入院中であったために、投与されている薬物の確認は容易であった。しかし、外来場面では、患者に詳しく聞かなければ併用

50. せん妄と見誤られた薬剤性の過眠

表1 代表的な睡眠薬の代謝経路

	睡眠薬	代謝経路
超短時間型ベンゾジアゼピン	ゾピクロン	CYP3A4
	エスゾピクロン	CYP3A4
	ゾルピデム	CYP3A4
	トリアゾラム	CYP3A4
短時間型ベンゾジアゼピン	エチゾラム	CYP3A
	ブロチゾラム	CYP3A4
	ロルメタゼパム	グルクロン酸抱合
中間型ベンゾジアゼピン	エスタゾラム	
	フルニトラゼパム	CYP2C19 と 3A4
長時間型ベンゾジアゼピン	ニトラゼパム	CYP3A4
	クアゼパム	CYP3A4 で代謝
メラトニン受容体作動薬	ラメルテオン	CYP1A2
オレキシン受容体拮抗薬	スボレキサント	CYP3A
	レンボレキサント	CYP3A

している薬物のチェックはできない（いわゆる「お薬手帳」を持参していないこともある）。特に，まれな身体疾患に罹患している患者では，われわれ精神科医にとっては聞き慣れない薬物が処方されていることもあり，精神科で処方する向精神薬との相互作用に注意しなければならない。

4 その後の治療経過と最終診断

最終診断としてはイトラコナゾールとの併用によるトリアゾラムの作用増強，つまりイトラコナゾールの CYP3A4 の阻害作用によるトリアゾラムの血中濃度増大による過眠である。DSM–5 の診断を行うとすれば，「物質・医薬品誘発性睡眠障害，日中の眠気型，睡眠薬使用による」となるであろうか。

ちなみに睡眠薬のうちロルメタゼパムはグルクロン酸抱合によって賦活化されるので，今回のような場合にはより適切であろう。

表2　CYP3A4の阻害薬と誘導薬

CYP3A4の阻害薬	アゾール系抗真菌薬	イトラコナゾール ケトコナゾール フルコナゾール ミコナゾール
	マクロライド系抗菌薬	エリスロマイシン クラリスロマイシン
	カルシウム拮抗薬	ジルチアゼム ニカルジピン ベラパミル
	その他	シメチジン グレープフルーツジュース
CYP3A4の誘導薬	抗てんかん薬	カルバマゼピン フェニトイン フェノバルビタール
		リファンピシン

（大谷浩一：薬局 53：1699-1704，2002[3]より改変）

Take Home Message

・ベンゾジアゼピン系睡眠薬とイトラコナゾールの相互作用により，睡眠薬の血中濃度が増大することがある．

・ベンゾジアゼピン系薬物の多くはCYP3A4で代謝されるので，アゾール系抗真菌薬などとの併用は特に注意が必要である（トリアゾラムとの併用は添付文書上禁忌である）

・ベンゾジアゼピン系薬物は精神科以外に多くの診療科で処方されているので，偶発的に生じた併用にも注意が必要である

📖 本項をさらに知るための文献

精神科関係の薬物についての薬物相互作用のモノグラフ[4]

50. せん妄と見誤られた薬剤性の過眠

📖Reference

1) Varhe A, Olkkola KT, Neuvonen PJ：Oral triazolam is potentially hazardous to patients receiving systemic antimycotics ketoconazole or itraconazole. Clin Pharmacol Ther **56**：601-607, 1994
2) Neuvonen PJ, Varhe A, Olkkola KT：The effect of ingestion time interval on the interaction between itraconazole and triazolam. Clin Pharmacol Ther **60**：326-31, 1996
3) 大谷浩一：睡眠薬の薬物動態および，副作用・相互作用．薬局 **53**：1699-1704，2002
4) 加藤隆一，鈴木映二：向精神薬の薬物動態学—基礎から臨床まで—．星和書店，東京，2013

めずらしい診断名のつく症例報告

51. てんかん患者にみられた体感異常症
―抗てんかん薬による精神症状―

KEY WORDS 体感異常, てんかん, 統合失調症, 抗てんかん薬, ゾニサミド

症例の提示

　初診時23歳独身無職の女性。脳神経外科からの紹介で母親とともにA精神科クリニックを受診した。診療情報提供書や本人・家族からの情報によると病歴は以下のようであった。14歳のころてんかん発作（意識減損から自動症に至る焦点意識減損発作［従来の複雑部分発作］）が見られ、その精査中に右側頭葉内側の海綿状血管腫が発見された。皮質の深部にあることと、出血は小さいものであったため、手術適応とはならず脳神経外科で抗てんかん薬による薬物療法により経過が観察されていた。その後は数年おきに小出血を繰り返すごとにてんかん発作が出現するために抗てんかん薬は継続的に投与されていた。

　本人は高校卒業後A社に就職したが、仕事中にてんかん発作が出現したために退職し、この数年は実家で両親と暮らしていた。診察中はおとなしい対応でほとんど話さず、同伴する母親が代弁するのが特徴であった。脳神経外科からの紹介の理由は、数日前から「体の右半分に氷のように冷たい水がさーっと流れている」と奇妙な体験を述べたため、精神疾患の発症を疑われたためであった。診療情報提供書によれば現時点では脳画像上は新たな出血はないとのことであった。

　本人によると実際に冷たい水が流れているとまでは思わないが、ありありとした感じは強く、それが出現すると怖くて仕方がないという。またこのような感覚はいままで経験したことがないという。幻聴はなく、母親に確認しても日常生活で奇妙な行動はなく、妄想もないようであった。

51．てんかん患者にみられた体感異常症

診断のポイント

◉体感異常と心気症状とは異なり鑑別が必要
◉体感異常は身体症状症，統合失調症，脳器質疾患，薬物の副作用などとして現れる
◉抗てんかん薬の副作用として精神症状が出現することがある

1 症例について

1）まず何を考えたか

　主訴はいわゆる体感異常であり，幻覚や妄想などの典型的な統合失調症の症状は見られなかった。身体の不調を執拗に訴えるというのではなく，また何らかの身体疾患に罹患しているのではないかと恐れているのではないため，身体症状症や病気不安症とはいいがたい。しかし統合失調症の好発年齢でもあり，より詳しい情報を聞き取ることにした。てんかんの精神症状あるいは脳病変が関連した脳器質疾患としての体感異常の可能性も否定できないと考えた。

2）さらに診療を進めてわかったこと

　3ヵ月前に血管腫からの小出血があり，そのときに抗てんかん薬が従来の薬物からゾニサミドに変更されていた。ゾニサミド投与後に体感異常が始まっているようであった。ゾニサミド以前には体感異常が見られないことから，血管腫からの直接の影響は考えにくく，抗てんかん薬による精神症状を疑った。

2 症例の説明

　抗てんかん薬による精神症状の発現は，その内容を問わなければ17.2％に出現するという[1]。抗てんかん薬の中ではレベチラセタムにイライラや攻撃性などが多いことはよく知られている（約1〜2割の出現率）[2]。ついでゾニサミドに多く，抑うつ，攻撃性，精神病症状，イライラの順に出現しやすい[3]。抗てんかん薬による精神症状は，知的発達症や精神疾患の既往があると発現しやすく[4]，その出現は投与後1ヵ月以内が最も多い[5]。

　ゾニサミドは1989年に日本で開発され承認された抗てんかん薬である。現在は世界でも発売され，2009年からはパーキンソン病，2018年からはレビー小体型認知症に伴うパーキンソン症状に対して承認されている。部分て

テーマ8

薬物の副作用と精神疾患との鑑別が必要な症例

JCOPY 88002-936

279

んかんに対しては第1選択，全般てんかんに対しては第2選択薬の1つである[6]。発売当初は精神病症状発現の報告が多く[7]，精神科では注意深く使用されていたが，最近では他の抗てんかん薬と比較すると平均よりもやや多い程度（2.5％）ではないかといわれている[5]。

本症例の特徴は，「体の右半分に冷たい水が流れる」という奇妙な訴えであり，体感異常といえるであろう。精神医学での「体感」の説明はむずかしいが，一般に，「正常な状態では自分では注意を引くことのない内部感覚である」と説明される。体感異常では「顎の中に袋があり，それが大きくなったり小さくなったりする」「皮膚の下をドロドロしたものが流れている」「背骨が3色の紐状のもので引っ張られる」などのように奇妙でグロテスクな訴えがなされる。これは患者が症状を説明する際のたとえではなく，実際にそのように感じているのである。

体感異常は統合失調症，身体症状症，脳器質疾患，向精神薬の副作用などにみられるが，その鑑別としては，統合失調症と身体症状症が重要であろう。統合失調症の心気症状では，切迫して訴えられる一方，姿勢や動作はそれに対応した動きがないことがある。それによりなにか他者には理解できない印象を持たせ，患者の発言は治療者側に奇妙さやグロテスクな感じを抱かせる。逆に身体症状症では相手の共感を得ようとする話し方や動作が過剰であり，周囲はその訴えの執拗さに辟易しがちである。

3 今後の治療方針

ゾニサミドによる精神症状が疑われると脳神経外科医に伝え，他の抗てんかん薬への変更が可能かについて尋ねた。その結果，ゾニサミドからレベチラセタムに変更された。

4 その後の治療経過と最終診断

レベチラセタムへの変更後2，3週で体感異常は訴えられなくなった。

最終的な診断は，従来診断によれば「ゾニサミドによる症状精神病としての体感異常症」となる。DSM-5にならえば，かなり形式的であるがゾニサミドによる「物質・医薬品誘発性精神症，使用症を伴わない」となるであろう。

51. てんかん患者にみられた体感異常症

Take Home Message

- 体感異常は身体症状症や統合失調症以外にも生じる可能性がある
- 精神病症状は抗てんかん薬の副作用としても生じることがあり，中でもレベチラセタムやゾニサミドなどに多い

統合失調症の亜型としての体感症

体感異常を幻覚の一種と見なし，「体感症（セネストパチー，cénestopathie）」とよぶことがある。古くは 1907 年 Dupré, E と Camus, P らによって提唱された病態であるが，1957 年にドイツの Huber は統合失調症の 1 つの亜型として体感異常型統合失調症（coenästhetische Schizophrenie）の概念を提唱した。統合失調症の特殊型としての歴史的な概念である。わが国では体感症（セネストパチー）を神経症圏から統合失調症圏にまたがる多様な疾患で生じるとしている[8]。

Reference

1) Chen B, Choi H, Hirsch LJ, et al.：Psychiatric and behavioral side effects of antiepileptic drugs in adults with epilepsy. Epilepsy Behav **76**：24-31, 2017

2) 辻富基美：抗てんかん薬の持つさまざまな向精神作用 Levetiracetam―焦燥感，易怒性の副作用―. 精神科治療学 **34**：1351-1356，2019

3) White JR, Walczak TS, Marino SE, et al.：Zonisamide discontinuation due to psychiatric and cognitive adverse events：a case-control study. Neurology **75**：513-518, 2010

4) Kanner AM, Bicchi MM：Antiseizure Medications for Adults With Epilepsy：A Review. JAMA **327**：1269-1281, 2022

5) Adachi N, Fenwick P, Akanuma N, et al.：Increased frequency of psychosis after second-generation antiepileptic drug administration in adults with focal epilepsy. Epilepsy Behav **97**：138-143, 2019

6) 日本神経学会監：てんかん診療ガイドライン 2018. 2018［cited；Available from：https://neurology-jp.org/guidelinem/tenkan_2018.html

7) Miyamoto T, Kohsaka M, Koyama T：Psychotic episodes during zonisamide treatment. Seizure **9**：65-70, 2000

8) 吉松和哉：近年におけるセネストパチーの疾病学的考察とその治療. 精神科治療学 **11**：1285-1292，1996

用語索引

A

ADHD　79, 103, 131, 136, 201, 207, 212, 218, 239
AHI　162
AQ-J　202, 209
ASRS-v1.1　215

B

Barnes アカシジア評価尺度　254
BPSD　48, 189

C

CAARS　202, 209, 212
comorbidity　13
CYP3A4　272

D

DAT-SPECT　40, 120
Delusional infestation　82
DIEPSS　254
DSM-Ⅲ　11
DSM-Ⅳ　14
DSM-5　5

E

Ekbom 症候群　83

F

FAB　51

H

HDS-R　35, 45

I

ICD-10　5, 11

L

LSAS　25, 99

M

MIBG 心筋シンチグラフィー　40, 118, 232
MMSE　231
MoCA-J　51
MRI　242, 247
MSLT　162

N

NEO-Personality Inventory　191
NEO-PI　191
NES　169
Neuropsychiatric Inventory　190
NPI　190

O

orthorexia　149
orthorexia nervosa　149

P

PNES　226
PSG　161
PTSD　66, 99, 103, 114

S

SOREMP　162
SRED　167

T

TAND　239
TSC-associated neuropsychiatric disorders　239

V

VLOSLP　246

W

WAIS-Ⅳ　202, 208, 212

用語索引

■あ■

アカシジア　251, 257
アクチベーション　267
アゾール系抗真菌薬　272
アパシー　39, 46, 50
アルコール使用症　99, 248
アルコール乱用　136
アルコール離脱せん妄　248
アルツハイマー型認知症　45, 50
アルツハイマー病　189, 231
意識減損　174, 223
意識障害　223, 242
依存性パーソナリティ症　185
一過性全健忘　139
陰性症状　67, 72, 78
ウェルニッケ・コルサコフ症候群
　249
ウェルニッケ脳症　247
うつ病　18, 24, 29, 34, 39, 45, 56,
　92, 98, 103, 108, 117, 130, 131,
　136, 154, 156, 178, 195, 243

■か■

概日リズム睡眠・覚醒障害　154
回避・制限性食物摂取症　144
回避行動　102
回避性パーソナリティ症　79, 100,
　184
解離　67
解離症　71, 87, 102, 139, 169, 226,
　243
解離性健忘　140, 141
解離性昏迷　88
解離性トランス　89, 105
過覚醒　67
過活動性せん妄　35
過呼吸症候群　102
過食　161
仮性認知症　47
カタトニア　60, 242
カタプレキシー　161
活動性せん妄　37

合併症　14
過眠　160
間欠爆発症　135
眼瞼けいれん　263
肝性脳症　248
感応精神病　94
感応性妄想性障害　96
鑑別診断　4, 12, 14
季節性感情障害　56
祈祷性精神病　87
機能性神経学的症状症　222, 229
気分症　79, 209
逆転移　177
逆向性健忘　141
急性アカシジア　253, 259
急性ストレス症　67
急性致死性緊張病　64
共同意思決定　12
強迫症　111, 129, 151
強迫性パーソナリティ症　79, 152
共有精神病　83
共有性精神病性障害　94
虚偽性障害　123
拒絶症　245
緊張病　60, 242
軽躁　19
軽躁病　267
軽度認知障害　46, 51
血管性認知症　46, 53
結節性硬化症　237, 238
幻覚　62, 68, 71, 218
限局性恐怖症　103
顕在性　31
幻視　71, 73, 118, 231
幻聴　66, 71, 112
抗NMDA受容体脳炎　60
抗うつ薬　267
甲状腺機能低下症　29
高照度光療法　56, 58, 157
抗精神病薬　252, 258, 263
抗てんかん薬　175, 278
行動障害型前頭側頭型認知症　53

抗パーキンソン病薬　251, 258, 262
向反発作　223
口部自動症　174
高齢者　34, 45
高齢者てんかん　172
コナーズ成人 ADHD 評価スケール
　202, 208, 212
昏迷　87, 243, 245

■さ■

再体験　68
最遅発性統合失調症様精神病　246
作為症　123
詐病　123, 139, 228
自我障害　66, 112, 219
自己愛性パーソナリティ症　152, 192
思考障害　74
思考促迫　111
思考伝播　72, 112
自己臭恐怖　112
自己免疫性脳炎　60
自傷　72
自生思考　111
シゾイドパーソナリティ症　76, 133,
　185, 237
持続性抑うつ症　100
疾病教育　12, 152, 157, 164, 181,
　199, 209, 228
疾病利得　124, 228
シヌクレイノパチー　173
自閉スペクトラム症　76, 114, 133,
　136, 144, 195, 237, 239
社交不安症　24, 98, 103, 184, 186
シャルル・ボネ症候群　231
周期性四肢運動障害　169
収集癖　131
常同運動　259
衝動性　268
衝動制御　135
衝動制御症　103
情動脱力発作　161
心因性発熱　123

心因性非てんかん発作　222, 224,
　226
心因性発作　226
心気症状　279
神経疾患　39
神経性やせ症　145, 150
神経発達症　136, 202, 218
身体症状症　117, 125, 279
心的外傷後ストレス症　66, 103
心理検査　197
髄液検査　242
髄膜種　108
睡眠衛生指導　157, 167, 169
睡眠関連摂食障害　167
睡眠時随伴症　168, 172
睡眠潜時反復検査　161
睡眠相後退型　154
睡眠日誌　154, 161
睡眠不足症候群　161
睡眠ポリグラフィー検査　160, 173
睡眠麻痺　161
睡眠酩酊　162
睡眠薬　167
精神症　197
精神病症状　219
精神療法　93, 215
摂食症　144, 149
セネストパチー　281
前向性健忘　141
潜在性甲状腺機能低下症　31
全生活史健忘　139
前兆　223
前頭側頭型認知症　47, 50, 193
前頭葉機能検査　51
前頭葉てんかん　174, 222
全般不安症　108, 209
せん妄　34, 172, 273
双極症　18, 103, 114, 164, 177, 179,
　201, 266, 268
双極症Ⅰ型　181
双極症Ⅱ型　22, 84, 136, 177, 201,
　269

用語索引

双極性うつ病　18
躁病　136, 267
側頭葉てんかん　173, 222, 223
ゾニサミド　278

■た■

体感異常　278
体感症　83, 281
多系統萎縮症　173
ためこみ症　129
単極性うつ病　18
単純型統合失調症　76
チアミン　247
知的発達症　77, 136, 197, 202, 228
遅発緊張病　242
遅発性アカシジア　251, 253, 259
遅発性運動症候群　257
遅発性ジスキネジア　257
遅発性ジストニア　259, 264
注意欠如多動症　103, 207, 212, 218
中枢神経刺激薬　215
低活動性せん妄　34
適応反応症　156, 158, 184
てんかん　71, 226, 278
てんかん重積状態　227
転換症　229, 264
てんかん発作　136, 239
電気けいれん療法　243
統合失調型パーソナリティ症　79
統合失調症　66, 71, 94, 111, 114,
　118, 130, 133, 136, 203, 218, 238,
　243, 257, 278, 279
統合失調スペクトラム症　62
頭部 CT　237
特発性過眠症　160
トラウマ　68, 73

■な■

ナルコレプシー　161
日本語版自閉症スペクトラム指数
　202, 209
入眠時 REM 睡眠期　162

入眠時幻覚　161
認知行動療法　27, 114, 131, 137,
　146, 152, 186
認知症　34, 45, 50, 82, 130, 203,
　231, 242
認知症の行動・心理症状　189
脳 CT　108, 223
脳 MRI　45, 61, 82, 117, 141, 173,
　231, 248
脳器質疾患　107, 140, 173, 279
脳血流 SPECT　47, 53, 232
脳腫瘍　108
脳波　141, 242
脳波検査　61, 72, 173, 223, 226
脳梁　248

■は■

パーキンソン症状　118, 232
パーキンソン病　29, 39, 173, 279
パーソナリティ症　114, 136, 189,
　197, 203, 209, 228
橋本病　29, 30
長谷川式簡易知能評価スケール　35,
　45, 50, 82, 117, 189, 243
パニック症　26, 98, 102
パニック発作　74, 98, 102
バルベナジン　262
半球間断裂症状　249
非 24 時間睡眠・覚醒型　155
被害妄想　66
ヒステリー　222
非定型うつ病　160
非定型病像　56
ビデオ脳波モニタリング　228
皮膚寄生虫妄想　81
憑依　87
病気不安症　279
広場恐怖症　99, 103
敏感関係妄想　91
敏感者　91
不安　107
不安症　40, 79, 103, 118, 207, 209

賦活症候群　267
複雑性心的外傷後ストレス症　105
二人組精神病　94
物質使用症　99, 103
プラダー・ウィリ症候群　131
フラッシュバック　67
閉塞性睡眠時無呼吸　169
閉塞性睡眠時無呼吸症候群　161
併存症　5, 13
ペラグラ脳症　248
辺縁系脳炎　60
変換症　104, 223, 226
ベンゾジアゼピン系薬物　272
ボーダーラインパーソナリティ症
　74, 177, 203, 212

■ま■

マクロライド系抗菌薬　272
マルキアファーバ・ビミャーミ病
　247
慢性アカシジア　259
慢性甲状腺炎　29, 30
ミュンヒハウゼン症候群　128
無呼吸低呼吸指数　162
夢中遊行症　169, 173
夢遊病　173
メージュ症候群　263

妄想　19, 62, 68, 95, 218
妄想症　82, 83, 91, 119
妄想知覚　72
もうろう状態　172
モントリオール認知評価検査　51

■や■

夜間食行動異常症候群　170
夜間摂食症候群　169
薬原性錐体外路症状評価尺度　254
薬物相互作用　272
薬物療法　26, 59, 68, 93, 114, 131,
　137, 146, 157, 164, 169, 181, 186,
　192, 199, 202, 204, 209, 220, 234,
　265
予期不安　102
抑うつ　50

■ら■

リーボヴィッツ社交不安尺度　25, 99
離人症状　104
離脱性アカシジア　259
レストレスレッグス症候群　169, 251
レビー小体型認知症　37, 40, 47, 50,
　117, 173, 231, 246, 279
レベチラセタム　279
レム睡眠行動障害　118, 172

著者：仙波純一
（東京愛成会たかつきクリニック）

略歴
1977年東京医科歯科大学（現・東京科学大学）医学部を卒業，神経精神医学教室に入局。同大学院修了後，医員，助手，講師を経て，診療の傍ら動物を使った精神疾患の生物学的研究や精神薬理の研究を続ける。1993年放送大学助教授，2000年に同大学教授として，研究を続けながら精神医学を他の学問の世界から眺めるという経験をする。2007年からさいたま市立病院精神科部長。総合病院の精神科医として，リエゾン精神医学だけでなく緩和医療・認知症ケアにも携わり，他の医学分野から精神医学を眺める。2020年定年退職後，東京愛成会たかつきクリニックで地域の精神科医として勤務中。

所属学会
日本精神神経学会，日本生物学的精神医学会（評議員），日本神経精神薬理学会，日本総合病院精神医学会（評議員），日本うつ病学会（評議員），日本睡眠学会，CINP（Fellow），American Psychiatric Association（Foreign Member），World Federation of Biological Psychiatry（Member）

専門医など
日本精神神経学会　専門医，指導医
日本総合病院精神医学会　一般病院連携精神医学専門医，指導医
日本睡眠学会　総合専門医，指導医

主な著書
スティーヴン・M・ストール（著），仙波純一，松浦雅人，太田克也（監訳）．ストール精神薬理学エセンシャルズ　第5版．東京：メディカル・サイエンス・インターナショナル；2023．
スティーヴン・M・ストール（著），仙波純一（訳）．精神科治療薬の考え方と使い方　第4版．東京：メディカル・サイエンス・インターナショナル；2023．
仙波純一．精神科薬物療法のプリンシプル．東京：中山書店；2012．
仙波純一．精神科医はくすりを出すときこう考える．東京：日本評論社；2017．
仙波純一．精神科症例報告の上手な書き方　第2版．東京：星和書店；2019．
仙波純一．ガイドラインにないリアル精神科薬物療法をガイドする．東京：新興医学出版社；2021．

© 2024
第 1 版発行　2024 年 12 月 25 日

精神科「フライング診断」を乗り越える
―鑑別と併存診断のケーススタディ―

検　印
省　略

（定価はカバーに
表示してあります）

著者　　　　　仙波純一

発行者　　　　林　峰子
発行所　　株式会社 新興医学出版社
〒113-0033　東京都文京区本郷6丁目26番8号
電話 03(3816)2853　　FAX 03(3816)2895

印刷　三報社印刷株式会社　　　ISBN978-4-88002-936-8　　　郵便振替　00120-8-191625

- 本書の複製権・翻訳権・上映権・譲渡権・公衆送信権（送信可能化権を含む）は株式会社新興医学出版社が保有します。
- 本書を無断で複製する行為（コピー，スキャン，デジタルデータ化など）は，著作権法上での限られた例外（「私的使用のための複製」など）を除き禁じられています。研究活動，診療を含み業務上使用する目的で上記の行為を行うことは大学，病院，企業などにおける内部的な利用であっても，私的使用には該当せず，違法です。また，私的使用のためであっても，代行業者等の第三者に依頼して上記の行為を行うことは違法となります。
- JCOPY 〈㈳出版者著作権管理機構 委託出版物〉
  本書の無断複製は著作権法上での例外を除き禁じられています。複製される場合は，そのつど事前に，㈳出版者著作権管理機構（電話 03-5244-5088，FAX 03-5244-5089，e-mail：info@jcopy.or.jp）の許諾を得てください。